홀
푸
드
테
라
피

홀푸드테라피

ⓒ 정희덕 2020

| 초판 1쇄 | 2020년 1월 10일 |
| 초판 3쇄 | 2021년 3월 19일 |

지은이   정희덕

출판책임	박성규	펴낸이	이정원
편집주간	선우미정	펴낸곳	도서출판 들녘
디자인진행	김정호	등록일자	1987년 12월 12일
편집	이동하·이수연·김혜민	등록번호	10-156
디자인	한채린	주소	경기도 파주시 회동길 198
마케팅	전병우	전화	031-955-7374 (대표)
경영지원	김은주·장경선		031-955-7376 (편집)
제작관리	구법모	팩스	031-955-7393
물류관리	엄철용	이메일	dulnyouk@dulnyouk.co.kr
		홈페이지	www.dulnyouk.co.kr

| ISBN | 979-11-5925-491-8 (03510) | CIP | 2019051014 |

이 도서의 국립중앙도서관 출판예정도서목록(CIP)은 서지정보유통지원시스템 홈페이지(http://seoji.nl.go.kr)와
국가자료공동목록시스템(http://www.nl.go.kr/kolisnet)에서 이용하실 수 있습니다.

WHOLE·FOOD·THERAPY

홀푸드테라피

정희덕 지음

들녘

창의성이 있어서 인문학자 같기도 하고, 아름다운 글을 쓰고, 기타를 연주할 때는 예술인 같기도 한 약사 같지 않은 참 약사 정희덕 선생!!

자연을 사랑하다 보니 마음과 몸이 자연과 하나임을 깨닫고 한약 제제, 영양요법, 대체요법, 식이요법을 융합해서 어느 때는 한 시간도 상담한다고 합니다.

한약 사랑하는 마음으로 함께한 지 20년이 되었습니다. 넘쳐나는 건강정보를 지식으로만 받아들여 여기저기 순회하다가 약국에 와서 상담하는 환자들이 많습니다.

자연은 정직합니다. 자연은 아름답습니다. 몸이 병든 것은 자연의 일부인 우리 몸이 자연의 변화에 영향을 받아서이며, 이때 치유는 자연의 흐름을 따라 이론이 정립된 한방원리를 객관성 있게 파악하여야 한다는 인식이 확고하게 서 있는 정희덕 약사!

연륜이 더할수록 아픈 이들을 보듬어주고 위로하면서 마음이 몸을 자각하게 하고 몸의 순환으로 면역력이 생겨 스스로 병을 이겨낼 수 있게 도와주는 약사 직업을 감사하며 지닐 수 있어 참 좋습니다.

상상력이 지혜를 낳고 지혜의 힘으로 객관화시켜서 지식이 정립되는 한약제제를 우리 함께 발전시키는 계기로 삼고 책 출간에 기쁨을 공유합니다.

2020년 정월
한국약사고방연구회 명예회장 素慧 조구희 씀

정약사 생각

자연이 정답입니다.

면역은 보험입니다.

약사의 소신은 사랑입니다.

오래전부터 지금까지 우리 약국에 적혀 있는 문구다.

30대 생 속으로 세상을 살 때,

이런 글귀가 어찌 생각이 났는지, 지금 생각해도 신기하다.

처음에는 '자연은 정답입니다'였다.

그런데 가끔 완벽주의 성향이 강한 손님들이

'자연이 정답입니다'가 바르다는 충고를 몇 번 들은 후에

자연스럽게 바꾸긴 했지만⋯.

고집을 부리자면 자연은 그저 그대로 바로 정답

어법은 틀렸는지 모르지만 아직도 처음 글귀가 좋다.

그러나 이제 사람들이 옳다고 하면 옳은 것이고,

맘에 들지 않는다고 하면 바꿀 줄 아는 나이가 되었다.

젊은 날 '약사의 소신은 사랑'이라고 되뇌면서

내 면역을 깎아 먹으며 살았다.

내려놓는 것에 대한 거짓말을 하지 않고,

이 글을 쓰게 되어 감사하다.

누군가를 위한 말을 할 수 있게 되어 행복하다.

차   례

1부   홀푸드테라피란 무엇인가?

3부 홀푸드테라피 치험례2_증상별 치험례

대충 보아서도, 너무 자세히 들여다보아도 안 된다

> 대화란 속임수가 아니라,
>
> 자연스러움이며
>
> 건성으로 늘어놓는 빈말이 아니라,
>
> 참됨이며
>
> 끊임없는 잡담이 아니라,
>
> 본질이며
>
> 부담을 주는 언동이 아닌,
>
> 삼가는 고상함이다.

오래전 음악치료에 관한 책을 읽다가 발견한 글인데 이 글을 접할 때면 '번역이 참 멋지다'는 생각이 들곤 한다. 약국 유리창에 이 구절을 선팅해서 붙여놓았더니 바쁜 출퇴근길 와중에 멈춰 서서 이를 메모해 가던 손님들이 있었다. 그 모습이 눈에 선하다.

약국을 경영하는 즐거운 이유를 들라고 하면 나는 주저 없이 '대화와 소통의 기쁨'을 꼽곤 한다. 많은 사람들 앞에 서서 말하는 데엔 심히 어려움을 느끼면서도 누군가를 일대일로 만나 이야기하는 것은 별로 힘들어하지 않는다. 여러 연령대의 사람들과 어울렸던 시간과 다양한 경험들이 환자 한 사람과 마주하는 순간을 자연스럽게 받아들이게끔 해준 것이 아닐까? 또한 대화를 나누다 보면 일방적으로 설명할 때보다 상대방의 시시각각 변하는 시선과 화법(話法), 표정과 몸짓의 도움을 많이 받게 된다. 부수적으로 얻는 신체적인 정보들이 한 사람을 더 정확하게 파악할 수 있게 해준다. 대화와 소통을 중요하게 생각하는 이유이기도 하다.

이런 맥락에서 환자들을 대하다 보니 새로 개발되었다는 약이나 영양제에 대한 단순한 정보, 혹은 트렌드로 부각되는 건강 상식 따위엔 특별한 관심이 생기지 않는다. 지식을 생산하는 사람들은 많다. 그리고 그런 지식들도 중요하다. 하지만 나에게 더 중요한 것은 환자와 어떤 식으로 소통할지, 그 지식을 환자 각자에게 어떻게 적용하여 그들을 건강한 상태로 되돌릴 수 있는가 하는 점이다.

약국은 환자들이 의사나, 한의사에게 말할 수 없는 것을 소화제를 사러 와서 혹은 밴드를 사러 와서 털어놓는 친숙한 장소다. 그러므로 약사는 어렵게 습득한 지식들을 버무려 편하고 쉽게 전달해야 한다. 그리고 일반인과 전문인의 중간에 서서 세상에 넘쳐나는 정보들 중 걸러낼 것과 활용해야 할 것들을 정리해주는 역할을 해야 한다.

대학에서 배운 지식이 바로 직업 현장에서 활용되기는 쉽지 않다. 나 역시 약사로서 지금의 모습을 갖추는 데 제법 오랜 시간이 걸렸다. 학교에서 배운 지식이 극히 일부로 여겨졌을 만큼 나는 실전에 돌입

한 후에도 수많은 의약학지식과 영양요법, 식이요법, 대체요법 등을 배우고 연구했다. 특히 알면 알수록 어려워지는 한약 이론과 임상에 대해서는 지속적으로 공부해왔다.

나는 형식적인 것, 권위적인 것, 어려운 표현, 단정적인 생각, 부분적인 것, 눈에 보이는 단편적인 것보다는 자연스러운 것, 유머러스한 것, 쉬운 표현, 유동적인 것, 전체를 보는 것, 직관을 선호하는 편이다. 이러한 성향과, 과학을 전공했으면서도 문학이나 예술 등을 늘 곁에 두고 살아온 배경이 오늘의 나를 만들지 않았나 싶다.

물론 내가 자라온 환경 탓도 있을 것이다. 우리 집 부엌 앞에는 가족들이 아플 때를 대비해 마련해둔 약초들이 줄 지어 놓여 있었는데, 어머니는 식구 중 누군가 아플 때마다 감자, 찹쌀, 무, 생지황 등 '엄마의 비방'을 써서 급한 불을 꺼주시곤 했다. 그래서인지 약학을 하면서도 생활 속에서 우리의 건강을 지켜주었던 그 세계를 무시할 수 없다는 믿음이 있었다.

나이가 들고 경험이 쌓일수록 약사로서 공부해왔던 양약과 한약, 영양요법, 그리고 먹거리는 서로 독립된 것이 아니라 하나로 융합되어야 치료에 효과적이라는 생각이 강해졌고, 이를 통해 자연스레 '홀푸드테라피'라는 분야를 정립하게 되었다.

약국을 하면서 많은 사람들이 건강에 관한 상식과 정보, 그리고 자고 일어나면 발표되는 새로운 학설이나 근거 없는 소문들로 인해 중심을 잡지 못하고 시간과 돈을 낭비하는 것을 수없이 보았다. 또 병원이라는 견고한 시스템 안에서 환자 상당수의 건강 상태가 악화되는 모습, 환자들이 질병의 정확한 원인을 알기 위해 이 병원 저 병원을 오가며 고군분투하거나 각기 다양한 처방에 따라 소모적으로 움직이는 모습을 지켜보았다.

작은 약국 안에서 과학이라 불리는 분야와 비(非)과학이라 폄하되는 분야를 넘나들며 환자들에게 가장 적절한 방법이 무엇일지 고민하던 2013년에 '푸드테라피'를 강의해달라는 제안을 받았다. 처음에는 고사했지만 보다 많은 사람에게 이야기를 할 수 있는 기회가 될 것 같아 가볍지 않은 마음으로 강의를 맡게 되었다.

강의 노트에는 어려운 한자(漢字)가 많은 한의학 이론과 현대의학적인 전문용어, 영양학적인 내용과 식이치료 방법 등이 빼곡하게 적혀 있었다. 과목명을 '푸드테라피'라고 하면 학생들이 먹거리에 관한 이야기려니 하고 편하게 수강 신청을 했다가 크게 당황할 것 같아 평소 혼자만 사용해왔던 '홀푸드테라피'로 과목명을 수정했다. 정하고 보니 이야기하고 싶은 모든 것을 함축하고 있을 뿐더러 앞으로 쌓아갈 건축물에도 잘 어울리는 이름이라고 생각되어 내심 흡족했다.

환자가 심각한 질병을 앓고 있거나 위급한 상황이라면 당연히 병원과 한의원을 찾아 치료해야 한다. 그러나 전문 치료기관을 찾아도 해결되지 않는 분야도 있다. 그래서 많은 사람이 TV나 주변인을 통해 얻은 건강 상식을 맹목적으로 따라 하기도 한다. 책을 내기에는 부족한 점이 많은데도 집필과 발간을 서두르게 된 경위다. 이 책을 통해

독자들이 자신의 상황에 따라 건강을 회복할 수 있는 방향을 찾는데 조금이라도 눈을 뜰 수 있으면 좋겠다.

이 책은 약사나 한의사 등 해당 분야 전문가를 위한 것이 아니라 일차적으로 초보자와 일반인을 위한 것임을 밝혀둔다. 길을 찾지 못하고 있는 초보 약사들에게는 한약과 영양요법의 접목으로 환자를 대하는 시야를 넓히는 데 조금이라도 도움이 됐으면 한다. 또 단순히 약을 파는 것이 아니라 치료를 통해 더 많이 봉사할 수 있는 계기가 되었으면 한다.

일반인들에게는 주변에 널려 있는 수많은 재료와 정보들을 융합해 적합하게 활용할 수 있는 도구가 되었으면 좋겠다. 이 책에서 다루지 못한 부족한 내용들에 대해서는 독자들의 넓은 아량을 바란다.

지금은 정보를 암기하는 시대가 아니라 정보를 수집하여 활용하는 사람에게 기회가 주어지는 시대다. 한 가지 지식을 주장하기보다 서로 간의 지식을 융합해야 살아남을 수 있을 뿐 아니라 해답에 가까워질 수 있는 시대다. 산속에서 침을 놓는 노 침구사, 맹인 안마사, 경락 마사지사, 의사와 한의사, 그리고 약사, 간호사, 수많은 대체요법과 집안 대대로 내려오는 민간요법에 이르기까지 모두 몸을 살리겠다는 하나의 공통된 목표를 가지고 서로 귀를 기울이며 즐겁게 토론하고 데이터를 만들어가는 날이 오기를 꿈꾸어본다.

찬바람이 분다. 짧은 순간에도 이 바람이 지금 나에게 이로운가,

해로운가를 직업병처럼 생각한다. 남편의 손가락 관절이 아프다고 약을 사러온 손님에게 약을 줄 것인가, 주지 말아야 할 것인가를 부인과 남편을 번갈아 보면서 생각한다.

모든 것은 흐르고 변화한다. 내가 본 것 이면(異面)에 또 다른 커다란 에너지가 감춰져 있다. 홀푸드테라피는 쉬지 않고 흘러야 느낄 수 있고, 흘러가는 구비마다 어느 시점에서는 최선을 다해 대상을 바라보고 연구해야 길을 찾아낼 수 있다.

대충 보아서도 안 되고, 너무 자세히 들여다보아도 안 된다.

처음부터 끝까지 '홀푸드테라피'라는 이야기를 소설처럼 읽으면서 "아, 그래야겠구나" 하는 정도만 느낄 수 있어도 충분히 의미가 있을 것이다.

생각을 바꾼다는 것이 얼마나 어렵고 오래 걸리는 일인지 상담을 통해 보아왔다. 특히 건강에 관한 상식이 그렇다.

"처음엔 난생 처음 들어보는 이야기였지만, 다 듣고 나니 그 말이 맞는 것 같았어요." 수강생 하나가 학기를 마친 후 보내준 소감이 이 책을 통해 얻고자 하는 답이다.

오래된 나무처럼 항상 내 곁을 지켜주고 있는 남편, 기쁨의 원천인 멋진 두 아들 윤과 빈에게 감사와 사랑을 전한다. 傷寒論을 통해 몸과 자연이 일체임을 전심으로 일깨워주신 素慧 조구희 선생님과 가족 같은 고연식구들, 영양요법의 개념과 먹거리의 중요성을 자연스럽게 체득할 수 있도록 지도해주신 선생님들, 동네 약국에서 세상 밖으로 끌어내주신 김규열 교수님, 약국을 오고 갔던 수많은 환자들, 언제나 큰 버팀목이 되어주는 가족과 친지, 그리고 친구들에게 감사의 인사를 드린다. 책을 기꺼이 만들어주신 들녘출판사에도 이 자리를 빌려 감사드리며, 모든 것을 주관하시는 하나님께 영광을 돌린다. 항상 기도해주시는 어머님과 하늘에 계신 부모님께 이 책을 바친다.

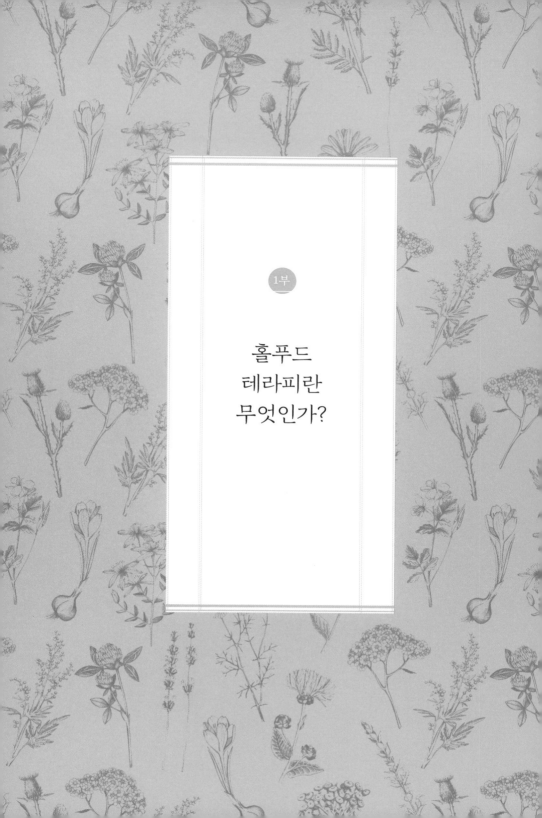

1부

홀푸드
테라피란
무엇인가?

1장

홀푸드테라피
(Whole Foodtherapy)

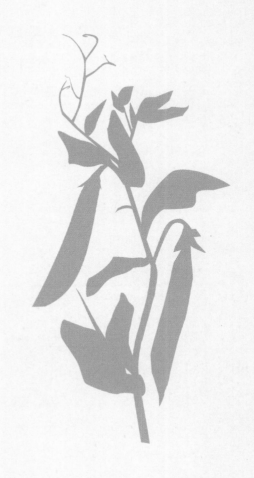

'홀푸드테라피'(Whole Foodtherapy)의 이해

'자연이 정답입니다'라는 말은 우리가 살아가는 데 필요한 모든 것이 우리에게 주어진 자연환경 속에 이미 포함되어 있음을 뜻한다. 즉 먹거리, 영양소, 사람 사이의 관계, 마음, 생활환경 등이 함께 어우러져 발병과 치유에 크고 작게 작용한다는 뜻이다. 이런 의미에서 나는 'Whole(모든, 완전한, 전체)'이라는 단어를 사용하여 'Whole Foodtherapy'라는 개념을 만들었다.

인간은 시대에 따라 적합한 도구를 찾아내거나 발명하여 이를 적극적으로 활용하면서 생존해왔다. 그렇듯 한약도 수천 년 전부터 나무뿌리, 식물의 잎과 열매, 광물, 조개껍데기 등 자연의 재료들을 사용하여 '자연과 인간의 조화'라는 우주의 원리를 바탕으로 몸을 치료해왔다. 이는 최근 급속도로 기술이 발전하면서 고순도의 기능물질만 추출하여 치료에 적용하는 영양요법과 다를 바 없다. 한약은 약력(藥力)이 강한 일종의 파이토케미컬(phytochemicals)*이라고 보아도 무방하다. 반대로 음식은 약력(藥力)이 약한 파이토케미컬과 단백질·지방·탄수화물의 집합체이므로 기혈(氣血)**이 바닥 난 사람에게 필수적이

---

* 식물 속에 함유된 건강한 기능성물질. 〈음식 편〉 파이토케미컬 참조
** 인간의 생명활동에 필요한 에너지와 혈액

다. 이렇게 시대에 따라 검증되어온 자연의 작품들을 활용하는 것이 바로 '홀푸드테라피'다.

> 홀푸드테라피(Whole Foodtherapy)는 자연관에 근거한
> 한방의 기본원리를 바탕으로 한약(韓藥)제제와
> 영양요법(NUTRIENTS), 음식＋정서 및 환경(FOOD/MIND)의
> 개념을 융합한 '새로운 개념의 전체 건강요법'이다.

쉽게 말해, '어떤 약, 어떤 음식이 단순히 어떤 병에 좋다'는 것이 아니라 각 개인의 체질과 질병 발생의 원인을 살펴서 현재 나타나는 증상을 한방의 기본원리를 바탕으로 파악하여 한약과 영양제, 먹거리 등을 모두 치료에 활용하는 것이다. 다만 선행되어야 할 것이 있다. 바로 한방의 중요한 개념인 증(證)°을 파악하는 일이다. 증의 개념을 제대로 이해하면 그 원리에 따라 영양요법이든 음식치유든 올바로 적용할 수 있고, 치료와 더불어 심리적인 안정과 삶의 질을 높여갈 수 있다. 그야말로 인간 전체를 돌보는 건강관리법이라 하겠다.

약선(藥膳)°° 을 연구하거나 영양 요법에 관심이 많은 여러 전문가들이 한방의 기본 원리에 영양 요법과 현대 의학적인 개념을 융합해 활

°　　　증거라는 뜻으로 우리 몸속에 어떤 좋지 않은 변화가 일어나서 그에 따라 겉으로 드러난 현상들의 조합을 말한다.
°°　　동양의학의 기초이론을 바탕으로 식품학, 조리학, 영양학 등의 지식을 조화시켜 건강증진과 질병예방을 목적으로 만드는 식사요법

용하면 질병 예방과 건강 개선을 위한 올바른 방향을 설정할 수 있을 것이다. 특히 전문 지식이 없는 일반인들에게 큰 도움이 된다. 주변의 먹거리와 환경을 이용하여 자신과 가족의 건강을 손수 지키며 약물의 오남용을 예방할 수 있을 테니까.

약국은 파스를 사러 왔다가 아픈 증상을 호소하는 사람, 병원 처방전을 들고 와서 바쁘게 약만 받아가는 사람, 한의원에 오래 다녔으나 큰 효과를 보지 못했다면서 답답함을 토로하는 사람, 병원 검사 결과에 이상은 없으나 현실에서는 여전히 고통 받고 있는 사람, 어디에 뭐가 좋다더라 하는 말만 믿고 따르다가 낭패를 보고 온 사람 등 여러 사정으로 신체의 아픔은 물론 마음까지 아픈 사람들이 모이는 곳이다. 가히 '통증의 살롱'이라고 할 수 있다. 왜 이런 일들이 벌어질까? 병원과 한의원은 물론 민간요법 전문가나 대체요법 전문가들 모두가 한 가지 방법만 옳다고 주장하기 때문이다. 그러는 사이 환자들은 계속 병들어가며 회생할 기회를 놓치곤 한다.

인체는 가장 대표적인 유기 생명체라는 관점을 나는 확실하게 견지해왔다. 따라서 위에 언급한 모든 것의 장점을 취하면서 피해야 할 점을 파악하고, 병행했을 때 어떤 상승효과가 있었는지 연구했으며, 그 결과 특별히 뛰어난 방법들을 찾아내어 환자들에게 권했다. 필요한 경우엔 환자 각자에게 맞는 기관을 찾아 보내기도 했다. 그 모든 일련의 노력들이 지금은 보람으로 남아 있다. 동양의학과 서양의학의 접목이 대세로 자리 잡고 있는 요즘, 우리나라에서도 훌륭한 학자와 임상

전문가들이 머리를 맞대고 앉아 의료계에서도 K-POP의 한류열풍에 버금가는 신선한 바람을 일으킬 수 있기를 꿈꾸어본다.

홀푸드테라피의 요소

홀푸드테라피는 한마디로 '한약(韓藥) + 영양요법(Nutrients) + 음식과 정서 및 환경(Food/Mind)'으로 정의할 수 있다. 다음 글을 보자.

생체(生體)는 단지 세포 하나하나가 모여서 나타나는 것이 아니라 하나의 생체 그 자체가 하나의 단위이며, 그것을 분해, 분석하자마자 생체로서의 특질을 상실하기 때문에 항상 전체로서 관찰할 수밖에 없다. 그래서 분석된 생물학적·화학적 작용이 아무리 명확하더라도 그러한 실증과학적인 정보를 통해서는 전체로서의 생명을 이해할 수 없다는 것이 전체론의 요체이다. 따라서 전체론적 의학의 관점에서는 건강이든 질병이든 생리와 심리, 생활양식·자연환경·사회환경·문명구조·대중의식 등 헤아릴 수 없을 만큼 많은 자원과 요인이 그물처럼 연결되어 나타나는 다차원적 현상으로 이해한다.[*]

---

[*] 『새로운 의학 새로운 삶』, 2000, 전세일 등, pp.33-35.

한약도 영양소도 먹거리도 모두 분석적으로만 나가던 시절, 거기서 느끼던 답답함이 증폭되었을 때 이 글이 눈에 확 들어왔다. 홀푸드테라피를 가장 적절하게 대변해주는 대목이 아닌가 싶었다. 게다가 모든 생명체에 해당하는 내용이었기에 구구절절 공감할 수 있었다. 또 한편으로 서양의학을 전공한 의사의 글이었기에 더욱 의미가 있었다.

영양소의 기능적인 부분을 세세히 공부하다 보면 다시 한방의 방의(方意)*를 되짚어보게 되는데 이와 마찬가지로 먹거리를 해석할 때도 성분의 분석보다 먹거리 자체의 사기오미(四氣五味)**를 더 중요하게 간주하는 태도가 전체론적 관념인 한방이론과 다를 바 없다고 생각하기 때문이다.

홀푸드테라피는 질병을 치료할 때 증상만 없애는 것이 아니라 한 생명체가 건강을 회복해가는 데 필요한 모든 요소를 조화롭게 구성해야 한다는 신념에서 출발했다. 따라서 어려운 이론만 고집하지 않고 임상에서 터득한 개인적인 경험을 가급적 많이 공유하고자 노력했다. 먼저 앞으로 이야기하게 될 세 가지 요소에 대해 대략적으로 살펴보자.

---

*   단순한 성분의 효능이 아닌 처방구성의 전체적인 의미
**   음식의 네 가지 성질과 다섯 가지 맛. 〈음식 편〉 참조

― 한약(韓藥)

한방의 여러 가지 변증(辯證) 이론 중에서 육경변증(六經辯證)을 활용하여 병인(病因)과 병정(病情), 병위(病位)를 바탕으로 한 질병의 진행과정을 이해하고, 개인의 체질에 따라 허실(虛實)을 구별하여 인체와 질병의 관계를 유기적으로 파악하여 인체 순환의 틀을 잡는다.

― 영양요법(Nutrients)

인체의 각 부분에 고농도로 함유된 영양소들의 결핍이 몸의 기능부전을 초래하고 장애까지 일으켜 다른 조직과 기관에도 영향을 미치므로 적절한 식이와 알맞은 영양 보충제로 세포의 활성을 도와 건강을 유지한다. 건강보조식품, 건강기능식품, 일반영양보충제 등을 활용할수 있다.

---

*환자가 호소하는 여러 가지 증상과 환자의 특성(기혈의 정도, 성격, 습관, 생활환경, 가족력) 등을 연계하여 종합적으로 분석하고 관찰하는 것을 말한다.

음식은 동양의 식약동원관(食藥同源觀)*에 근거하며 음식의 사기오미 (四氣五味) 등의 속성을 활용하여 질병을 치유하고 건강을 유지시키 는 치유의 근본 요소다. 최근에는 적극적인 인체 방어 물질로서의 식 품 속 파이토케미컬의 기능성을 다양한 질환에 적용하고 있다. 또 한 방에서 말하는 심신(心神)의 영역을 포함하는 개념으로서의 먹거리와 정서적인 면, 주변 생활환경 등을 중요하게 여기는데, 이는 모두가 하 나로 연결되어 질병으로 이행될 수 있다고 여기는 탓이다. 이제 홀푸 드테라피의 요소를 하나씩 살펴보자.

---

* 질병치료를 위해 사용하는 약물과 평소 섭취하는 음식물의 근원이 동일하다는 의미다. 특 히 약재로 쓰이는 자연계의 동물질, 식물질, 광물질은 실험실이나 공장에서 생산되는 인위 적인 양약과 달리 음식물과 같이 거의 대부분 자연계에서 얻어진다. 이처럼 약물과 음식물 은 그 근원이 자연계에 있다는 점에서 동일하다.

2장

홀푸드테라피의 첫 번째 요소;
한약(韓藥)의 세계

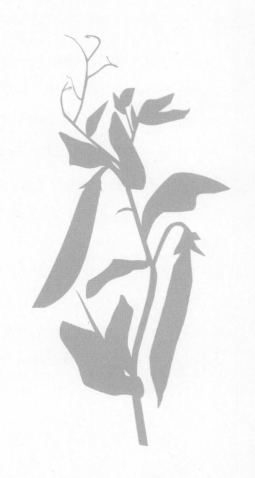

한방과 현대의학의 차이점

현대인들은 병명을 사용하는 데 익숙하다. 병의 경중을 가늠하는 것도 병명에 따른다.

'콧물 재채기'는 쉽게 생각하고, '비염'은 어렵게 생각한다.

'설사'는 가볍게 여기고, '크론씨병'은 힘들다고 지레 포기한다.

'현기증'은 쉽지만, '알츠하이머'는 두렵게 여긴다.

그만큼 사소한 증상은 별것 아닌 것으로 넘기다가도 일단 병명이 정해지면 전전긍긍한다는 뜻이다. 그러면서 콧물이 나면 코감기약을 사서 먹고, 설사를 할 때면 지사제를 먹고, 어지러우면 어지럼증 방지약을 먹는다. 이렇게 사소한 신호를 무시하고 대증치료를 하는 동안 병은 서서히 깊어진다. 환자들은 정확한 병명을 알기 위해 이 병원 저병원을 쫓아다닌다. 그러다가 병명을 알게 되면 이번에는 또 몸에 좋다고 하는 것을 찾아다니며 시간과 돈을 허비한다. 혹사당하고 있는 몸은 돌아보지도 않고 말이다.

홀푸드테라피는 콧물이 나도, 설사를 해도, 머리가 아파도, 어지러워도 '아픈 부분'을 보지 않는다. 먼저 몸 전체를 살피면서 어디가 모자란지, 어디가 넘치는지, 어디가 막혔는지를 살핀다.

우리가 아프다고 느끼거나 질병에 걸리는 이유를 한마디로 표현하면 세포가 영양공급을 받지 못하기 때문이다. 따라서 어떤 이유로 세포가 굶주리게 되어 할 일을 못하게 되는지를 알아내면 모든 병은 치료된다.

현대의학과 한방의 차이점이 바로 그것이다. 아픈 부위, 문제가 있는 부분을 최신식 기계와 도구의 도움을 받아 세밀하게 관찰하는 것이 현대의학이라면, 한의학은 아프다고 호소하는 부위를 '아프게 만든' 배경과 원인을 근본적으로 탐색하는 것이다. 우리 한국인의 입장에서는 나날이 발전하는 현대의학의 기술력과 스케일이 큰 한방의 원리를 두루 활용할 수 있다는 것이 얼마나 행복한 일인지 모른다. 예를 들어 가족 구성원 중 누군가가 병원 치료를 받고 있는 중이거나 증상은 있으나 아직 미병(未病)*의 상태일 때 자연관에 입각한 한방의 정체(整體)개념**을 이해함으로써 주변에서 취할 수 있는 영양소와 질 좋은 먹거리, 그리고 생활환경 개선 등을 통해 치료에 도움을 주고, 현재 난무하고 있는 여러 가지 건강정보의 홍수 속에서 중심을 잡아나갈 수 있다.

서양의학을 공부한 의사들은 대개 한의학을 '신비주의를 가장한

---

*   건강과 질병의 중간단계로서 아직 질병은 아니지만 질병이 될 가능성이 높은 상태
**   각 부분이 독립적 개별적으로 존재하는 것이 아니라, 상호의존적 협조적으로 존속되는 유기적인 관계로서 전체 그대로 하나의 완정성과 통일성을 갖추고 있다는 의미

사이비 의술'이라 하거나 '고리타분하고 비과학적'이라고 말하곤 한다. 한편 한의사들은 척박한 진료 및 의료 환경으로부터 탈출하기 위해 현대식 의료기기 사용을 원하고 있다는 기사도 자주 접한다. 이렇듯 서로가 상대를 인정하지 않고 국민들이 보기에 밥그릇 싸움처럼 보이는 논쟁을 끝없이 끌고 가는 것은 의미가 없다. 나는 두 의견에 대해 반은 옳고 반은 옳지 않은 면이 있다고 생각한다. 한방(韓方)은 조상 대대로 내려온 자연관에 입각하여 사물과 현상을 바라보면서 정립한 학문이다. 우리 몸 안에서 일어나는 다양한 문제들이 어떻게 외부로 표출되는지 그 현상을 읽어내는 학문이다. 따라서 환자를 대할 때 직관적이고 종합적인 판단*을 요구한다. 이것은 아무리 고도의 기능을 갖춘 기계라 해도 절대 해낼 수 없는 영역이다. 전체를 해석하는 한방의 이러한 기능과 정확한 진단을 통한 현대의학이 서로 각각의 특성에 맞게 연구·개발되어 진정한 협업과 융합이 이루어지기를 소원하는 마음을 갖게 된 것은 일개 동네 약사의 어쭙잖은 실력으로도 기적과 같은 일을 수없이 경험한 덕분이다.

홀푸드테라피에서의 밥상은 멋진 그릇에 아무나 흉내 낼 수 없는 어려운 요리를 만들어 올리는 것이 아니다. 밥 한 공기, 칼국수 한 그릇, 설탕물 한 사발, 시원한 오이냉국 한 대접처럼 일상에서 만나는 식재료와 음식들이 언제 어떻게 사람을 살릴 수 있는가를 보여주는 것

---

* 대체요법에서 자주 활용하는 오링테스트나 홍채요법 등도 환자를 상담하는 데 시각적인 도움을 주거나 병증을 파악하는 데 부분적인 자료로 활용할 수 있지만, 이를 전부인 것처럼 오용하면 종합적인 판단을 하는 데 혼돈을 가져올 수 있다.

이다. 나는 여기에 덧붙여 우리 주변에 즐비한 모든 것들을 활용하여 정답이 정해져 있지는 않지만, 끊임없이 생각하고 적용하여 각 가정에서 나름대로 꽃을 피우시기를 바란다. 자, 이제 조상들이 자연관으로 세상을 바라보고, 인체와 연결시켜 치료에 활용한 한방의 세계를 구체적으로 들여다보자.

수증치지(隨證治之)

"고혈압에 좋은 약 없어요?"

"축농증인데 뭘 먹어야 돼요?"

"이명에 좋은 약 주세요"

대부분의 환자들이 약국에 오면 하는 말이다. 혹은 머리를 만지거나 배를 만지며 "여기가 아픈데 왜 그래요?" 하고 묻기도 한다.

대다수 환자들은 자신의 건강 문제에 관해서 정확하든 정확하지 않든 많은 정보를 갖고 있게 마련이다. 그래서일까? 그들은 약국을 '잠시, 병원에 가기 전까지', 혹은 '불편한 증상을 빨리 없애려고' 가는 곳으로 생각한다. 가볍게 들르는 경우가 많다는 뜻이다. 이럴 때 구매자의 심리를 단번에 읽어내는 유능한 장사꾼처럼 그럴 듯한 이유를 대면서 어떤 약이든 빨리 쥐어주지 못하면, 환자 몸을 전체적으로 판단하느라 조금이라도 대답이 늦어지면, 실력 없는 약사로 오해받기 일쑤다.

어떤 환자들은 의사나 약사를 능가한다. 대답할 시간도 주지 않고 "혈액 순환이 안 돼서 그런 거죠?", "면역 기능이 떨어져서 그렇죠?" 등등 본인의 문제점을 알아서 척척 이야기한다. 그런데 '혈액 순환'이나 '면역 기능' 같은 단어처럼 애매모호하게 쓰이면서도 확실한 해답처럼 보이는 가면을 쓴 단어가 또 있을까? 혈액 순환이 안 되는 것도 면역 기능이 떨어지는 것도 사람마다 모두 원인과 결과가 다르고 치료방법이 달라져야 하기 때문이다.

"이런 증상, 이런 병에는 이런 약"이라 처방하지 않고, 병의 원인과 배경 및 결과를 아우르며 전체를 파악하는 것이 '증'을 찾는 것이고, 그 증에 따라 치료하는 것이 수증치지(隨證治之)다. 다시 말해 인체가 외부에서 침범한 병적인 상황을 극복하려고 할 때 여러 가지 증상들이 나타나는데, 그 증상들이 모여 하나의 공통적인 증(證)을 이룬다. 병을 치료하기 위해서는 환자의 얼굴과 외형을 살펴보고 말소리를 듣고 호소하는 증상을 듣는 등 여러 가지 방법을 통하여 증(證)을 파악해야 하는데 이런 과정을 변증(辯證)이라 한다. 그리고 변증한 내용을 토대로 적합한 치료방법과 처방을 구성하는 것을 수증치지(隨證治之)라고 하는데 한방이론의 근본개념이다. 즉 수증치지(隨證治之)란 "증(證)에 따라 치료한다"는 뜻이다.

가장 대표적인 처방 중 감기약으로 쓰이는 마황탕과 계지탕을 예로 들어보자.

마황탕이라는 처방의 조문을 보면 「두통 발열 오한 무한(無汗) 맥부긴(脈浮緊)」이라고 되어 있고, 계지탕의 조문을 보면 「두통 발열 오풍 한출(汗出) 맥부완(脈浮緩)」이라고 되어 있다. 두 가지 처방이 모두 머리가 아프고 열이 나고 추워하는 감기초기의 증상에 사용하는 약이다. 그러나 똑같이 머리가 아프고 열이 나고 추워해도 땀이 나지 않고 맥이 긴장돼 있으면 마황탕을 쓰고, 같은 증상이라도 땀이 나고 맥이 약하고 힘이 없으면 계지탕을 써야 병이 낫는다.

좀 더 쉽게 이야기해보자. 밥을 잘 먹는 사람은 평소에는 신진대사가 원활하여 땀을 잘 흘리다가도 감기에 걸리면 병사에 대항하는 힘이 강해 체표를 막아버리므로 땀이 오히려 나지 않아 온몸이 쑤시고 아프다. 그래서 머리가 아프고 열이 나고 추워하면서도 땀이 나지 않고 맥이 긴장되어 있는 것이다. [무한(無汗) 맥부긴(脈浮緊)]

그러나 반대로 밥을 잘 못 먹는 허약한 사람은 평소에는 영양을 소모하지 않으려고 땀을 흘리지 않다가 감기에 걸리면 체표로 영양을 공급하는 힘이 약해 피부를 꽉 막지 못하므로 똑같이 머리가 아프고 열이 나고 추워해도 땀이 삐질삐질 새어 나오고 맥이 힘이 약하다. [한출(汗出) 맥부완(脈浮緩)]

즉 비슷한 증상이라도 각 사람의 기혈(氣血)과 저항력에 따라 치료법이 달라지는 것이다. 병에 걸렸을 때 전자에 속하는 증상들을 공통적으로 가진 사람에게는 '마황탕증'이라 해서 마황탕을 쓰고, 후자에 속하는 증상들을 가진 사람에게는 '계지탕증'이라고 해서 계지탕을 쓴다.

여기서 한 가지 사실을 유추할 수 있다. 병명이 아니라 증에 따라 치료한다는 것은 마황탕증이라고 하면 비단 감기뿐 아니라 피부병이나 신경통 등 어느 질환에나 마황탕을 쓸 수 있음을 뜻한다. 다시 말해 수증치지란 '모든 사람의 체력과 질병의 원인과 상태에 따라 치료를 달리하는 것'이다.

전공자에게는 쉬운 이야기지만 일반인들에게는 다소 어렵고 아리송하게 들릴 것이다. 세균이나 바이러스 등 균의 종류나 병명(病名)에 따라 치료법이 결정되는 것이 아니라 병을 일으키는 인자(因子)의 세력과 병에 대응하는 인체의 면역기능과 저항력에 따라 달라지므로 같은 질병이라도 다른 치료법이 사용되기도 하고, 다른 질병이라도 증(證)이 같으면 같은 치료법이 쓰일 수도 있다는 뜻이다.

참 어렵다.

말하자면 산들바람에도 오실오실 추워하는 사람과 냉동고에서 몇 달을 일하다 감기에 걸린 사람의 치료법이 다른 것은 질병의 원인인 한기(寒氣)의 세기가 다르다는 뜻이고, 밥을 두 공기 먹는 사람과 반 공기를 먹는 사람의 치료 방법이 다르다는 것은 병을 이겨낼 힘이 다르므로 그에 맞게 치료해야 한다는 뜻이다. 이 얼마나 과학적인가?

이번엔 관절염을 예로 들어보자. 병원 검사에서 드러난 결과는 '관절염'으로 같을지 몰라도 원인은 다양하다. '무릎이 아프다'는 말 속에는 헤아려야 할 내용이 아주 많다는 뜻이다. 소화기능이 원활하지 못해 영양공급이 안 되어 온 것인지, 몸이 차서 온 것인지, 몸이 뜨거워서 온 것인지, 조직에 물이 고여서 온 것인지, 조직이 말라서 온 것인지 구분해야 한다. 또한 몸 바깥으로 살짝 들어온 병인지, 몸 안쪽에 있는 깊은 병인지, 정기(正氣)가 허약해서 온 병인지, 병사(病邪)[*]가 너무 강해서 온 병인지 등 다양한 변수를 살펴야 한다. 그래야만 몸을 정상화시킬 수 있고, 이때 비로소 관절염이라는 질병이 사라진다. 한마디로 수증치지는 기성복이 아니라 내 몸에 딱 맞는 맞춤옷을 찾기 위해 여기저기 치수를 재고 체형의 문제를 살피는 것과 다르지 않다.

환자들은 영양제를 구입하기 위해 겉포장에 쓰인 성분의 함량이나 효능효과를 유심히 읽어보지만 건강에 문제가 많은 사람일수록 그런 단편적인 지식이 큰 도움이 되지 못한다는 사실을 이해하는 데엔 긴 시간이 필요하다. 환자들이 가지고 있는 수많은 지식과 정보를 잊어버리고 순수하게 자신이 느끼는 증상과 살아온 이야기를 어린 아이처럼 "어디가 어떻게 언제부터 아팠어요"라고 말할 수 있을 때 전체를 바라보는 것 즉 수증치지(隨證治之)하는 일이 훨씬 수월해진다.

축농증, 불면증, 폐렴, 뇌수막염, 위암, 루푸스, 베체트 등 어렵고도 전혀 다른 종류의 병명들이 나열되어 있다고 하더라도 병의 원인과 상태, 그리고 환자의 여러 가지 정보를 잘 파악하면 쉬운 병, 어려운 병이라는 개념이 없어진다.

복잡하게 느껴지지만 이러한 개념이 확고하게 뿌리를 내려야 "어

*   병을 일으키는 원인

디가 아플 땐 어떤 약, 어떤 병에는 어떤 제품"이라는 세상 지식들에 휩쓸리지 않을 수 있다.

머리가 아프다고 하는데 뱃속을 따뜻하게 하여 소화를 돕는 약으로 치료를 한다고 하면 진통제에 길들여진 사람이라면 들은 체도 않을 것이다. 그러나 수증치지를 하면 드라마틱한 일이 많이 일어난다. 급체를 해서 숨조차 제대로 쉬지 못하는 사람에게 가슴의 화(火)를 식혀주는 약을 처방했더니 먹고 바로 걸어 나갔다거나, 다리가 궤사되어 항생제 치료로 도저히 효과를 보지 못하는 사람에게 다리와 전혀 상관없는 머리 쪽으로 쏠린 열을 아래로 내려주는 처방으로 치료하는 일들은 얼마든지 있다. 사실 이런 경우는 너무나 자연스러운 일이다. 이것은 몸을 하나하나의 분리된 요소가 아니라 유기적으로 연결된 존재로 바라보아야 가능한 일이다. 그러므로 피부병을 치료하기 위해 왔던 환자가 미처 말하지 못했던 소변 문제가 해결되었다고 좋아하는 것 역시 당연한 일이다.

그런 관점에서 볼 때 서두에서 언급한 축농증에 좋은 약, 고혈압에 좋은 약이라는 말은 그럴 듯해 보이면서도 의미가 없는 말인 것이다.

삶에도 원리가 있듯이, 질병을 치유하는 데도 자연의 순리에 따라 증(證)을 찾아 적용해보면 한약이든 건강기능식품이든 음식이든 운동이든 홀푸드테라피의 모든 요소가 치료에 적용될 수 있으므로 고가의 치료제를 살 형편이 안 되어 삶을 포기해야 하는 불평등은 어느 정도 완화시킬 수 있다. 병명을 두려워하지 말고, 있는 그대로 내 몸의 현상과 자연과의 부조화를 잘 살펴보면 세상에 존재하고 있었던 치료제가 서서히 내게로 모습을 드러낼 것이다.

정약사 생각 _ 증(證)과 진리

증(證)이라는 단어는 한의학에서 나온 용어지만,
모든 곳에 적용해도 될 만큼 진리에 버금가는 개념이다.
진리를 깨달으면 오늘 죽어도 좋다는 공자의 말처럼
사람들이 세워놓은 기준에서 벗어나 중요한 핵심만 붙들고 살아
간다면 세상일이 그리 어렵지 않은 것과 같은 이치다.
한약을 처음 배울 때, 무수히 많은 이론들이 남의 나라 이야기처
럼 커 보였다.
조금씩 눈을 떠갈수록 잔가지를 쳐낼 줄 알게 되었고
환자를 보는 눈도, 세상을 보는 눈도 가벼워졌다.
나의 문제도, 가정의 문제도, 사회의 문제도, 국가의 문제도,
그리고 세포의 문제도 모두 똑같은 방법으로 이해하고 단순화하
는 과정이 증(證)이라는 개념이며 진리를 찾아가는 과정이 아닐까.
화가 난 아이를 달랠 때 어른이 따뜻해져야 하는 것처럼
도무지 버틸 수 없는 환경에서 미쳐버린 암세포를 달래기 위해서는
내 몸이 따뜻해지고, 정상세포가 건강해져야 한다.
정상세포가 정상적이 되도록 넓은 눈으로 주변의 상황들을 관찰
하고 수정하는 것.

그것이 증(證)을 찾아가는 구도의 과정이다.

"The truth will set you free."

증(證)을 파악하기 위한 기본 개념;음양, 표리, 한열, 허실

질병을 파악하기 위해 증(證)을 파악해야 하고,

증을 잡기 위해서는 팔강(八綱)이라는 원칙을 활용하는데,

팔강(八綱)이란 음양(陰陽), 허실(虛實), 한열(寒熱), 표리(表裏)의

여덟 가지(八)의 개념을 말한다. 그물 강(綱)이라는

한자의 뜻처럼 그물처럼 엮이어 있는 상태를 확인하여 이를

바탕으로 치료방법을 모색하는 것이다.*

  한의학에서는 병이 났을 때, '어디가 아픈가'에 주목하는 것을 '병위(病位)'라 하고, '어떻게 아픈가' 하는 것을 '병정(病情)'이라 이른다. 병위(病位)의 뜻은 '위(位)' 자를 보면 쉽게 짐작할 수 있다. 그야말로 '아픈 위치'를 묻는 것이다. 한데 병정(病情)은 좀 애매모호하다. 한자어 '정(情)'이 의미하는 바가 다양한 탓이다. 한의학에서 말하는 정(情)은 '본성'이란 뜻에 가장 가까운데 여기엔 음양(陰陽), 한열(寒熱), 허실(虛實)이 포함된다. 그리고 병위와 병정이 함께 어우러져 팔강(八綱)이 성립된다. 이것 역시 어렵다. 하나하나 재미있게 풀어보자.

---

*   以導 傷寒論講座(2000年, 이승길) 인용

조용하게 잘 살던 부부가 어느 날 이혼을 선언했다. 두 사람은 의견이 달라도 다투는 게 두려워 늘 피하고 살았다고 한다. 이와 반대로 매일 사소한 일로 다투던 부부 역시 별거를 하더니만 이혼을 결정했다고 알려왔다. 부부 간의 일이야 너무 복잡해서 한마디로 단정할 수 없지만 전자의 경우는 음(陰)과 음(陰)이, 후자의 경우엔 양(陽)과 양(陽)이 만났다고 보면 쉽게 이해할 수 있을 것이다.

일단 알기 쉽게 설명해보자. 양은 '밝고' '위로 뜨는 기운'이다. 음은 '어둡고' '가라앉는 기운'이다. 즉 해가 비치는 곳을 기준 삼았을 때 햇볕은 양(陽)으로 그늘은 음(陰)으로, 기운을 중심으로 보았을 때엔 펼치는 기운이 강한 것을 양(陽)으로 움츠리는 기운이 강한 것을 음(陰)으로 본다. 또한 양(陽)과 음(陰)은 자석의 S극과 N극처럼 같은 극끼리 만나면 밀어내고 다른 극끼리 만나면 서로 끌어당긴다. 정반대의 성질을 가지고 있으므로 궁극적으로는 서로 조화를 이루어야 하나가 되는 것이다.

인간이 물물교환의 번거로움을 해결하기 위해 교환의 도구를 만들었듯이 음양(陰陽)이라는 용어도 자연관을 이해하는 데 필요한 일종의 약속이므로 고정적으로 볼 게 아니라 늘 상대적으로 이해해야 한다.

세상에는 완벽하게 좋은 사람이나 완벽하게 나쁜 사람이 없다. 마찬가지로 음(陰)과 양(陽)에도 순음(順陰)이나 순양(順陽)은 존재하지 않는다. 다만 서로 섞여서 보다 강한 쪽을 따라 음과 양으로 편의에 따라 결정할 따름이다. 부부가 평화롭게 잘 살기 위해서는 강한 양(陽)을 위해 스스로 음(陰)이 되거나 강한 음(陰)을 위해 스스로 양(陽)이 되는 일을 자처하여 조화를 이루려는 희생과 지혜가 필요한데, 그것은 누구나 자기 안에 음(陰)과 양(陽)을 모두 갖고 있기 때문이다.

음양(陰陽)의 속성과 음증(陰證), 양증(陽證)

양 (陽)	바깥(表), 위(上), 우측(右), 해(日), 양지, 기(氣), 열(熱), 적극적, 동적, 남성적, 생산, 항진, 육부(六腑), 상반신, 등, 정기(正氣·내 몸을 지켜주는 좋은 기운)
양증 (陽證)	식사량이 많고 활동적이다. 숨소리가 거칠고 목소리가 크다. 찬 음식과 훤히 트인 공간을 좋아한다. 갈증이 있고 물을 계속 마신다. 사람 만나는 것을 좋아한다. 몸에 열이 많고 손발이 따뜻하다. 소변색이 진하고 냄새가 난다. 변비가 있다. 맥이 빠르고 강하다. 설태(舌苔)가 노랗고 두꺼운 편이다.
음 (陰)	속(裏), 아래(下), 좌측(左), 달(月), 그늘, 혈(血), 한(寒), 소극적, 정적, 여성적, 저장, 쇠퇴, 하반신, 배, 오장(五臟), 사기(邪氣·내 몸을 나쁘게 하는 기운)
음증 (陰證)	식사량이 적고 소극적이다. 목소리가 가늘고 힘이 없다. 따뜻한 음식과 조용하고 어두운 장소를 좋아한다. 사람 만나기를 주저한다. 몸이 차고 손발이 냉하다. 오그리거나 엎드려 잔다. 소변이 맑고 냄새가 없다. 맥이 약하고 느리다. 설태(舌苔)가 얇고 흰 편이다.

정약사 생각_ 음(陰)과 양(陽)

음식이나 한약재에서 가벼운 느낌의 것은 양(陽)에 속한 것이고, 무거워 보이는 것은 음(陰)에 속한 것이다. 양(陽)의 음식은 음(陰)적인 사람에게, 음(陰)의 음식은 양(陽)적인 사람에게 좋다.

* 　以導 傷寒論講座(2000年, 李承吉), 韓藥臨床의 實際(2008年, 한국약사고방연구회) 참조

물은 음(陰)이고 불은 양(陽)이듯이, 물을 끌어안고 있는 바다의 소금은 양(陽)이고, 불을 끌 수 있는 모래는 음(陰)이다. 한방과 음식치료에서는 이 같은 기본적인 물질의 성질을 이용하여 질병을 치유한다. 소금을 단순히 염화나트륨(Nacl)으로, 모래를 단순히 탄산칼슘($CaCO_3$)으로 본다면 질병 치유에 대한 넓은 시각이 생길 수 없다.

주부들 중에는 자녀가 생우유를 좋아해서 하루에 500ml 이상 마신다며 자랑하는 사람이 많다. 칼슘이 많이 든 우유를 먹으면 키도 크고, 아토피를 예방할 수 있다는 정보 때문일 것이다. 그러나 모든 정보에는 이면(異面)이 있게 마련이다. 열이 많은 아이들은 단백질과 미네랄을 보충하여 부족한 음(陰)을 채우느라 우유를 계속 마시게 된다. 그러므로 생우유를 지나치게 많이 먹는 아이의 경우엔 열증(熱證)을 파악해서 생활환경을 조절하고, 체질에 맞는 한약과 아미노산, 미네랄 위주의 영양소와 음식을 꾸준히 섭취하는 것이 좋다.

열이 많아 음이 부족해진 양증(陽證)의 사람들은 경상도 식으로 뻑뻑하게 끓인 된장찌개를 좋아한다. 열을 끄고 음(陰)을 보충하고자 하는 무의식적인 습관이라 하겠다. 액상이 맑은 홍삼은 양(陽)으로, 액상이 진하고 탁한 흑삼은 양(陽) 중에서도 음(陰)의 성질을 가지고 있다고 볼 수 있다. 비위(脾胃)의 열이 많은 체질에 홍삼보다는 흑삼이 부작용이 덜하다는 것을 임상에서도 확인할 수 있지만, 음(陰)적인 요소가 있다고 해도 기본 성질이 양(陽)을 바탕으로 하고 있기에 양증(陽證)인 사람이 장복하는 것은 좋지 않다. 모두 유연하게 생각해야 할 일이다.

음인(陰人)은 세세한 것을 잘 다루고, 양인(陽人)은 직관력이 있어 전체를 아우른다. 음인은 조용한 편이지만, 양인은 조용한 것을 좋아한다. 음인은 양인을 보완하고, 양인은 음인을 돕는다. 양인 속에 음인이 있고, 음인 속에 양인이 있다. 음과 양, 한자어 사람 인(人)은 음인과 양인이 서로 기대어 서 있는 모습이라고 한다. 그들이 모여 있는 곳이 우리가 사는 세상이다.

이런 관점에서 사람을 평한다면 세상의 잣대와 상관없이 자연 친화적이며 고요한 삶을 살았던 소로우도, 직선보다는 곡선을 강조한 법정 스님도 양인이 아니었을까?

— 표리(表裏)_바깥에 있는 병인가, 깊숙이 들어온 병인가

"보약을 먹고 있는데 감기약이랑 같이 먹어도 상관없죠?"

약국에 있다 보면 하루에도 몇 번씩 이런 질문을 받는다. 감기에 걸렸을 때 빨리 나을 요량으로 먹고 있던 보약이나 홍삼 같은 보신제를 더 부지런히 드시는 분들이 있는데, 결론부터 말하자면 밖으로부터 들어온 감기를 먼저 내보낸 후에 이를 복용하는 것이 좋다. 이것이 바로 겉에 붙은 먼지를 털어내듯이 우리 몸 바깥으로 들어온 질병을 먼저 해결하는 '선표후사법(先表後瀉法)'이다. 털어내면 될 가벼운 바깥의 병, 즉 '표(表)'의 병을 안으로 끌어들이면 체질에 따라서 도리어 큰 병을 만들 수 있기 때문이다.

표리(表裏)는 질병의 위치를 말한다. 병이 '표(表)' 부위 즉 몸의 바깥 부분으로 가볍게 들어왔는지, '리(裏)' 부위 즉 몸의 안쪽으로 깊숙이 들어왔는지 구분하는 것으로 표리란 곧 병이 겉에 있느냐 속으로 들어왔느냐 하는 것을 파악하는 개념이다.

표리(表裏)의 속성과 증(證)

표(表)	피부나 근육, 팔다리, 모발, 머리, 관절 등 우리 몸의 바깥 부분
표증(表證)	병(病)이 표(表)부위에 있을 때. 비교적 가벼운 질병에 해당된다. 주로 가벼운 감기나 신경통, 피부병 등이 해당된다.
리(裏)	표(表)를 제외한 나머지 부분. 부위가 넓은 편인데 주로 소화기를 비롯하여 생식기 등 몸의 깊숙한 부위를 말한다.
이증(裏證)	병이 몸속 깊은 곳에 있다는 뜻. 주로 병이 오래 되었거나 몸속 깊은 곳에 있다는 뜻으로 설사, 소화불량, 변비 등의 소화기질환이나 생리통, 치질 등이 해당된다.
반외반리 (半外半裏)	표(表)와 리(裏)의 중간쯤을 말한다. 주로 폐와 심, 횡격막을 포함한 흉부를 나타낸다.
반외반리증 (半外半裏證)	가슴이 답답하다든가 스트레스를 받았을 때 이 부위에서 증세가 나타나므로 현대인들의 질병 중 화병(火病)을 예로 들 수 있다.

예를 들어보자. 피부로 한기(寒氣)가 들어오면 표(表)에 한(寒)이 있다고 해서 '표한증(表寒證)'이라 하고, 뱃속이 차서 설사를 한다거나 소화가 안 될 때에는 이(裏)에 한(寒)이 있다고 해서 '이한증(裏寒證)'이라는 표현을 쓴다. 감기에 걸려 맑은 콧물이 흐르고 재채기가 나며 열이 나고 으슬으슬 추울 때는 표증의 상태로 보고, 시간이 지나면서 누런 콧물이 나오고 목이 아프며 기침 소리가 컹컹 나는 등 심한 상태로

바뀌면 병이 밖에서 안으로 더 들어왔다는 것을 알 수 있다.

정 약 사 생 각 _ 표리(表裏)

초기 감기를 다스리는 방법도 각양각색이다. 어떤 사람은 소주에 고춧가루를 타서 마시거나 사우나에서 땀을 내면 낫는다 하고, 어떤 사람은 콩나물에 파뿌리를 넣어 끓여 먹거나 생강차를 마시면 좋아진다고 한다. 전자는 실증체질에 해당되고 후자는 허증체질에 해당되지만, 모두 병이 바깥(表)에 있으므로 사기(邪氣)를 땀으로 빼내면 되는 초기 단계다.

그러나 감기 걸린 지 수일이 지나서 병이 좀 더 안으로 들어와 컹컹 소리가 나는 기침을 하거나 콧물과 가래가 진득해진 상태에서는 똑같은 방법을 쓰면 안 된다. 오히려 기침이 더 심해지고, 가래가 더 끈끈해져 밖으로 나오지 않고 천식으로 이어질 수 있다. 즉 어떤 질병이든 발생하여 시간이 경과함에 따라 병의 상태와 위치가 변하게 마련이다. 따라서 표리(表裏)는 가정에서 음식이나 민간요법을 활용하는 데도 꼭 필요한 개념이라 할 수 있다.

— 한열(寒熱)_어딘가 불편하게 차거나 뜨겁다고 느낄 때

"혈압 좀 재봐도 되죠?"

얼굴이 벌겋게 달아오른 남자가 열이 나고 머리가 아프다면서 약국으로 뛰어 들어와 혈압 측정기에 팔을 집어넣고 혈압을 잰다.

10분 이상 안정을 취한 뒤에 혈압을 재야 한다고 말해도 아무 소용이 없다. 우리는 대개 피로해서, 누구와 다퉈서, 머리가 아파서 등 다양한 이유로 혈압을 잰다. 그런데 스트레스나 과로 등으로 신체 내부에서 열이 발생하여 한 곳에 정체하게 되면 여러 가지 증상은 있을지라도 체온계나 혈압계상의 수치가 바로 오르지 않는 경우가 많다. 이러한 상태는 대개 열이 위로 떠올라 인체 상부와 하부가 순환되지 않아 스스로 열감을 느끼거나 답답함을 호소하는 경우로서 문을 활짝 열거나 시원한 물을 마시고 싶어 하는 일종의 열증(熱證)상태다.

여기서 말하는 열증이 무엇인지 알아보자.

인체는 음식물을 통해 영양소를 분해하고 대사하여 에너지를 생산하고, 시상하부의 체온 조절 중추와 자율신경계의 작용으로 땀을 흘리거나 호흡을 통해 일정한 온도를 유지한다. 그러나 인체에 음양이 골고루 분포되지 못하고 부분적으로 정체되면 세포 간의 정보 전달력이 떨어지므로 세포를 고사시켜 질병이 발생하게 된다. 이때 음사(陰邪)*의 침입을 받거나 양기(陽氣)가 부족할 경우에는 한증(寒證)이 되고, 양사(陽邪)**의 침입을 받거나 진액(津液)***이 부족할 경우에는 열증(熱證)을 나타낸다. 여기서의 한열(寒熱)은 체온계에 나타나는 온도나 혈압 수치

---

*   寒·濕과 같은 차고 습한 기운으로 양기를 상하게 하고 활동을 저해시킨다.
**   風·暑·燥·火과 같은 마르고 더운 기운으로 진액을 상하게 하며 열증을 유발시킨다.
***   생물체 내에서 생겨나는 액체. 수액이나 체액 등을 말한다.

가 기준이 아니라 인체가 나타내는 비생리적인 정체상태를 말한다.

정상적으로 순환이 되어 따뜻함을 느끼는 감각은 생리적인 상태로 건강함을 의미하지만, 순환이 정체되어 화끈거리거나 답답하다고 표현하는 열감은 비생리적인 상태로 건강하지 않음을 의미하는 것이니 각별히 구분해야 한다.

또 한열(寒熱)은 섞여 있거나 혹은 한(寒)과 열(熱)이 극도로 성할 때, 표면적으로는 정반대의 반응이 나타나는 경우도 있으므로 주의해야 한다.

예를 들어 병후 노인들의 경우 진한가열(眞寒假熱)이 되어 속에는 한기(寒氣)가 가득한데 겉으로는 가짜열이 올라와 시원한 음식을 먹고 싶어 한다거나 부채질을 하는 경우 급한 마음에 해열제를 계속 복용하거나 서늘한 성질의 음식을 먹게 되면 양기(陽氣)가 더욱 허(虛)해져 어려운 상태에 놓이게 된다.[*] 한열(寒熱)은 어느 부위에 열(熱)과 한(寒)이 정체되어 있는가에 따라 질병의 성질과 상태를 판별하는 데 도움이 되며, 미병(未病)[**]을 예방하는 데 큰 지표가 된다.

[*]   치험례 편, 노인기 질환 中 '시어머니 치험례' 참조
[**]   진단상으로는 질병이 아니나 정신적 신체적 등 반건강한 상태

한열(寒熱)의 속성과 증(證)

한(寒)	냉감(冷感)을 수반한다. 손발이 차다거나 추위를 잘 타며, 찬 것을 먹거나 찬 데 있으면 통증이나 증상이 더욱 나빠진다.
한증(寒證)	주로 추위를 탄다, 갈증이 없고 물을 잘 마시지 않는다, 따뜻한 물을 마시고 싶다, 얼굴색이 창백하다, 소변색이 맑고 잘 나온다, 대변이 묽은 편이며 설사를 한다, 따뜻하게 하면 통증이 줄어든다 등의 의미를 포함한다.
열(熱)	열감(熱感)을 수반한다. 해열제를 먹고자 하는 단순한 체온 상승만을 의미하는 것이 아니라 서두에 언급한 (고혈압)환자와 같은 상태를 이른다.
열증(熱證)	주로 더위를 탄다, 얼굴색이 붉은 편이다, 소변색이 진하고 적게 나온다, 대변이 굳고 냄새가 심하다, 따뜻하게 하면 통증이 심해진다, 갈증이 많이 나고 찬 물을 자주 마신다 등의 의미를 포함한다.

── 허실(虛實)_어딘가 모자라거나 넘칠 때

허실(虛實)은 이 책의 부제로 쓰고 싶었을 만큼 전체를 아우르는 중요한 개념이다. 대체로 '허(虛)'라 하면 몸이 약한 상태, '실(實)'이라 하면 건강한 상태를 떠올리지만 건강 상태를 이야기할 때의 허실과 증을 판별할 때의 허실(虛實)은 다른 개념임을 주의해야 한다. 즉 증을 판별할 때의 허(虛)는 정기(正氣)* 가 부족한 것이고, 실(實)은 사기(邪氣)** 가 넘치는 것이다.

사람이 아프거나 피로하다고 느끼는 것은 인체를 구성하고 있는 성분들이 불균형한 탓으로 세포가 필요로 하는 산소나 에너지, 영양

---

*   내 몸을 지켜주는 좋은 기운
**   질병을 일으키는 원인이 되는 나쁜 기운

물질 등을 공급받지 못하는 상태, 그리고 이산화탄소나 젖산과 같은 노폐물이나 찌꺼기들이 많아진 상태로 나눌 수 있다. 이것이 바로 한방적인 개념으로 증상을 판별할 때 정기(正氣)가 허(虛)한 상태인 허증(虛證)과 사기(邪氣)가 실(實)한 상태인 실증(實證)이다. 즉 있어야 할 것이 없는 것이 허(虛)라면, 없어야 할 것이 있는 것이 실(實)인 셈이다. 가장 헷갈리는 부분이지만 이를 분명히 이해하고 넘어가야 "한방은 너무 어렵고 애매모호해"라든가 "한방은 귀에 걸면 귀걸이, 코에 걸면 코걸이야", 혹은 "한방은 과학적이지 않아"와 같은 말을 하면서 노력을 포기하지 않게 될 것이다.

최근에는 많이 좋아졌지만, 의약분업 전에는 약국에 오는 환자들이 약을 독하게 지어달라고 요구하는 일이 많았고, 병원에서 처방을 받아오는 환자들도 약이 강하게 처방되었는지 물어보곤 했다. 우리나라에는 여전히 약을 많이, 세게 써야 병이 잘 낫는다고 생각하는 사람들이 많은 모양이다.

홀푸드테라피를 하는 입장에서 환자와 처방전을 동시에 바라보면 허실(虛實)의 개념이 자동으로 적용되어 환자와 병원, 환자와 처방이 잘 맞는지 아닌지 한눈에 보인다. 밥을 잘 먹고 사기(邪氣)가 꽉 차 있는 사람들은 약을 강하게 쓰는 병원이 잘 맞는다고, 혹은 연때가 맞는다고 생각할 것이다. 반대로 정기(正氣)가 허약한 사람은 최소한의 약만 쓰는 병원이 독한 약으로 양기를 끌어내리지 않으므로 기가 막히게 몸에 잘 듣는다고 할 것이다.

현대의학은 열이나 통증 및 각종 염증 등 인체에 나타나는 병적인 증상에 대해 환자의 몸무게나 검사상의 수치를 기준으로 약의 용량을 결정하는 탓에 부작용으로 고생하는 환자들이 많다. 그러나 허실의 개념을 적용하면 객관적인 수치에 구애받지 않고 자연스럽게 용량을 조절할 수 있을 것이다.

허실(虛實)의 속성과 증(證)

허(虛)	정기(正氣)가 모자라는 상태
허증(虛證)	정기(正氣)가 부족해서 질병에 저항할 능력이 없는 상태로 체력이 허약한 상태이거나 병이 오래된 경우로 주로 보약이나 영양보충을 해야 하는 상태를 말한다.
실(實)	사기(邪氣)가 왕성한 상태
실증(實證)	사기(邪氣)가 넘쳐 밖으로 배출해야 할 상태로 병의 초기 단계이거나 저항력이 충실해서 정기와 사기가 격렬하게 싸우고 있거나 병이 진행되면서 정기가 약해져서 사기가 상대적으로 넘치는 경우에 주로 나타난다. 가벼운 예로는 감기에서부터 출혈성질환이나 급성염증성질환 등이 해당된다.

결국 건강이란 허(虛)도 실(實)도 아닌 중간 상태라고 하는 것이 옳다. 즉 항상성(恒常性)을 잘 유지하는 것을 의미하므로 이 조화가 깨지면 질병이 발생하게 된다. 따라서 평소에 정기를 충실하게 잘 유지하고, 사기가 몸속으로 깊이 들어와 정기가 소모되지 않도록 질병 초기에 관리를 잘 해야 한다. 또한 허증(虛證)과 실증(實證)도 서로 움직이면서 변화하므로 허(虛) 중의 실(實), 실(實) 중의 허(虛)가 섞여서 나타나기도 한다. 허(虛)에 치우쳐 있는지 실(實)에 치우쳐 있는지에 따라 질병과 인체의 상태가 변화하므로 증을 찾는 데 세심한 관찰과 숙고

가 필요하다. 예를 들어 정기가 약한 사람에게 사기가 들어와 있는 상태에서는 강하게 땀을 내거나 대변 소변으로 사기를 빼내는 약만 쓴다면 더욱 허증(虛證)에 빠져 항상성이 무너지므로 정기를 보충하면서 부드럽게 사기를 몰아내는 방법을 쓰는 것이 좋다.

대체요법에도 허실의 구별이 필요하다

상담환자들 중에는 건강에 관한 일에 종사하는 사람들이 더러 있는데 다른 사람들을 가르치거나 상품을 판매하면서도 정작 본인은 일에 지치고 질병에 대한 해결의 실마리를 찾지 못해 환자로 내방하는 경우가 대부분이다. 어떤 일이든 직업이 되면 쉬운 일은 없나 보다.

현재 주변에서 자주 시행되고 있는 대체요법들을 살펴보면 요가, 컬러테라피, 봉독요법, 사운드테라피(음악치료), 미술치료, 파동의학, 수지침, 사혈* 요법, 아로마요법, 카이로프랙틱, 호흡·명상치료법, 키네시오테이핑요법, 볼테라피, 기(氣)치료, 웃음치료, 울음치료, 사찰음식, 마크로비오틱, 주스요법, 근막치료, 자기력요법 외에 종교적 체험 프로그램에 이르기까지 매우 다양하다.

대체요법들을 자세히 들여다보면, 실증환자에게 도움이 될 만한 것들과 허증환자에게 도움이 될 만한 것들이 눈에 보이는데 환자에게 적절한 선택을 할 수 있도록 조언해주는 일도 동네 약사의 재미이자 보

---

*   치료의 목적으로 환자의 혈액을 몸 밖으로 뽑아내는 것.

람이다. 예를 들어 웃음치료는 뇌에서 엔돌핀을 분비하게 하고, NK세포를 활성화한다는 연구 결과가 있어 면역을 올리는 데 많이 활용하고 있다. 심각한 환자를 제외한 경우에는 상체 부위로 열(熱)이 떠올라 흉부(胸部)의 기혈 순환에 지장을 받고 있는 양증(陽證)의 환자에게 횡격막을 움직여 상부 근육을 풀어주므로 독소를 배출하는 효과가 있다. 반면에 울음치료는 기(氣)가 아래로 가라앉아 억눌려 있는 환자에게 기운을 끌어올림으로써 순환을 시키는 데 도움을 줄 수 있다.

물론 일률적인 기준이 있는 것은 아니지만 모든 요법 안에서도 허실을 구별하는 습관을 갖고 천천히 적용한다면 개개인에게 도움이 되는 방법을 찾아 플러스효과를 가져올 수 있을 것이다.

정약사 생각 _ 사혈(瀉血)

단골 중에 극심한 요통으로 고생하던 환자가 있었다. 그녀는 혈(血) 부족과 허증(虛證)의 어혈(瘀血) 증상으로 온몸에 영양이 공급되지 않아 극도의 피로감을 느꼈고, 병원에서 처방받은 소염진통제와 스테로이드제 복용으로 위장장애까지 겹치는 바람에 힘을 쓰지 못하고 겨우 일어났다 앉았다만 하며 지낸다고 했다.
한방제제와 조혈제, 효모, MSM(Methyl Sulfonyl Methane)* 등으로 3개월 정도 치료하여 많이 호전되었다가 이후에는 방문이 뜸해 이제 좋아졌나 보다 하고 잊고 지냈는데, 몇 달 후 다시 맨 처음

---

* 식물에서 추출한 천연식이유황(부록 표 2-7 참조)

약국을 찾았을 때처럼 기어오듯 들어오는 것이 아닌가?
이야기를 찬찬히 들어보니, 약국에 오지 않는 동안에 아픈 허리
에 피를 계속 뽑는 사혈치료를 받았다고 했다. 그런데 처음에만
조금 시원하더니 이제는 서지도 앉지도 못하게 되었다는 것이다.
피가 부족한 데다 순환시킬 힘조차 없어서 어혈이 되어 생긴 병
인데 계속해서 피를 뽑았으니 당연한 결과다. 무조건 피를 뽑는
것, 두드리는 것 등 강한 자극은 허증(虛證) 환자에게는 오히려
손해다.

사회속의 허실

허실의 깊은 속뜻을 알게 되면 사람의 어떠한 행동도 표면적으로 보
지 않고, 보다 근본적인 이유를 찾게 된다.

어느 작은 종교 모임에서 서로 뜻이 맞지 않아 답답해하던 남성이
기어이 언성을 높이고 난동을 부린 바람에 여러 사람에게 소외되어
떠나는 것을 본 적이 있다. 개인적으로 대화해보면 논리적이고 겸손하
며 예의바른 사람인데, 자신의 뜻을 받아줄 생각은 하지 않고 고개를
돌려버리는 데 상처를 받아 온몸으로 과격한 표현을 한 것이다. 또 단
골손님 한 분의 아들은 동네 중학교에서 짱으로 소문이 났다. 아이들
이 벌벌 떨면서 따라다닌다고 해서 내심 궁금했는데 막상 만나 보니
한없이 의젓하고 순진했다.

위의 두 경우를 예로 허실의 문제를 생각해보자. 과격한 표현은 사

기(邪氣)에 해당되며, 사기는 허한 틈을 비집고 들어온다. 위기의 순간에는 허(虛)를 보해주어야 하므로 따뜻한 마음과 언행이 필수다.

아이의 정상적이지 않은 울음과 어른들의 이해할 수 없는 행동은 미숙한 형태의 서로 다른 표현 방법이다. 그러므로 각기 다른 표현으로 나타난 행동 이면에 무엇이 숨어 있는지를 파악한다면 세상의 많은 괴이한 일들이 줄어들 것이다.

한때의 실수로 평생 낙인이 찍힌 채 살아가는 사람들이 많다. 혈기(血氣)가 왕성한 시기에 '어려운 환경'이라는 허(虛)한 상황을 만나면 혈기(血氣)가 정상적으로 작용하지 못하고 사기(邪氣)로 발동할 수밖에 없다.

약국에서 만났던 수많은 사람 중 거칠고 과격한 사람들의 경우 누나처럼 언니처럼 대했을 때 순수한 모습을 보이곤 했다. 오늘도 모두가 혀를 차는 20대 살인범이 사람들 입에 오르내린다. 저 정도의 사기는 어디서부터 출발이 되었을까 곰곰이 생각해본다. 암세포든 종양이든 거칠고 위험천만한 사람들이든 모두 정상적이지 않은 환경 속에서 살아남기 위해 어쩔 수 없이 선택한 겉옷이기 때문이다.

실증(實證)과 허증(虛證)은 환경에 따라 드러나기도 하고 숨어버리기도 하므로 세상사도 허실의 구별도 단순한 논리로 이해하기는 힘들다. 따라서 언제나 표현된 것의 이면을 바라보고 유연한 흐름을 잘 읽어야 할 것이다.

정약사 생각 _ 꼬마에게

담배 냄새에 찌든 고약한 향수 냄새,

진한 아이라인에 요란한 화장을 하고 오는

얌전하지 않은 어른 아이

팔목이 아프다며 파스를 매일 사가는 어린 처녀에게

"심하면 꼭 약을 먹어야 돼요~" 공들여 말하면

뒤돌아보며 수줍게 "네에~~" 하는데

기어들어가는 목소리가

그녀의 딱 여섯 살 적 목소리다.

수줍은 목소리 속에

웅크리고 앉은 예쁜 꼬마아이

한참 문 쪽을 쳐다본다.

안녕~~ 꼬마야

넘어져도 코가 깨져도 울지 말고

소매 끝으로 닦고 씩씩하게 일어나라.

또 만나~ 파이팅!!

질병의 원인(病因)_외인, 내인, 불내외인

현대의학에서는 질병의 원인을 대부분 외부로부터 들어온 바이러스나 세균, 혹은 기타 균종들로 보았다. 최근에는 자가면역질환으로 이어지는 스트레스나 과로 등으로 시야가 확대되었지만, 한방적인 개념에서는 우리가 호흡하며 살고 있는 대기의 모든 기운과 마음속의 변화까지 포함하여 해석한다.

세균과 바이러스를 포함하여 자연에 존재하는 여섯
가지의 기후변화 등 외부로부터 오는 모든 병의 원인을
외인(外因)이라고 하고, 희노우사비공경(喜怒憂思悲恐驚)이라는
일곱 가지의 감정의 변화가 장부에 영향을 미처 질병이
발생하기도 하는데 이를 내인(內因)이라고 한다. 또 외인도
내인도 아닌 사람의 타고난 체질과 성격, 생활습관, 사고나
외상, 성생활의 부절제, 지나친 육체적 정신적 과로, 식중독
등을 불내외인으로 분류한다.*

---

*   以導 傷寒論講座, 韓藥臨床의 實際 참조

— 외인(外因)_질병을 일으키는 여섯 가지 자연의 기운

풍한서습조화(風·寒·暑·濕·燥·火)

학창시절 그녀는 비가 오는 날, 바닥에 고인 빗물을 차면서 비를 맞고 걸어다니거나 방문을 열어놓고 음악을 들으며 떨어지는 빗방울을 보는 것을 좋아했다. 흐린 날이면 기분이 좋고 머리가 맑아지며 최고의 컨디션을 유지했다. 그러나 아침 조회시간에 땡볕에 서서 오랜 시간 교장선생님의 훈화를 듣는 것은 고역이었다. 햇빛 아래에서는 눈을 뜨기가 힘들었으며 머리도 지끈거렸다. 그러나 중년이 되어 몸에 살이 붙고 움직임이 둔해진 후로는 맑은 날이면 기분이 좋고, 몸도 가볍다. 비가 오려고 하면 몸도 마음도 무겁고 허리도 관절도 뻐근하다.

어린 시절 삐삐처럼 말랐던 음(陰)부족의 그녀는 땡볕의 더운 기운인 서(暑)와 몸의 마른 기운인 조(燥)가 만나 힘들었을 것이고, 촉촉하게 흐리거나 비 오는 날이 좋았을 것이다. 나이가 들어서는 습(濕)이 많은 몸이 되어 축축한 날씨가 되면 몸이 더 무겁고 전신이 쑤시며 우울한 기분이 들어 좋지 않은 영향을 받았을 것이다.[*]

이렇게 자연의 기운과 내 몸의 상태는 서로 짝을 이뤄 조화를 이루는 법이다. 흐린 날을 좋아하건 맑은 날을 좋아하건 무엇이 옳고 그른 것이 아니라, 내 몸의 상태에 맞는 자연의 기운을 만나야 좋은 영

[*]   체질 편 참고

향을 주고받는 것이다. 바람이 불고 비가 오고 촉촉하고 건조하고 따뜻하고 추운 상태가 기분 좋게 느껴진다는 것은 자연이 내게 육기(六氣)로서 조화롭게 작용한다는 의미이다. 반면 왠지 바람이 싫게 느껴지고 촉촉한 것이 축축하게 느껴지며 건조해서 얼굴과 몸이 조이는 것 같고 따뜻한 온도가 지나치게 높다고 느껴지거나 그저 '춥다' 정도의 기운인데도 본인에게는 온몸을 얼게 하거나 마비가 되는 듯하게 느껴진다면 이는 내 몸과 자연의 기운이 맞지 않는 것이다. 즉 몸을 정상적으로 순행하며 생명활동을 해야 할 기혈수의 흐름이 흐트러져 부조화를 일으키는 것이다.

이처럼 풍한서습조화(風寒暑濕燥火)*의 여섯 가지 기운이 우리 몸에 좋은 영향을 줄 때에는 '육기(六氣)'**라 부르고, 좋지 않은 영향을 미칠 때는 '육음(六淫)'***이라고 부르는데, 이는 자연관을 이해하기 위한 하나의 약속이다.

육기나 육음은 예를 들어 어떤 주부가 남편이 미울 때는 '인생의 무덤'이라고 휴대폰에 저장하고, 남편이 좋을 때는 '믿음'이라고 저장하는 것과 같은 이치다.

---

*   바람, 찬 기운, 더운 기운, 습한 기운, 마른 기운, 뜨거운 기운
**   여섯 가지의 좋은 기운
***   여섯 가지의 나쁜 기운

풍(風)_바람

바람[風]은 가볍다. 여기저기 돌아다닌다. 혼자만 다닐 때도 있지만, 먼지나 비, 눈을 몰고 다니기도 한다. 그러므로 가볍게 돌아다니며 병을 일으키는 원인을 내 몸으로 갖고 들어와 병을 일으키는 주범이 된다. 바람이 몸속에서 조화롭지 않게 작용하면 피부나 사지 등에 경련이나 마비, 가려움증 등의 병적인 증상을 만든다.

가끔, 사무실에 갇혀 자연을 접하지 못하는 직장인들에게 정태춘의 노래 〈들 가운데서〉와 프랑스가수 스베틀라나의 러시아 민요를 추천할 때가 있다. 〈들 가운데서〉를 들으면 들판 한가운데 서서 기분 좋은 바람을 맞고 있는 듯한 느낌이 들고, 스베틀라나의 목소리는 조용한 벤치에 앉아 있는 내 머리칼을 바람 한 줄기가 어루만져 주는 듯한 느낌을 준다. 두텁고 편안한 소리와 전혀 다른 맑고 청아한 고음이 때에 따라 우리에게 좋은 바람의 기운이 되어준다.

한(寒)_차가움

한(寒)이란 겨울의 찬 기운을 연상하면 된다. 활동을 억제하고, 수축시키고, 소통을 방해하며 추워한다. 손발이 차다, 배가 차다, 추위를 많이 탄다, 따뜻한 것을 좋아한다 등의 표현이 여기에 해당된다. 열이 많은 사람이 한기를 맞아 기분이 좋다면 한(寒)이 아군이고, 냉한 사람이 한기를 맞아 감기 몸살이 심해졌다면 적군인 셈이다.

서(暑)_더움

한여름의 무더운 기운으로 모든 기능을 항진시키고, 열이나 갈증이나 두통, 가슴 답답한 증세를 유발하며, 그 열을 해결하기 위해 땀을 많이 흘린다. 냉한 사람이 더운 기운을 만날 때에는 큰 무리가 없지만, 열한 체질이 이런 기운을 만나면 병으로 작용한다.

습(濕)_축축함

한여름 장마철이나 날씨가 흐릴 때의 습한 기운을 말하는데 비가 오거나 눈이 오는 날은 몸이 먼저 안다고 말하는 사람들이 습을 먼저 느끼는 것이다. 습(濕)은 무겁고 탁하며 끈끈한 성질로 몸에 습이 많은 사람은 습한 기운이 좋지 않게 느껴지고, 몸이 건조한 사람은 습한 날에 컨디션이 더 좋을 수가 있다. 그러나 습은 순환을 방해하여 세포가 건조해지는 경우가 많으므로 병적인 수분과 몸이 필요로 하는 진액을 구분해야 한다.

조(燥)_마름 건조함

가을을 상징하는 기운으로 건조한 상태를 연상하면 된다. 마르고 까슬한 성질이 진액을 쉽게 손상시키므로 수분크림이 없으면 견디기 힘들다거나 폐를 손상시켜 마른기침을 자주 한다. 이 외에 눈이 건조하거나 입이 마르고 손바닥이 건조해지는 증상을 나타낸다.

그러나 조직이 너무 말라 있어 수분이 스며들지 못해 오히려 콧물이 쏟아진다거나 물을 마시면 바로 소변으로 나오는 등의 현상이 거꾸로 나타나기도 한다. 최근에 유행하는 알레르기 비염 중에 일반의 약품인 세티리진 제제를 아무리 먹어도 듣지 않는다고 할 때 이런 조증(燥證)으로 인해 점막이 말라서 조직에 수분이 흡수되지 못하고 흘러버리는 현상이 이런 경우다.

화(火)_뜨거움

뜨거운 여름의 열 기운이라 생각하면 된다. 뜨겁게 타오르고 사람을 흥분시키고 대사를 항진시켜 진액을 소모시키고 심하면 고열이 나거나 염증을 일으킨다. 버럭버럭 화를 내거나 뒤끝은 없으면서 잘 지치는 사람들에게 이런 기운이 많은 편이다. 영양제를 선택할 때도 시중에 알려진 홍삼이나 고단위 비타민B군보다는 열을 식혀주고 진액을 채워줄 수 있는 미네랄과 아미노산, 그리고 청혈자음(淸血滋陰)의 효능이 있는 쓰고 찬 성질의 식약재*와 이러한 생약을 함유한 영양소를 선택하는 것이 좋다.

---

*   노근, 다래, 메밀, 지골피, 생지황, 천문동, 맥문동

— 내인(內因)_질병을 일으키는 내적인 원인

일곱 가지 감정 희노우사비공경(喜怒憂思悲恐驚)

사람은 희노우사비공경(喜怒憂思悲恐驚)＊이라는 일곱 가지의 감정, 즉 칠정(七情)을 갖고 있는데, 이 감정의 변화에 따라 장부에 영향을 미쳐 질병이 발생한다고 본다. 갑작스럽고 격렬한 정서적인 자극이 오래 지속되면 인체에 기(氣)의 변조를 불러와 질병을 발생시키는데, 질병이 밖으로부터 오는 것이 아니라 내부로부터 오는 것이라는 뜻으로 칠정을 질병의 내인(內因)이라고 한다. 즉, 내인이란 문자 그대로 '내적인 원인'이라는 뜻이다.

　기(氣)의 흐름은 우리의 마음을 어떻게 사용하느냐에 따라 달라지며, 그 결과 질병이 발생한다. 한의학에서 겉으로 드러난 증상뿐 아니라 내적인 원인을 깊이 살피는 이유다. 병원에서 기계적인 검사로 이상이 없다고 나와도 정작 환자는 아픔을 호소하는 경우가 많다. 몸은 과로나 스트레스 혹은 조화롭지 않은 감정들로 인해 기가 위로 치솟거나 멈추거나 막히거나 소모되어 기를 상하게 하는데, 이렇게 되면 그와 연관된 장부에 병이 들기 시작한다. 이제 일곱 가지의 마음, 즉 칠정(七情)이 장부에 미치는 영향에 대해 살펴보자.

＊　　희노우사비공경(喜怒憂思悲恐驚):기쁨, 성냄, 근심, 생각, 슬픔, 무서움, 놀람

희(喜):심(心)_기쁨, 즐거움

기뻐하고 잘 웃는 것은 심장의 기능과 관계되는데, 적절하게 잘 웃는 사람은 혈액순환이 잘 되고 건강한 사람이다. 그러나 이 또한 실증과 허증으로 나눠 생각해야 한다. 히죽히죽 웃음을 흘리고 다니는 사람은 허증에 가깝고, 큰 소리로 웃거나 고함을 치거나 하여 주변 사람들을 놀라게 하는 사람은 실증에 가깝다.

심장이 허한 사람은 심하게 웃을 경우에 호흡이 촉박해지고 심계항진(心悸亢進)[*]이 일어날 수 있으며, 쉽게 감동을 하고 사소한 일에도 지나치게 신경을 쓰거나 고민한다. 반면에 심장이 실한 사람은 이런 경우에도 원상으로 회복이 잘 되며 어지간한 일에는 담대하게 반응한다.

노(怒):간(肝)_성냄, 분노

자주 노하는 사람은 간을 손상시키므로 근육을 약하게 만들고, 시력을 상하게 한다. 현대인들의 스트레스는 간열(肝熱)을 부추겨 노안이 빨리 오고, 황반변성이나 홍채염 등의 난치성 안구질환을 유발시킨다. 간의 기능에 이상이 생기면 어혈(瘀血)이 생기고, 여성의 생리에도 이상이 오며, 노(怒)한 감정으로 인한 독소 때문에 항상 피로하다.

마찬가지로 허증과 실증으로 나눌 수 있는데, 간이 허(虛)한 사람은 지나간 일을 생각하면서 원망하는 마음이 많고, 실(實)한 사람은

[*] 가슴이 두근거리는 현상

격노하는 경향이 있다.

우(憂):폐(肺)_근심, 걱정

지나치게 걱정을 많이 하는 사람은 폐기능을 손상시켜 우울해지고, 기가 순환하지 못하고 가라앉아 의욕을 잃으며, 비장을 약화시켜 식욕을 떨어뜨리고 면역력을 감소시킨다.

걱정하는 마음은 폐, 대장과 비위를 약하게 만들고, 반대로 해당 장부가 약한 사람은 걱정을 많이 하는 편이다. 근심과 걱정이 많고 우울한 경향이 있는 사람은 어떤 질병이 오더라도 장을 살리는 영양요법과 음식치료를 하는 것이 우선이다. 예를 들어 프로바이오틱스나 효소제를 복용하고, 과일탕(바나나, 사과, 양배추, 토마토, 당근, 단호박)을 음용하면 도움이 된다.

사(思):비(脾)_사색, 사려

생각이 너무 많으면 비장에 영향을 주어 소화기능이 약해지고, 면역력이 떨어진다. 또 기가 울결(鬱結)* 되어 식욕이 떨어지고 가슴도 답답하며 건망증과 불면증 등의 증세가 생긴다.

대체로 활달한 사람보다는 정적인 사람들이 이런 경향이 많은데, 이런 체질이 오래 생각하다 보면 자기비판에 빠지게 되어 우울증까지

---

*   기혈이 한 곳에 모여 흩어지지 않음

오는 수가 있다. 이때 밖으로 나가 활동하면서 생각을 줄이는 것도 홀
푸드테라피다.

비(悲):폐(肺)_슬픔, 비애

큰 슬픔은 가슴에 열이 쌓여 전신에 기를 공급해주는 폐기능에 영향
을 주어 기를 소모시키므로 숨이 짧아지고 호흡기질환이 잘 온다. 오랫
동안 슬픔에 빠진 사람들이 모든 의욕을 상실하고, 기가 소실되어 쓰러
져 누워 있는 것도 비(悲)의 감정에 대한 반응이다. 친한 분들의 장례식
장에 갈 때 영양제와 청심원을 함께 갖고 가는 이유가 바로 이것이다.

공(恐):신(腎)_놀람, 두려움

과도하게 두려워하는 마음은 신(腎)의 정기(精氣)를 상하게 하여 기운
이 없어지고 기가 내려앉게 된다. 놀라면 무의식적으로 주저앉거나 대
소변을 가리지 못하고 요통이나 청력 이상 등의 신허증세를 나타낸다.
반대로 신의 기능이 약하면 겁이 많고 잘 놀라게 된다.

놀라는 일이 많은 환경에서 사는 사람은 신을 손상시켜 비뇨기계
질환이나 치매가 올 수 있으므로 주의해야 한다.

경(驚):심(心)간(肝)신(腎)_공포, 사건

화재나 가족의 사망 등 예상치 못한 일을 경험하거나 심하게 놀라면
심장의 기가 흐트러져 전신의 혈액순환을 방해받는다. 예를 들어 지

하철사고나 비행기사고 등 심한 공포를 경험한 사람들에게 생기는 트라우마가 여기에 해당될 것이다. 놀라는 감정은 심장뿐 아니라 간담, 신과도 유기적 관계가 있으므로 그 기능을 보강하여주는 것이 좋다.

이와 같이 감정은 오장(五臟)을 병들게 만들어 질병을 만들기도 하지만, 반대로 오랜 병으로 고생하는 사람은 그에 해당하는 장부의 정신병리를 따라 마음을 다스리는 습관을 들여야 한다. 이렇게 하면 질병을 치료하는 데 큰 도움이 된다.

── 불내외인(不內外因): 질병의 기타 원인들_체질, 식중독, 사건·사고 등

사람의 타고난 체질과 성격, 생활습관, 약물의 오남용, 음식을 잘못 먹은 것, 사고나 외상, 성생활의 부절제, 지나친 육체적·정신적 과로, 식중독 등을 불내외인으로 분류한다. 현대의학적으로 해석하면 유전자의 이상이나 면역기능 이상, 그리고 직업적인 환경도 여기에 포함된다.

이상과 같이 질병의 위치와 상태에 따라 치료방법이 달라져야 한다는 점이 수증치지의 원리이자 홀푸드테라피의 핵심 내용이다.

믿음, 소망, 사랑 그중에 제일은 사랑이라.

사랑은 가장 자주 듣고 쓰면서도 나이가 들어갈수록 어려워지는

단어다.

환자의 건강상태를 판단할 때

한 사람의 성정(性情)이 사랑인지, 정(情)인지를 구별하는 것이

오히려 쉬울 때가 있다.

사랑은 이타적이며, 정(情)은 이기적이다.

사랑은 모두 주어도 남을 만큼 건강한 몸에서 나오며,

정(情)은 주고 나면 그만큼 받지 못해 서운한 허약한 몸에서

나온다.

사랑을 퍼붓듯 주던 사람도 몸이 약해지면 서운한 마음을 갖게

되고,

정(情) 때문에 괴로웠던 사람도 몸이 건강해지면 큰 사랑을 줄 수

있는 사람이 된다.

건강과 사랑은 서로에게로 가는 징검다리다.

자연을 요리하다

_칠정내상(七情內傷)의 원리를 활용한 홀푸드테라피

'驚'_도저히 낫지 않는 몸살

몇 해 전인가, 오르막길에 잠시 차를 세워놓고 가게에 들른다는 것이 실수로 핸들을 중립에 놓아 차가 굴러가게 되었다. 차는 미끄러져 내려가고, 사람들은 주변에 웅성웅성 모여들고, 미끄러져 내려가는 쪽에는 할머니가 걸어오고 계셨다. 자칫하면 큰 사고가 일어날 만한 순간이었다. 온 정신을 집중해서 굴러가는 차문에 키를 겨우 꽂고 차문을 열자마자 오른발을 뻗어 차를 세워 위기를 모면했다. 다리가 후들거려 가던 길에 차를 세워두고 한참을 쉬었다.

그 뒤로 며칠이 지나면서 오슬오슬 마치 감기 기운처럼 아프기 시작하더니 상태가 악화되어 한 달가량 약을 먹었지만 효과가 없었다.

가만히 앉아 초심으로 돌아가 생각해보니, 자동차 사건이 발단이 아니었을까 싶었다. 그래서 놀랐던 순간 해를 입었을 장부인 신(腎)을 보강하는 '팔미환'*을 기본으로 활용했다. 그 순간부터 바로

---

* 신허증(腎虛證)에 쓰는 처방으로 요통이나 노인의 양기부족에 쓴다.

73

몸이 회복되기 시작했다. '신양허(腎陽虛)'와 '신음허(腎陰虛)'에 의해 수음(水飮)˙이 정체되어 콧물이 나고 오슬오슬 추운 기운이 있었던 것이다. 극심한 감정의 변화가 장부를 상하게 한다는 사실을 임상을 통해 확인하게 되었던 사례다.

'쯧'_놀란 건 바로 너!

또 다른 경우도 있다. 단골의 큰딸이 늘 몸이 아파 자주 약을 먹는 편이었는데, 하루는 학원을 갔다 오는 길에 묻지 마 폭행을 당했다. 피할 새도 없이 얼굴을 내려치는 바람에 사색이 되어 돌아온 딸을 보고 가족들은 이만저만 걱정이 아니었다. 병원을 오가며 오랜 기간 치료를 받은 후 몇 달이 지났는데 이번에는 작은 딸에게 문제가 생겼다. 경련이 잦아지고 몸이 자주 아프고 정서적으로도 편안한지 못한 것이다.

평소에 문제가 없다고 여겼던 딸이라 가족들은 급히 이 병원 저 병원 다니면서 우울증약과 경련에 쓰는 약 등을 처방받아 복용시켰다. 그러나 부작용만 나타날 뿐 호전이 없었다.

아이 문제를 두고 엄마와 이런저런 대화를 나누던 중에 불현듯 그 집 큰딸이 떠올랐다. 그래서 큰딸이 다쳐서 들어왔을 때 동생이

---

*   장부의 병리 변화 과정 중에 생긴 삼출액으로 맑은 수(水)와 점조한 것이 음(飮)이다.

어디 있었는지 물었다. 그러고는 곧바로 실마리가 잡혔다. 언니가 묻지 마 폭행을 당해서 얼이 빠진 채 벨을 누르고 서 있었을 때, 동생이 문을 열어주었다는 것이다. 그 순간 엄청난 충격을 받았는데 아무도 둘째에게는 신경을 쓰지 않고, 언니의 심리적인 안정과 치료에만 몰두하는 바람에 아이의 병이 점점 깊어진 터였다. 나는 동생에게 우울증약 대신 놀란 감정으로 다친 장부의 기능을 올려주는 데 도움을 주는 홀푸드테라피를 처방했고, 이후로 대부분의 증상이 사라졌다. 그때의 처방을 간략히 설명하면 칠정의 문제로 기가 정체되었을 때 사용하는 분심기음과 가미귀비탕, 비타민B12, 마그네슘, 테아닌 등을 활용했다.

약국이나 병원을 오가는 환자들과는 대부분 어디가 아픈지에 대해서만 계속해서 이야기한다. 그런데 겉으로 드러난 증상만 가지고 병을 다스리기에는 정보가 턱없이 부족하다. 몸도 마음도 살펴야 할 데가 너무나 많기 때문이다. 하물며 환자를 단 5분 안에 보아야 한다니!

체질

"저는 무슨 체질이에요?"

상담할 때 몇 마디 주고받다 보면 어김없이 나오는 질문이다. 사람들은 소속감을 느낄 때 안정을 찾는다고 하는데, 이처럼 몸이 아플 때에도 병명이든 체질이든, 무언가 결정이 되어야만 왠지 모를 편안함을 느끼는 모양이다. 현재 몹시 아프더라도 병명을 알면 반은 나은 것 같고, 소양인인지 태음인인지 자신의 체질을 알고 나면 또 반은 해답을 얻은 것 같은 기분인가 보다.

그래서 끝없이 병원을 찾아다니면서 검사를 하고, 용하다는 한의원에 가고, 여러 체질요법도 배우는 등 이런 저런 식으로 노력하는 환자들이 많다.

물론 사람의 체질이란 칼로 무 자르듯 명확하게 구분할 수 있는 게 아니다. 사람의 몸엔 'A이면 B다'와 같은 기계적인 구분법이 별로 도움이 되지 않는다. 나와 어떤 면에서 '비슷한' 사람은 있지만 '똑같은' 사람은 있을 수 없다. 저마다 다르고 오묘하고 복잡하다.

아무리 열심히 이를 닦아도 충치가 생기는 사람, 조금만 걸어도 다리가 아픈 사람, 젊은 나이에 허리가 굽은 사람, 늘 턱을 치켜들고 있어 거만해 보이는 사람, 아무리 소리를 질러도 목이 쉬지 않는 사람,

작은 일에도 상처를 받는 사람, 상처를 잘 주는 사람, 화를 잘 내는 사람, 싫은 소리를 못 하는 사람, 밥값을 먼저 내는 사람, 먹어도 살이 찌지 않는 사람, 조금만 먹어도 살이 찌는 사람, 행동이 빠른 사람, 느린 사람, 찬 음식을 좋아하는 사람, 찬 음식을 못 먹는 사람, 밥을 잘 먹는 사람, 잘 먹지 못하는 사람, 과격한 사람, 겁이 많은 사람….

세상에는 이처럼 모래알보다 많은 종류의 사람들이 모여서 살고 있다. 그러나 체질을 공부하고 이해하게 되면 이토록 다양한 사람들의 건강상태와 행동의 이면(異面)을 살필 줄 알게 되어 영혼과 육체의 건강을 함께 도모하는 데 도움이 된다. 또 모든 사람을 편견 없이 바라봄으로써 분별심에서 시작되는 크고 작은 갈등을 줄이고 서로의 장단점을 받아들이고 보완하게 된다.

체질 분류법의 전통은 유구하다. 고대 그리스·로마 시대의 의사와 철학자들은 사람의 체질을 다혈질(多血質, sanguine temperament), 점액질(粘液質, phlegmatic temperament), 담즙질(膽汁質, temperament), 우울질(憂鬱質, melancholic temperament)로 구분했다. 이것이 바로 '히포크라테스의 4체액설'이다. 인체의 외관 형태로 분류하는 체형설도 있고, A형 B형 O형 AB형으로 나누는 혈액형설도 있다. 『황제내경(皇帝內徑)』에서 음양지기(陰陽之氣)의 편차에 따라 구분하는 것처럼 태음지인, 소음지인, 태양지인, 소양지인, 음양화평지인이 있으며, 이제마의 사상체질(四象體質)도 있고, 팔형체질이나 오행체질 등도 있다.

환자들에게 가끔 "허약체질이 약한 사람일까요? 약골이 약한 사람일까요?"라고 농담 삼아 물어보면 '모두 같은 뜻 아닌가?' 하는 표정을 짓는다. 지구가 더워지고, 먹는 것과 생활용품 대부분이 독성물질로 이루어져 있으며, 스트레스가 만연한 열증(熱證)의 시대라 그런지, 약국에 오는 고질병 환자들은 대개 허약체질보다 약골에 속한다.

허약체질은 예전 십전대보탕이나 비타민B(삐콤), 녹용보약으로 대부분의 병을 해결할 수 있었던 전형적인 사람들로서 대개 잘 먹지 못하고, 기운이 없으며, 추위를 잘 타고, 소극적이며, 목소리가 기어들어갈 것 같고, 눈에도 힘이 없는 체질이다. 반면 약골(弱骨)은 '골을 빼먹는다'는 말처럼 스스로 뼈 속의 진액까지 다 말려서 힘을 쓸 수 없는 상태가 되어버린 사람을 뜻한다. '약할 약(弱)' 자와 '뼈 골(骨)' 자가 의미하듯 '골이 약해졌다'는 말이다. 진액을 말리려면 상당한 에너지가 필요하므로 동화작용보다는 이화작용이 발달된 사람으로 완전히 허약체질은 아니다. 즉 약골은 타고난 교감항진*의 열증체질로 옛날에는 특히 몸이 약해 아무리 보약을 먹어도 좋아지지 않아 포기하고 가만히 내버려뒀더니 살아났다거나, 언제 죽을지 몰라 노심초사하며 호적에도 올리지 않았다는 경우 등이 그렇다. 예전에 사용했던 보약들이 대부분 열증약이었으니 약을 먹였을 때보다 포기하고 먹이지 않고

---

* 우리 몸의 자율신경계 중에서 스트레스와 위험상황일 때 심장박동이 높아지는 교감신경의 흥분 상태

그냥 두었을 때 몸이 스스로 회복했을 것이라 생각한다.

약골은 기본적으로 먹는 것 자체를 잘 소화시키지 못하는 허약체질과 달리 잘 먹지 않는다고 하면서도 마음에 맞는 음식이 있으면 아주 잘 먹고 대변으로 쏟아낸다. 체질적으로 타고난 위열이 있어 처음에는 음식을 곧잘 먹다가도 열이 계속되면 세포의 진액을 고갈시키고 그 영향이 온몸에 미치므로 소화기능도 떨어지고 대사기능이 전반적으로 약해지므로 스스로 늘 약하다고 생각하며 사는 케이스다. 이런 사람에게는 불보다 물을 부어주어야 산다.

인체는 열이 지나쳐도 문제요, 부족해도 문제다. 항상성이 깨지는 것은 똑같기 때문이다. '추위를 많이 탄다. 손발이 차다'라는 평범한 말도 같은 이치다. 일반인들은 이런 경우 무조건 몸보신을 해야 할 것처럼 생각하지만, 허약체질과 약골의 차이처럼 그 뿌리가 다르다는 점을 명심해야 할 것이다.

그런데 최근에 새로운 형태의 약골이 생겼다. 어릴 때 그다지 허약하지 않았고, 잘 먹고 건강한 편이었던 사람이 고기나 인스턴트식품, 당분을 너무 많이 섭취하여 칼슘을 빼앗기고, 많은 양의 음식물을 해결하기 위해 대사효소로 사용되어야 할 영양소들을 지나치게 소모해버려 약해진 경우다. 따라서 해독과 면역기능을 감당하지 못하고 질병에 자주 노출되며 늘 피로하고 체격에 비해 저력이 없는 상태가 된다. 허물없는 사람들끼리 '저질 체력'이라고 놀리는 경우가 여기에 해당한다.

옛날의 약골이 아무리 보약을 먹여도 도무지 좋아지지 않는 허약체질, 혹은 소설에 자주 등장하는 결핵을 앓는 비운의 주인공 같은 이미지였다면, 현대의 약골은 밥을 잘 먹으면서도 지나치게 과로하므로 피로하고 기운이 없는 빼빼한 실증체질과 운동 부족과 나쁜 식습관으로 인해 세포 사이에 독성물질이 가득 찬 뚱뚱한 허증체질에서 찾을 수 있다.

이런 체질에는 간헐적인 단식과 청열작용을 주로 하는 채식이 필수다.

— 조구희(趙九姬) 선생님의 ABCD 체질 구별법

질병을 치료하고 건강을 유지하기 편리하도록 예로부터 체질을 구분했지만, 홀푸드테라피에서 활용하는 체질 구별법은 소혜(素惠) 조구희 선생님*께서 창안하시고, 한국약사고방연구회(韓國藥師古方硏究會)에서 사용하고 있는 ABCD 체질 구별법이다.

일반인에게 널리 알려진 사상체질은 외형적인 모습과 성정(性情)을 기준으로 태음인(太陰人), 태양인(太陽人), 소음인(少陰人), 소양인(少陽人)으로 나눈다. 그런데 태음인이 관리를 잘하거나 혹은 잘 먹지 못하거나 하여 소양인처럼 보이는 경우가 있고, 소양인이 스트레스를 과도하게 받거나 지나치게 많이 먹어서 태음인처럼 보이는 경우도 있으며, 소양인 중에서도 소음병열증(少陰病熱證)**으로 빠져 기운이 없이 허약

---

*   조구희 선생님은 약사한약의 선구자이신 고 이승길 선생님의 제자로 '상한론 연구'에 매진하시어 약사한약임상의 길을 밝혀주신 분이다.

**   열이 안으로 응결되어서 추위를 타고 기운이 없는 상태. 육경병 편의 소음병열증(少陰病熱證) 참고.

해 보이거나 섭생이 좋지 못하여 소음인처럼 보이는 경우가 있을 수 있다.

그러나 ABCD 체질 구별법은 현재의 몸 상태를 있는 그대로 반영한 것이어서 환경에 따라 변하는 성정(性情)과 체형의 변화에서 오는 판단의 오류를 줄일 수 있고, 실생활에서 활용하기 쉽고, 섭생에 따라 자리 이동을 할 수 있는 개념이다. 즉 ABCD 체질 구별법은 '현재의 병리적 현상'을 나타낸다고 볼 수 있으므로 형이상학적인 표현으로 어렵기만 느껴지는 한방이론을 뛰어넘어, 임상을 하는 후학들에게는 새로운 지름길이라 할 수 있다.

임상에서 쉽게 적용할 수 있도록 만들어진 ABCD 체질 구별법은 외형적으로 비만한 체형의 사람들을 허증과 실증의 두 가지 체질로 나누고, 마찬가지로 외형적으로 빼빼한 체형의 사람들 역시 허증과 실증의 두 가지 체질로 구분하여 이른바 'A(빼빼허증), B(뚱뚱허증), C(뚱뚱실증), D(빼빼실증)'으로 나눈다.

─ 각 체질의 특징

A형(빼빼허증)은 빼빼한 체격의 허증이다. 허약하고 연약해 보이며, 식사량이 적고 소화력이 떨어지며, 차가운 음식을 먹으면 속이 좋지 않다. 대변은 설사를 하거나 묽은 편이며, 소변의 양이 많고 색은 맑다.

땀이 없는 편이다. 마음이 여리고 수동적인 성격이 많다.

B형(뚱뚱허증*)은 뚱뚱한 체격 중에서 물살에 가까운 허증이다. 얼굴이 흰 편이며 푸석하고, 부종이 잘 오며 힘이 없어 보인다. 땀이 많은 편이나 땀 냄새는 심하지 않으며, 대하가 묽고 양이 많다. 설태는 치흔이 있고 약간 두툼하다. 성격은 수동적이고 느리며 포용력이 있다.

C형(뚱뚱실증)은 뚱뚱한 체격 중에서 근육질의 단단한 실증이다. 얼굴이 붉은 편이며 기름기가 있다. 평소에 땀을 많이 흘리며 땀 냄새도 강하고 열이 많다. 변비이거나 배변 후에 후중감이 있다. 대하의 냄새가 진하고 탁하며, 설태가 두텁다. 성격은 능동적이며 저돌적이다.

D형(빼빼실증)은 빼빼한 사람 중에서 강단이 있어 보이는 실증이다. 살결이 희면서도 열증이 있어 지루성 피부다. 성격은 능동적이며 급하고 직선적이다. 대변도 시원하게 보며 모양도 굵고 큰 편이다. 소변은 횟수와 양이 적으며 탁한 편이다. 진액이 부족해 기형적으로 뼈가 자라 손가락마디나 광대뼈 등 관절이 발달했다.**

자세한 처방과 병증에 관한 공부는 조구희 선생님의 저서『한약제제 활용을 위하여』와『韓藥臨床의 實際』를 참고하거나 한국약사고방연구회(韓國藥師古方研究會)에서 더욱 깊이 연구할 수 있는 계기가 되기를 바란다.

---

*   본 책에 나오는 치험례에는 B형의 느낌을 살리기 위해 '통통허증'으로 표기했다.
**   한약제제 활용을 위하여(2018年, 조구희) pp.212-213 요약

간만의 휴식에 편하게 드러누워

채널을 돌리다 꽃무늬그릇을 본다.

꽃이 좋다.

나이가 들어가니 더 좋다.

사람들은 나무가 좋다 하고

바위 같은 사람이 되라

산 같은 사람이 되라 하지만

흔들리다 피고 지는 꽃이 좋다.

월남치마에 앞치마

묵묵히 일만 하시던 엄마가

잠시라도 틈이 나면 신문지를 방안 가득 펼쳐 놓고

몽당연필로 빽빽하게 그려 넣었던 꽃을

지금은 내가 그린다.

꽃에 대해 이야기 한 번 나눈 적 없는데도

어찌 사람은 이렇게 속일 수 없이 닮아가는 것일까

바위 같고 산 같고 나무 같은 사람

엄마는

천생 꽃 같은 사람

엄마를 생각하면 오버랩 되는 얼굴, 바로 모습도 성향도 비슷한 박경리 선생이다. 아버지 병수발과 빠듯한 살림살이에도 호탕하던 웃음, 시대극의 주인공 같았던 엄마는 얼굴도 풍채도 섬세한 마음도 선생을 닮았다. '일 잘하는 사내를 만나 깊고 깊은 산골에서 농사짓고 살고 싶다'던 선생의 말도 '죽으면 한 송이 장미꽃이 되고 싶다'며 수줍게 웃던 엄마의 말도 애틋하다. 실(實)중에 허(虛)가 없다면, 허(虛)중에 실(實)이 없다면, 무슨 재미로 우리가 어우러져 살아갈까?

질병의 진행과정_육경병(六經病)의 이해

"열이 나면서 설사하는데 지사제 하나 주세요."

"콧물이 나고 재채기가 심한데 ××600 주세요."

"변을 전혀 못 보는데 관장약 10개 주세요."

"몸이 쑤시고 아픈데 근육이완제하고 소염진통제 주세요."

얼핏 들으면 아무런 문제가 없어 보인다. 그러나 자세히 들여다보면 환자들의 머릿속에 깊이 박혀 있는 질병과 약에 대한 상식이 엉뚱한 확신에 가득 차 있음을 알게 된다. 위에 언급한 말들은 맞을 때도 있지만, 틀릴 때도 있다.

병을 치료하기 위해서는 원인을 알아야 하고, 병의 상태를 알아야 치료 방법을 찾아낼 수 있는데, 우리가 흔히 알고 있는 상식들이 해가 될 때가 더 많다. 나는 이런 경우 일일이 바로잡아주고 알려주곤 한다. 물론 힘에 부칠 때도 있다. 환자가 얼마나 오래 아팠는지, 아픔의 경로가 어떠했는지, 어떤 과정을 거쳤는지에 따라 그가 먹어야 할 약, 먹을 수 있는 음식, 조심해야 할 음식, 그리고 주의해야 할 생활습관 등 치료 방법이 달라지는데, 전문가들도 어렵다고 하는 『상한론(傷寒

論)』*의 육경변증(六經辨證)을 홀푸드테라피에 적용하는 것은 바로 이런 이유에서다.

증치(證治)가 필요한 한약 처방은 전문가들의 영역이므로 가정에서는 육경병(六經病)의 의미를 개략적으로 파악하여 주변의 식재료와 기능식품들을 활용한다면 많은 도움을 받을 것이다.

━ 육경변증(六經辨證)이란?

육경변증(六經辯證)은 『상한론(傷寒論)』에 나오는 질병치료의
주요 변증방법이다. 『상한론(傷寒論)』은 한의학을 공부하는
사람들에게는 기본서이며 경전과도 같은 책이다.
2000여 년 전 장중경 선생이 주변의 식솔들을 비롯해
수많은 사람이 전염병으로 죽어가는 것을 보고
『상한잡병론(傷寒雜病論)』이라는 이름으로 집필하였다.
후대에 와서 상한(傷寒)부분과 잡병(雜病)부분이 분리되어
각각 상한론(傷寒論)과 금궤요략(金匱要略)으로 부르고
있으며 급성병은 『상한론』에서, 만성병은 『금궤요략』에서
중점적으로 다루고 있다. 상한(傷寒)이라는 단어는 말 그대로

---

*   중국 후한 때 장중경(張仲景)이 『상한잡병론』으로 편찬하여 후대에 『상한론』과 『금궤요략』으로 전해짐.

'차가운 기운에 상했다'는 뜻으로 주로 감기나 독감 등을
떠올릴 수 있다. 그러나 한(寒)이란 말은 차갑다는 의미와
한사(寒邪)이외에 질병을 일으킬 수 있는 모든 사기(邪氣)를
포함하는 개념이므로 한사(寒邪)로 인한 급성병은 물론 모든
질병에 적용할 수 있다. 육경병은 우리 몸을 지키는 좋은
기운인 정기(正氣)가 충실한 사람이 나쁜 기운인 사기(邪氣)[1]의
침입을 받아 병이 들어가면서 변화해가는 과정을 여섯 단계로
구분하여 정리한 것이다.

어떤 부위로 어떤 병사(病邪)** 가 들어오면 우리 몸은 그것을 해결
하기 위해 인체의 기혈수(氣血水)*** 가 모여 들어 열과 수분의 부분적
인 쏠림 현상이 일어난다. 이에 따라 인체가 대응하기 위해 움직일 때
우리가 불편한 증상을 느끼는 것이다.

우리 몸이 건강한 상태일 때는 병과 싸울 힘이 충실해서
저항력이 왕성한 양병(陽病)으로 시작했다가 점점 우리 몸의
양기(陽氣)와 음기(陰氣)가 소모되어 가면서 음병(陰病)으로
변화해간다. 즉 양병(陽病)은 왕성하게 우리 몸의 정기(正氣)와

87

외부에서 들어온 사기(邪氣)가 싸우는 시기이고, 음병(陰病)은 체력이 소진되어 아군인 우리 몸의 정기가 약해져서 적군인 사기(邪氣)가 밀고 들어오는 상황이다. 양병(陽病)도 우리 몸의 저항력과 병이 들어온 위치에 따라 태양병, 소양병, 양명병 세 가지로 분류하여 삼양병이라고 부르고, 음병(陰病)도 마찬가지로 병의 위치와 소화흡수의 상태에 따라 태음병, 소음병, 궐음병 세 가지로 분류하여 삼음병이라고 부른다.[*]

질병은 가볍게 피부나 코점막, 눈점막, 겉으로 드러난 팔다리 등 바깥으로 들어와 시작되며 인체가 저항하다가 힘이 떨어지면 점점 더 깊은 곳으로 밀고 들어온다. 또 반대로 체력이 회복되면서 깊숙이 들어왔던 질병을 몸 바깥으로 밀어내며 병도 회복되는데, 이 과정을 여섯 단계로 구분하여 정리한 것이 '육경병(六經病)'이다.

정기가 왕성하여 면역기능이 있을 때 병사와 싸워나가는 과정을 '양병'이라 하고, 그 위치에 따라 밖에서부터 안쪽으로 태양병, 소양병, 양명병이라 부른다. 또 정기가 쇠하여 병사와 싸워나갈 힘이 떨어져 병이 안으로 들어오는 과정을 '음병'이라 하고, 그 위치에 따라 뱃속에서부터 차례로 태음병, 소음병, 궐음병이라 부른다.

이 모든 과정은 각 사람의 건강상태와 질병의 세기, 종류에 따라

---

[*] 以導 傷寒論講座(2000年, 이승길) 韓藥臨床의 實際(2008年, 한국약사고방연구회) 참조

나타나는 현상이 모두 다르기 때문에 치료법과 처방 또한 달라져야 하는데 이를 '육경변증(六經辨證)'이라고 한다. 그러므로 "변을 전혀 못 보는데 관장약 10개 주세요"라는 말로는 정확한 치료방법을 예측하기 힘들다. 변을 못 보는 것도 감기에 걸려서(태양병), 스트레스를 받아서(소양병), 배가 냉해서(태음병), 배가 뜨거워서(양명병), 기운이 없어서(소음병) 등 전혀 다른 이유가 있을 수 있기 때문이다.

영양제를 선택할 때, 가족 중에 문제가 있는 환자를 돌볼 때, 여행 중에 다급한 상황이 생겼을 때, 혹은 필요한 약이 구비되지 않았을 때 주변의 모든 요소를 활용할 수 있기를 바라는 마음에서 지루하고 조금은 어렵지만 육경병의 이야기를 쉽게 풀어보려 한다.

— 삼양병(三陽病)_태양병(太陽病), 소양병(少陽病), 양명병(陽明病)

인체가 질병과 치열하게 싸우는 양병의 단계를 세 가지로 분류한 것이다. 우리 몸의 맨 바깥부터 뱃속까지 그 위치에 따라 각각 '태양병', '소양병', '양명병'이라고 부른다.

태양병(太陽病) 감기초기, 병이 시작되었을 때

– 태양병(太陽病)이란 무엇인가? '태양병'이란 맥이 부하며 머리가 아프며 뒷목이 뻣뻣하고 오한이 나는 것(太陽之爲病 脈浮 頭項强痛而惡寒 태

양지위병 맥부 두항강통이오한)을 이르는데, 이것은 양병(陽病)이 시작되는 단계다. 몸의 가장 바깥 부분인 표(表) 부위에 찬 기운이나 이물질이 들어와서 공격하면 우리 몸은 저항하면서 열증을 나타내는데 이를 '표열증(表熱證)'이라고 표현한다. 즉 태양병이란(太陽之爲病) 병증이 표(表) 부위에 있어 인체와 사기(邪氣)가 격렬하게 싸우느라 맥이 위로 떠 있으며(脈浮), 머리와 뒷덜미 부위가 아프고 뻣뻣하며, 오한이 나는 것(頭項强痛而惡寒)을 말한다. 감기몸살 초기와 같은 증상이 있을 때를 연상하면 된다.

> 표(表)라고 하는 위치는 몸의 가장 바깥 부분이지만 피부뿐
> 아니라 관절, 머리 부분 등을 모두 포함하므로 태양병(太陽病)에
> 사용되는 치료제로 감기나 급성 감염질환뿐 아니라 가성
> 류마티스 관절염이나 요통, 피부질환 등도
> 해결할 수 있다.[*]

　모두 따뜻한 성질의 약으로 땀을 내어 한기(寒氣)를 몰아내는 '해표법(解表法)'으로 치료하는데, 이때 밥을 두 공기 먹는 사람과 반 공기밖에 먹지 못하는 사람에게 쓰는 처방이 다르다. 비위(脾胃)의 상태, 즉 소화력에 따라 저항할 수 있는 힘이 다르므로 치료법도 달라져야

[*]　한약(韓藥) 편의 질병의 위치(病位) 참조

하기 때문이다. 크게 마황탕과 계지탕 처방으로 구분하는데, 이것이 실증과 허증의 기본 처방이 된다.

다시 말하면 비록 정사(正邪)의 항쟁이 표(表)에 치중되어 있다고 하나 리(裏)의 상태에 따라 사기(邪氣)를 밀어낼 수 있는 표(表)의 힘이 각기 다르므로 외사(外邪)인 풍한(風寒)를 받을 때도 주리(腠理)의 양상에 따라 증후(症候)가 다르게 나타난다.[*]

계지탕(桂枝湯), 마황탕(麻黃湯) (이도상한론강좌, 한약제제활용을 위하여 참조)

계지탕	소화력이 약해 밥을 잘 먹지 못하고 비교적 체력이 약한 사람에게 처방한다.
	비위(脾胃)가 허약한 허증의 경우 평상시에는 자신의 영양을 보전하기 위해 땀을 별로 흘리지 않다가 감기에 걸리면 체표를 튼튼하게 지켜낼 힘이 없어 오히려 땀을 조금씩 흘리고 바람을 싫어하며 오슬오슬 추워한다. 이때는 강하게 발산하면 영양분이 같이 빠져 나가 허증(虛證)이 심해지므로 비위의 기능을 올리면서 약하게 발산하는 맵고 따뜻하고 단맛의 계지(桂枝)[**]를 써서 치료한다.
	중풍(中風): 태양병으로 열이 나고 땀이 나면서 오풍이 있고 맥이 느리다(太陽病 發熱 汗出 惡風 脈緩者 名爲中風).
마황탕	소화력이 좋아 밥을 잘 먹고 비교적 체력이 강한 사람에게 처방한다.
	비위의 기능이 건강한 실증의 경우에는 평소에는 열을 배출하기 위해 땀을 많이 흘리지만, 감기에 걸리면 체표를 막는 힘이 좋아 꽉 막아버리므로 땀이 나지 않으며 정기와 사기의 싸움이 치열해 통증도 심한 편이다. 이런 경우에는 맵고 따뜻하고 쓴 맛의 마황(麻黃)으로 강하게 발산하여 치료한다.
	상한(傷寒): 태양병으로 오한이 나고 땀이 나지 않으면서 몸이 아프고 구역질이 나고 맥이 긴(緊)하다(太陽病 或已發熱 或未發熱 必惡寒體痛 嘔逆 脈陰陽俱緊者 名爲傷寒).

[태양병의 빈용한방제제 부록 표 1-1 참조]

---

[*]   한약제제 활용을 위하여, p.16 발췌
[**]   계수나무 가지

- 태양병(太陽病)의 홀푸드테라피   태양병은 찬 기운이 몸속에 들어와 추위할 때, 따뜻한 성질로 땀을 내게 하여 한기를 몰아내야 하는 병이다. 소주에 고춧가루를 타서 먹고 땀을 내면 감기가 낫는다는 사람은 땀구멍을 꽉 막아 열을 발산하지 못하고 있는 마황탕을 써야 할 실증(實證)에 속할 것이고, 콩나물국에 파를 총총 썰어 넣고 국을 끓여 따뜻한 밥과 함께 먹고 한숨 푹 자면 낫는다는 사람은 비위를 도와 체력을 보강해야 하는 계지탕을 써야 할 허증(虛證)에 가까울 것이다.

식재료를 선택할 때도 계지나 마황처럼 맵고 따뜻하며 비교적 폐방광 쪽으로 귀경하는 양파, 생강, 갓, 계피, 고수, 고추, 노야기(향유), 들깻잎, 마늘종, 방풍, 소엽, 파밑동 등을 활용하면 좋다.

그러나 감기에 걸렸는데도 몸속에 열이 많은 사람은 머리도 아프고 열도 나는데 더워서 어쩔 줄 모르는 경우가 있다. 그럴 때에는 몸속에 쌓인 열을 내려주면서 땀을 내는 한방제제나 갈근, 노근추출물, 메밀, 녹두 등 청열작용이 있는 식재료나 코막힘이나 인후통, 두통에 맵고 서늘한 성질의 박하차를 활용해도 좋다.

영양요법을 할 때도 태양병(太陽病)에 속하는 상태일 때는 체내대사를 돕거나 오장(五臟)의 대사에 관여하는 영양제보다는 활성산소를 없애고 표(表)를 푸는 데 도움을 주는 비타민C와 항산화제영양소를 선택하면 도움이 된다.

70년대 초에 <장학퀴즈>라는 프로그램이 유행이었다. 그 바람에 프로그램과 똑같은 이름의 『장학퀴즈』라는 책도 나왔다. 당시 초등학생이었던 나와 친구들은 잘 알지도 못하는 내용을 줄줄 외워 문제를 내면 가장 빨리 답을 말하는 사람이 이기는 게임을 하곤 했다.

관건은 친구들이 모르는 문제를 골라내는 거였는데, 그때 내가 발견했던 절묘한 문제가 바로 "만병의 근원은?"이라는 문제였다. '만병'이라는 단어가 무척 어려워 보였고, '근원'이라는 단어도 아이들이 도저히 모를 것 같았기 때문이다. 나는 그런 어려운 문제를 발견한 것이 내심 통쾌했다. 물론 "만병의 근원은?"에 대한 답을 알아맞힌 아이는 한 명도 없었다. "뭔데? 뭔데?"하며 달려드는 성질 급한 친구들에게 답을 바로 말해주지 않고 뜸을 들이는 재미도 매우 쏠쏠했다. 의기양양하게 "감기"라고 대답하면서 나는 '만병'과 '근원'이라는 단어에 묶여 있는 '감기'라는 단어도 예사롭지 않다고 느꼈다. 아이들은 뜬금없는 답에 김이 새는 것 같았지만, 질문 자체가 워낙 어려운(?) 단어들로 되어 있어서 그랬는지 수긍하는 분위기였다. 어른이 되어 공부를 하면 할수록 '그 질문에 그 답'이 만고의 진리라는 생각이 든다. 태양병이 모든 병의 시작인 것처럼 내겐 <장학퀴즈>가 병을 고치는 사람이 되는 출발점이지 않았나 싶다.

– 소양병(少陽病)이란 무엇인가? '소양병'은 입이 쓰고 인후가 마르며 눈이 어지러운(少陽之爲病 口苦 咽乾 目眩也) 상태를 말한다. 태양병의 단계에서 병이 낫지 않고 시간이 지나면 조금 더 깊은 부위인 반외반리(半外半裏)*로 들어와 열증(熱證)을 나타내는데, 이것이 소양병이다.

> 태양병(太陽病)에서 풀어지지 않은 병사(病邪)가
> 반외반리(半外半裏)에 들어온 양병(陽病)이므로 습열사(濕熱邪)가
> 흉부(胸部)에서 훈증(熏蒸)하여 위로 올라가면 입이 쓰고(口苦)
> 목은 마르고(咽乾) 눈은 어른어른해지고(目眩) 흉만감(胸滿感)을
> 느끼며 그 흉열사(胸熱邪)는 표(表)의 병정病情(虛實寒熱)에 따라
> 병태(病態)가 달라지므로 구체적인 변증(辯證)이 된다.**

감기를 예로 들자면 초기에 잘 낫지 않고 심해지면 입이 쓰거나 목구멍이 꺼끌꺼끌하면서 눈이 어지럽다고 호소하는 경우에 해당된다. 태양병에서 시작된 열이 더 깊이 들어와 상부로 영향을 주면 입이 쓰거나(구고·口苦) 목구멍이 컬컬하면서(인건·咽乾) 눈이 어지러운(목현·目眩) 증상이 나타나고, 그 열이 하부에 영향을 미치면 간 기능이 저

---

*   귀, 목, 인후 등 이비인후과 영역을 포함하여 횡격막을 기준으로 상부 흉곽의 부위로 가슴이 답답할 때 손바닥을 대는 부위이다.

**   한약제제 활용을 위하여, (2018年, 조구희), p.48

하되어 담즙배설이 원활하지 못해 소화기능에 영향을 주므로 오심, 식욕부진 등의 증상이 생긴다. 또 늑골 이하의 부위와 옆구리가 그득한 것처럼 느껴지고, 열이 올랐다 내렸다 하기도 한다.

"열 받았다", "신경을 쓰고 나서 밥을 먹었더니 급체를 했다", "입이 쓰고 바짝바짝 마른다", "눈이 빠질 듯 아프다", "속이 울렁거린다", "입맛이 없다"라는 말을 많이 한다.

약국에 급하게 뛰어 들어와 혈압을 재는 사람, 머리가 어지러워 약을 먹어도 효과가 없고 검사를 해도 원인을 알 수 없다는 사람, 눈을 뜨기가 힘이 들 정도로 눈이 뻑뻑하거나 눈앞이 아른거린다는 사람, 조금만 신경 쓰면 체하거나 소화가 안 되어 물약소화제를 늘 구비해 놓아야 마음이 놓이는 사람 등 다소 걱정이 되는 증상이면서도 대증치료 외에 별다른 방법이 없을 때 적용하는 경우가 많다.

모두 스트레스나 화병, 과로 등으로 반외반리(半外半裏) 부위인 흉부에 열독(熱毒)이 생겨 염증이 만성적으로 진행되거나 혈액의 점도가 높아지고 중추신경계와 교감신경이 흥분되어 나타나는 소양병(少陽病)의 증상들이다.

소양병은 병의 위치가 표(表)와 리(裏)의 중간에 걸쳐 있어 밖으로 땀을 내지도 못하고 설사를 시키지도 못하므로 흉협 부위의 열을 시호제(柴胡劑), 황련제(黃連劑), 치자제(梔子劑) 등 찬 성질의 약으로 시원하게 청열(淸熱)시켜 풀어주는 화해법(和解法)을 쓴다. 태양병과 마찬가지로 허증과 실증으로 구분하여 치료한다.

시호제(柴胡劑), 황련제(黃連劑), 치자제(梔子劑)

시호제 (柴胡劑)	대시호탕, 소시호탕, 시호가용골모려탕, 시호계지건강탕, 사역산 등
	맥현(脈弦), 흉협고만(胸脇苦滿)-고한약(苦寒藥)인 신량해표제(辛凉解表劑)
황련제 (黃連劑)	삼황사심탕, 갈근황금황련탕, 소함흉탕, 반하사심탕, 감초사심탕 등
	심하비(心下痞), 심번(心煩)-고한약(苦寒藥)인 청열조습제(淸熱燥濕劑)
치자제 (梔子劑)	치자후박탕, 치자시탕, 치자건강탕 등
	흉중질(胸中窒), 심중오농(心中懊膿)-고한약(苦寒藥)인 청열사화제(淸熱瀉火劑)

[소양병의 빈용한방제제 부록 표1-2 참조]

– 소양병의 홀푸드테라피 소양병은 주로 시호(柴胡), 황련(黃連), 치자(梔子) 등의 약재를 위주로 사용하지만, 홀푸드테라피를 활용할 때에는 간(肝), 심(心), 비(脾), 폐(肺) 등으로 귀경하며 신량해표(辛凉解表), 청열조습(淸熱燥濕), 청열해독(淸熱解毒), 청열사화(淸熱瀉火), 청열양혈(淸熱凉血)의 효능이 있는 찬 성질의 식약재를 활용하여 열을 내리고 병사를 내쫓아 조화롭게 하는 방법을 우선으로 고려하는 것이 좋다(예: 죽엽, 금은화, 연교, 어성초, 박하, 승마, 우방자, 국화, 상엽, 만형자, 황금, 치자, 용담초, 민들레즙, 녹두, 하고초, 고삼, 황련, 백년초, 지모, 노근, 생지황, 서각, 목단피, 마치현, 청호, 시호, 죽순, 결명자 등).

또 서늘한 성질로서 간기능을 회복시키고 담즙분비에 도움을 주는 울금가루나 전복도 양인의 흉부열증에 사용할 수 있다. 또 청기(淸氣)를 잘 받을 수 있도록 환기를 잘 시키거나 가정에서도 가족들이 대화를 더 많이 할 수 있는 편안한 분위기를 만들어 소양병에 해당하는 홀푸드테라피를 실천할 수 있을 것이다.

화병이나 스트레스를 다스리는 데 자주 이용되는 것으로는 치자, 국화, 박하, 죽순, 결명자 같은 찬 성질의 식약재나 발산작용이 강한 청양고추 등이 있으나 기운이 너무 없고, 속이 냉하거나 혈과 진액이 부족한 사람들은 장복하는 것이 좋지 않다.

– 소양병의 개념을 활용한 홀푸드테라피 체험 사례　필자의 남편은 식사를 잘 하고 보통 체격 이상으로 어깨가 발달한 체형이다. 물을 먹을 때도 정수기에서 찬물만 마시며, 가슴이 답답하다는 소릴 자주 한다. 담배를 잘 끊지 못하고, 집에서도 수시로 밖으로 나가 바람 쐬기를 좋아하며 군것질을 즐기는 전형적으로 열이 많은 체질이다.

몇 해 전 추운 겨울날, 쇼핑몰에 옷을 사러 나갔는데, 핸들을 잡은 지 얼마 되지 않아서부터 차 안에서 표정이 좋지 않더니, 쇼핑몰에 도착해서는 점점 상태가 나빠져 말하기도 버거워하고 빨리 밖으로 나갔으면 좋겠다고 하는데 꽤 급박한 상황으로 느껴졌다.

순간 여러 가지 생각들이 머릿속을 맴돌았다. 술이 약한 남편이 몇 주간 연속해서 술을 마셨고, 집에서 일할 때만 입는 저가의 패딩점퍼를 입고 나와 차 안에서 히터를 틀었으니 피부호흡을 막아 체열이 발산되지 못하고 상부로 열이 떠올라 뇌 쪽의 산소공급과 순환을 막았을 것이라 생각했다. 지하 주차장까지 내려가 차를 다시 타고 집으로 가기에는 또 답답한 환경이 될 것 같아 짧은 궁리 끝에 꼭대기 층 식당가로 올라가자고 했다.

식당에 들어가자마자 확 펼쳐진 옥상정원이 나오는데, 그 정원이 보이는 쪽으로 남편을 앉히고 자연스럽게 나는 반대편에 앉았다. 차가운 얼음 냉수 두 잔과 아이스커피 두 잔을 주문하여 마시고, 남편이 좋아할 만한 내용의 이야기들을 중심으로 즐겁게 대화를 하고 나니, 그제야 "좀 살 것 같다"고 했다.

못 다한 쇼핑을 끝내고 집으로 오는 길에 남편에게 조마조마했던 마음과 일부러 넓은 정원이 보이는 쪽에 앉게 한 것, 냉수와 아이스커피, 주고받은 농담들이 모두 홀푸드테라피였다고 하니 엄지를 치켜세운다. 외출을 자주 못하는 나를 위해 항상 경관 좋은 쪽에는 내가 앉는 것이 자연스러운 모습이었는데, 그날은 남편에게 양보했으니 '좀 이상하다' 여겼다고 한다.

여러 가지 좋지 않은 상황이 모여 좁은 공간에서 열이 발산되지 못해 호흡이 곤란해지고 의식이 혼미해졌는데, 훤히 트인 녹색공간과 시원한 얼음물이 에어컨 역할을 해준 덕분에 무사히 쇼핑까지 마치고 돌아올 수 있었다. 집에 도착한 뒤에는 평소 복용하던 한약과 영양제를 먹고 푹 쉬었다. 덕분에 다음날 남편은 정상적으로 출근할 수 있었다.

위기상황은 이렇게 사소하게 찾아오기도 한다. 이럴 때 환자의 몸이 원하는 방향과 정반대로 무의식중에 늘 해오던 습관대로 행하게 되면 도리어 심각한 상황을 초래할 수도 있으니 응급상황과 맞닥뜨릴수록 지혜롭게 판단해야 할 것이다.

– 양명병(陽明病)이란 무엇인가? 양명병은 위(胃)가 실(實)한 병이다(陽明之爲病 胃家實是也). 위가(胃家)의 '가(家)'는 내부 위장관 전체를 의미하며, '실(實)'은 충실하다는 뜻으로 장 내용물이 가득 찼음을 의미한다. 양명병은 양병의 마지막 단계로 병이 복부(腹部)까지 들어와 열증이 된 것이다. 그렇다면 그 열증은 어떻게 생기는 것일까?

우선 밥을 잘 먹는 사람이 태양병과 소양병을 거치는 동안 처리되지 못한 열이 몸속으로 더 깊숙이 들어오거나, 체질적으로 진액이 부족하고 위열이 많은 사람에게 사기(邪氣)가 바로 밀고 들어와 열증이 되는 경우가 있다.

또한 열이 위치한 자리에 따라 복부 맨 안쪽에 있는 경우를 양명내열증(陽明內熱證)이라 하고, 열이 위장뿐 아니라 몸 전체에 걸쳐 있는 경우를 양명이열증(陽明裏熱證)이라고 부른다.

그렇다면 내열(內熱)은 무엇이고, 이열(裏熱)은 무엇일까?

양파를 복부와 비교해 생각해보자. 양파의 맨 안쪽 부분에 알맹이가 있는 부분을 내(內)로, 속에서 껍질의 두세 겹 안쪽까지의 조금 더 넓은 부위를 리(裏)라고 생각하면 편하다. 깊은 곳에 들어 있는 알맹이가 열로 인해 썩은 것을 내열증(內熱證), 더 넓은 부위가 썩은 것을 이열증(裏熱證)이라고 생각하면 쉽다

양명내열증은 밥을 잘 먹어 위장관 전체가 꽉 차 정체된 상태로

그 열이 장 속의 진액을 말려 대변이 딱딱해지고 가스와 함께 심각한 복통을 일으킨다. 이것이 심해지면 머리가 아프거나 정신이 혼미해져 헛소리를 할 수도 있다. "대변이 안 나와요", "배에 가스가 차서 냄새가 지독해요", "대변도 안 나오고 머리도 아파요"라고 호소를 잘 하며 공하약(功下藥)*인 대황제(大黃劑)**로 설사를 시켜 열을 빼주어 치료한다. 식재료로는 시원한 성질로 기운을 아래로 내려줄 수 있는 알로에나 어성초, 쇠비름, 왕고들빼기, 센나잎차 돼지감자 같은 식약재나 귀리분말 같은 식이섬유 함량이 높은 식품도 좋다.

양명이열증은 위열(胃熱)이 심해 그 열이 온몸에 영향을 미치므로 땀을 많이 흘려 전신의 진액이 부족해지고 고열이 잘 나며, 더운 것을 싫어하고 갈증이 있어 찬물을 계속 찾는다. 대사가 지나치게 활발하여 많이 먹어도 살이 찌지 않으며 변이 머무를 틈이 없이 위장관이 활발하게 움직이므로 쾌변을 본다. 밤이 되면 머리가 맑아지며 염증이 잘 생긴다. "먹어도 살이 안 쪄요", "땀을 너무 많이 흘려요", "찬물을 너무 많이 마셔요", "고열이 나요"라는 말을 많이 하는 사람에게 매우 찬 성질의 석고제(石膏劑)***로 얼음물을 주듯이 청열(淸熱)하여 치료한다. 식재료로는 여주나 죽엽액, 나한과추출물, 보리새싹, 미나리

---

* 대변을 배출하여 병을 치료하는 약으로 공격해서 아래로 내려보낸다는 뜻이다.
** 맛이 쓰고 찬 성질의 공하약으로 비(脾), 위(胃), 대장(大腸), 심(心)에 주로 작용하며 설사를 하게 하여 열을 내려 병을 치료한다.
*** 석고(石膏):청열사화약(淸熱瀉火藥):폐(肺), 위(胃):辛, 甘, 大寒:예)백호탕(白虎湯)

등을 활용하고, 진액부족과 혈부족을 보충할 수 있도록 당귀, 숙지황, 아교, 맥문동, 천문동, 사삼 등의 약재와 단백질식품과 콜라겐, 비타민 A, C, 철분, 미네랄의 함량이 높은 시금치가 도움이 된다. [양명병의 빈용한방제제 부록 표1-3 참조]

– 양명병의 개념을 활용한 홀푸드테라피 체험사례

· 양명내열증(陽明內熱證) 뱃속의 열, 변비, 냄새가 지독해요　미국에 사시는 분이 변비가 심하여 일주일에 한 번밖에 변을 보지 못하고, 두통과 불면증에 시달리는데 주변에서 사 먹을 만한 것이 없겠느냐고 전화로 문의가 왔다. 원래 몸에 열이 많은 분이라 더위도 많이 타고 밥도 잘 먹는 편이라고 했다. 다만 오랫동안 무리하여 집안일과 직장생활을 병행했는데, 직장에서는 예민하여 제때 배변을 못 하고 참는 생활을 계속하다가 몸속에 열독이 쌓여 정체된 전형적인 증상이었다. 이담작용과 장간해독을 위해 밀크씨슬(milk thistle),[*] 아티초크[**]가 함유된 영양제와 비피더스가 함유된 유산균을 구입해서 먹고, 생알로에[***]를 구해서 바나나와 함께 주스를 만들어 하루에 여러 번 나누어 먹다가 증상이 호전되면 줄여나가라고 말해주었다. 나중에 전해 듣기로는 두통도 사

---

[*]　부록편 표 2-7 기타 빈용건강식품의 종류와 기능 및 활용 참조
[**]　부록편 표 2-7 기타 빈용건강식품의 종류와 기능 및 활용 참조
[***]　알로에가 유행이고, 시중에서 파는 변비약에도 들어 있는 성분이지만, 몸이 냉한 체질에게는 맞지 않은 식품이므로 식용으로는 체질을 구별하고 사용해야 한다. 그러나 냉한 체질이라도 외용으로는 사용 가능하다. 주로 화상 치료나 아토피 부위가 건조해지는 것을 막을 때 생즙을 거즈에 붙여주거나 발라주면 효과가 좋다.

라지고 배변도 편해져서 모든 면에서 훨씬 건강해졌다고 한다. 물론 변비에는 수분 섭취와 식이섬유 위주의 식사가 기본이다.

• **양명이열증(陽明裏熱證) 찬물을 좋아해요 땀을 많이 흘려요**　　얼굴이 하얗고 행동이 아주 재빠르며, 먹는 것에 비해 도무지 살이 찌지 않는 어느 중소기업체의 사장 이야기다. 뜨거운 작업장에서 일하는 직종이었는데, 직원들이 힘든 일을 하지 않으려고 해서 사장인 그가 직접 용광로 같은 곳에 들어가 일을 했다. 그 때문인지 아무리 좋은 것을 챙겨 먹어도 계속 살이 빠지기만 하고 늘 피로하다는 것이다.

양명이열증에 해당되는 처방인 백호가인삼탕으로 이열(裏熱)을 꺼주고, 진액을 보충하기 위해 아미노산과 미네랄을 처방했다. 항진된 열 때문에 고갈된 효소와 단백질을 이런 식으로 보충했더니 열흘이 지나 체중이 500그램이나 늘었다면서 부인이 뛰어오셨다. 아무리 좋은 음식과 약을 챙겨도 줄기만 하던 체중이 500그램이라도 늘었으니 얼마나 좋은지 모르겠다면서 기뻐했다. 그 표정이 아직도 눈에 선하다. 이렇게 방향을 돌려놓고 나니 계속해서 체중이 2킬로그램 가량 증가했지만, 이후로는 연락이 끊어져 자못 궁금한 분이다.

• **당뇨병엔 여주환?**　　어느 당뇨 환자가 여주환만 먹었는데도 혈당이 떨어졌다며 그럴 수 있냐고 물어본다. 전형적인 양명이열증의 환자

다. 여주의 성미귀경(性味歸經)*을 살펴보면, 서늘하고(凉) 쓴맛(苦味)이며, 심(心), 비(脾), 폐(肺)경으로 들어간다. 더위 및 열을 내려주는 청서해열(淸暑解熱)작용과 눈을 밝게 해주는 명목(明目)작용, 해독(解毒), 부은 종기를 가라앉히는 소종(消腫)작용 및 소갈(消渴)작용이 있다. 서늘한 성질로 열을 내리고, 쓴맛으로 기를 하강시키며, 심폐로 귀경하므로 흉부의 열을 내려 상대적으로 기울어진 간의 기능을 살려줄 수 있고, 비경으로 들어가므로 비위에 쌓인 이열(裏熱)을 꺼주어 과부하된 췌장의 기능을 정상화시켜 인슐린을 분비하는 베타세포를 활성화시켰을 것이다.

최근에는 여주의 성분인 카란틴(charantin)**과 항산화물질, 지방연소에 도움을 주는 CLA(Conjugated Linoleic Acid)*** 등이 함유되어 천연의 인슐린으로 알려지면서 많은 당뇨환자들이 애호하는 식재료가 되었지만, 유효성분을 추출한 건식제품이 아닌 식재료 자체로만 볼 때엔 모든 사람에게 좋다고 말할 수 없다. 최근에는 여주즙, 여주환, 여주밥물 등 여주를 활용한 제품이 많은데, 서늘하고 쓴 맛의 여주는 몸이 차고 소화기능이 약하고 찬 음식을 먹으면 설사를 하는 사람에게는 좋지 않다. 다만 내게 문의를 한 환자에게는 딱 맞는 식품이었을 뿐이다.

---

*   음식의 네 가지 성질과 다섯 가지 맛, 그리고 주로 작용하는 장부와 경락
**   여주의 껍질 부분에 있는 성분으로 사포닌의 일종이다. 식물성 인슐린이라고 불리며 췌장을 활성화시키고 혈당대사를 촉진한다. 여주에 다량 함유되어 있다.
***   공액리놀레인산으로 체지방감소효과로 비만치료를 보조한다.

인체가 질병과 싸우다가 정기가 약해지면 저항력을 잃고 사기(邪氣)가 몸을 장악하게 된다. 그러면 열(熱)보다는 추위를 타거나 설사를 한다거나 기운이 없어지는 등 한(寒)의 증상이 주로 나타나는데, 이러한 상태를 '삼음병(三陰病)'이라고 한다. 위치에 따라 복부에서부터 차례로 '태음병(太陰病)', '소음병(少陰病)', '궐음병(厥陰病)'이라 부른다.

태음병(太陰病) 헛배가 불러요, 소화가 안 되고 설사를 해요 배가 자주 아파요

─ 태음병(太陰病)이란 무엇인가? 배가 차고 양기(陽氣)가 부족해 습(濕)이 생기면 헛배가 잘 부르고 장의 연동운동이 저하되어 음식물이 잘 내려가지 않으며 토한다. 또 비위의 에너지가 부족하여 설사를 하고 배가 자주 아프며 헛배가 부른 상태로 소화불량, 복부팽만, 복통, 구토, 설사 등 여러 가지 증상을 나타낸다. 대개 "배가 아파요", "설사를 자주 해요", "찬 것을 먹으면 변이 묽어져요", "밥맛이 없어요"라고 호소하는 사람들을 떠올리면 된다.

태음(太陰)에 병이 들면 복만(腹滿)하고 토하며 먹은 것이
내려가지 아니하고 설사가 갈수록 심해지며 자주 배가 아프고
만약 사하(瀉下)시키면 반드시 흉하(胸下)가 단단하게 뭉친다

太陰之爲病 腹滿而吐食不下 自利益甚 時腹自痛 若下之 必胸下結硬.[*]

太陰之爲病 腹滿而吐食不下 自利益甚 時腹自痛 若下之 必胸下結硬.

태음병의 초기에는 아직 양기가 남아 있어 작약(芍藥)과 같이 혈(血)을 보충하면서 신맛으로 습(濕)을 없애주어 뱃속을 편안하게 한다. 또 배가 더 차고 양기가 떨어지면 온몸에 물이 고여 순환이 되지 못하므로, 맵고 뜨거운 성질의 건강(乾薑)이나 인삼(人蔘)으로 비위(脾胃)를 따뜻하게 하고 양기(陽氣)를 올려 치료한다.

그러므로 태음병의 상태에서는 배가 빵빵하게 부르다고 해서 굶거나 변비약을 상습적으로 복용하면 헛배를 더 부르게 할 뿐이다. 따뜻한 밥을 잘 챙겨 먹는 것이 오히려 날씬해지는 비결이다. [태음병의 빈용한방제제 부록 표1-4 참조]

— 태음병(太陰病)의 개념을 활용한 홀푸드테라피 체험사례^{**}

· 둘코○○ 10정 먹는 30대 주부의 변비 　시중에 알려진 유명한 변비약 둘코○○를 하루에 열 알씩 먹느라 며칠이 멀다 하고 한 통씩 사러 오는 30대 주부가 있었다. 처음에는 밥을 많이 먹어 양명병의 변비로 약을 먹기 시작했을 것이다. 그런데 식사량을 줄이고 불규칙한 생활을 하게 되면서 장의 연동운동이 줄어들어 태음병의 허증 변비가 되니 이제는 변비약을 먹어도 대변이 잘 나오지 않게 되고, 변비가 무서워

점점 더 밥을 먹지 않게 되어 갈수록 허증으로 빠져든 케이스다.

당귀건중탕*과 푸룬주스**, 흑과립으로 자윤***시키고 장내 환경을 좋게 했더니 몸이 회복되었다. 나아가 대시호탕**** 조위승기탕*****까지 한방제제를 사용하고 인스턴트식품과 커피를 제한함으로써 정상적인 생활이 가능하게 되었다. 즉 허증에서 실증으로 옮겨왔다는 뜻이다.[각론 소화기계질환 치험례 6번 참조]

· **사과**　나의 지인 중에 사과즙을 계속 주문해서 먹는 사람이 있다. "질리지 않느냐?"고 물었더니 "사실은 변비 때문에 계속 먹는다"고 했다. 그런데 옆에 있던 또 다른 사람은 자기도 변비로 고생하지만 사과는 효과가 없었다고 했다. 같은 사과인데 왜 누구에게는 효험이 있고 다른 누구에게는 효과가 없는 것일까?

사과는 껍질째 먹으면 세포 결합 역할을 하는 펙틴(pectin)이라는 수용성 식이섬유가 있어 변비와 소화불량에 도움을 주고, 식욕 억제 효과와 HDL******을 증가시켜 심장병과 고혈압을 예방한다.

그러나 사과는 태음병에 자주 사용하는 약재인 작약(芍藥)의 성미

---

*　　　　당귀건중탕—태음병의 빈용한방제제 참조-부록편
**　　　서양자두를 말린 것으로 항산화성분(Bioflavonoid), 식이섬유 철분 풍부, 변비 및 빈혈치료 보조제로 쓰인다.
***　　진액을 보충하여 부드럽게 함
****　부록편 표 1-2소양병의 빈용한방제제 참조
*****　부록편 표 1-3양명병의 빈용한방제제 참조
******고밀도리포단백질. 말초체조직의 콜레스테롤을 간에 전송하는 작용을 한다.

처럼 약간 서늘한 성질과 신맛이 수렴하는 작용이 있어 소화관 운동이 저하되어 가스와 습이 차고 헛배가 부른 태음병정(太陰病情)의 변비에 잘 맞을 것이다. 또한 비위(脾胃)를 보(補)하는 기능이 있어 기운을 올릴 때에도 활용하지만 서늘한 성질이므로 배가 심하게 냉하거나 노약자인 경우에는 사과를 끓여서 먹는 것을 권한다. 반면 뱃속에 열이 많아 굳은 대변을 보거나 위장 기능이 항진되어 있고 몸에 열이 많아 물을 자주 마시는 사람의 변비에는 큰 효과를 보지 못할 수 있으므로 지나치게 많이 섭취하지 않아야 한다.

소음병(少陰病) 기운이 없을 때, 눕고만 싶을 때, 보약이 생각날 때

– 소음병(少陰病)이란 무엇인가? 소음병은 맥이 아주 약하고 기력이 없어 움직이려고 하지 않고 오직 누워 있으려고만 한다(少陰之爲病 脈微細 但欲寐也).

소음병(少陰病)은 태음병(太陰病)에서 진전된 허후(虛候)의
병세로 인체의 저항능력이 쇠진한 상태이며 병위(病位)가
깊고 전신(全身) 허약증을 나타낸다. 즉 허(虛)하다는 것은
기혈(氣血)이 부족하여 본(本) 장부는 물론 말초(末梢)까지
영양공급이 안 되므로 각 장부(臟腑)에 영양을 조달하기에

급급한 상태이므로 他臟腑와 서로 소통이 어려워진다.*

소음병(少陰病)은 복부가 차고 소화기능이 약한 태음병에서 더 진행하여 몸 전체로 영양을 공급하지 못해 전신이 쇠약해진 상태를 말한다. 기력이 약해져서 맥에 힘이 없으며, 혈관의 운동능력이 저하되어 신체 말단까지 체열이 전달되지 못하여 에너지생성을 못하는 상태로 "기운이 없어요" "추워 죽겠어요" "집에 가면 눕고만 싶어요"라는 말만 한다.

대체로 이런 상태가 되면 '보약을 지어 먹을까?', '종합검진을 받아야 하나?', '요즘 선전하는 ○○비타민을 사 먹을까?' 하면서 홍삼, 산삼, 보양식 등 몸에 좋다는 것을 다급히 떠올리게 된다. 그러나 몸에 힘이 없어 지쳐 있을 때 이런 종류의 음식과 영양소를 먹어도 반응이 없거나 심지어 중병에 걸린 것 같은 증상으로 병원을 전전하는 사람들을 본 적은 없는가? 우리 주변에는 이런 사람들이 꽤 많다. 몸에 좋다고 하면 복용하고 나서 좋아져야 할 텐데, 어찌된 일일까?

기운이 없는 사람이라도 현재의 상태가 그렇다는 말일 뿐, 출발선이 다르기 때문이다. 그 출발선에 따라 소음병도 허증과 실증으로 구분하는데 각각 보약을 먹어야 기운이 나는 '소음병한증(少陰病寒證)'과 열을 끄고 물을 부어줘야 기운이 나는 '소음병열증(少陰病熱證)'으로

---

* 한약제제활용을 위하여, (2018年, 조구희), p.123

구분한다.

"기운이 없어요", "아무것도 하기 싫어요", "밥도 겨우 먹어요", "집중이 안 돼요"라는 말을 자주 하더라도 원래 식욕이 없는 편이고, 기운이 없으며, 매사에 소극적이고 보약을 주면 기운을 차리는 사람은 소음병한증(少陰病寒證)으로 건강(乾薑)*이나 부자(附子) 같은 따뜻한 약재로 양(陽)을 회복시켜주어야 한다.

반대로 평상시에 왕성하게 활동하고 밥도 잘 먹고 건강했던 사람이 병을 오래 앓았거나 심한 과로와 스트레스 상태에 놓여 있다가 기운을 못 차리고 의욕이 저하된 경우는 소음병열증(少陰病熱證)으로 황련(黃連)이나 시호(柴胡) 같은 차고 서늘한 성질의 약재로 청열(淸熱)시켜 심신(心腎)의 교류를 돕고, 아교(阿膠)로 진액을 보충하여 대사를 회복시킨다.

후자의 소음병열증(少陰病熱證)에 해당하는 경우에 기운이 없다고 해서 녹용이나 홍삼, 보양식 등을 주면 피가 걸쭉해지고 진액이 부족해져 세포에 산소공급이 되지 않아 더욱 정신이 흐릿하고 기운이 없고 어지러워 앉아 있기가 힘들 것이다. 실제로 약국에서는 머리가 아파서 혹은 뒷목이 뻣뻣해 죽겠다면서 청심원을 사러 오는 중년 이후

---

*   속을 따뜻하게 하는 온리약(溫裏藥)으로 구토를 그치고 설사를 멈추게 한다.

의 남성들이 보양식이나 건강식품을 잘못 복용하고 오는 경우가 많은
데 바로 이런 케이스다. 소음병열증(少陰病熱證)은 심신불교(心腎不交)
증세와 관련되며 스트레스로 인한 다양한 질환의 원인이 된다.

— 소음병(少陰病)의 홀푸드테라피 활용 사례

· **소음병한증_온몸이 붓고 아파요(83세, 女)**　연세에 비해 건강하던 단골
환자의 어머니가 얼굴과 다리뿐 아니라 온몸이 부어 외출을 못하고
계신다고 했다. 집에서 이불을 감고 있어도 뼛속까지 시려서 밤에 잠
을 잘 수 없고, 무릎이 아프고 관절마다 통증이 있어 진통제로 연명
을 하는데도 효과가 별로 없다는 것이다. 평소 식사도 잘 하시고 건강
한 편이었는데, 난방이 잘 되지 않는 오래된 주택에서 지내는 동안 한
증(寒證)에 걸린 케이스다. 소변이 시원하지 않고, 대변은 묽고, 복통이

---

*　　　해독주스(양배추, 양파, 사과, 바나나, 토마토, 당근, 단호박, 케일)
**　　당근, 사과, 양파, 생강을 유기농설탕에 재웠다가 솔잎, 케일분말과 함께 갈아서 마심

있고, 사지가 무겁다.

▶ 한방과립은 물에 개어 조금씩 떠서 드시도록 하였고, 영양제를 복용할 때 MSM을 녹인 따뜻한 물로 나머지 영양제와 꿀을 복용하게 했다.

소변이 시원하게 나오면서 부종이 거의 해소되었고, 관절의 통증도 함께 줄어들었다. 집안의 추운 한기가 뼈속 깊이 스며들어 양기를 올릴 부자제와 효모 MSM 닭죽의 협동작전으로 살아나게 되셨다. 홀푸드테라피의 즐거운 활용 예다.

◎ **온몸이 붓고 아파요 WFT/ 빼빼실증**

한약 : 진무탕, 이중탕 활용

Nutrients : 효모(비타민B군 外), MSM

Food(Mind) : 기름기를 제거한 닭죽(닭을 삶아 파 찹쌀 계란을 넣어 끓인다), 마늘죽염, 꿀

· **소음병열증_숨이 막혀 죽을 것 같아요(45세, 男)** 중소기업을 운영하는 대표인데 피곤하고 스트레스가 많은 날은 숨이 잘 쉬어지지 않아 잠을 자기가 무섭다고 했다. 잠을 자면 숨이 막히는 꿈을 꾸고 실제로도 목이 답답해 깨고, 기억력이 둔해지고 일에 의욕이 없어 언제 회사를 넘겨줄지만 고민하는 중이다. 정력도 없어져 부부관계도 원활하지 않고, 불안하고 초조하며 사람들과 자주 싸운다고 한다. 잘 때는 다리가

불편해 아내에게 계속 주물러달라고 하며, 여의치 않을 때는 다리를 때리고 떨어야 겨우 잠들 수 있다.

▶ 소음병열증(少陰病熱證)의 심신불교(心腎不交)상태로 신음(腎陰)과 심열(心熱)이 서로 교류가 되지 못해 기억력도 둔해지고, 잠을 자기 힘들고 불안해지며, 허리도 아프며 모든 조직이 말라서 기능저하가 되므로 한약으로 증치하였고, 아미노산으로 세로토닌을 비롯한 호르몬의 재료를 공급하고, 미네랄로 신음(腎陰)을 보충하고 심간폐(心肝肺) 흉부의 열을 간해독영양제로 해결하도록 구성하였다. 숨을 쉴 수 있게 해주어 감사하다고 사흘도 안 되어 전화가 왔다. 부부관계도 회복이 되고 다리를 때리지 않고 잠들 수 있게 되었다. 식사를 제때 잘 하지 못해 밖에서 사먹는 음식을 고려하여 살아 있는 영양소를 공급하기 위해 유기농생식을 한 끼 적용했다. 세 박자가 잘 맞아 환자의 호응도 좋았고 호전도 빨랐다.

● 숨이 막혀 죽을 것 같아요 WFT / 빼빼실증

한약 : 황련아교탕, 팔미지황환, 사역산 활용

Nutrients : 미네랄워터, 간해독제(실리마린, 아르기닌 外), 아미노산(돈태반)

Food(Mind) : 유기농생식(케일, 솔잎, 보리새싹 外), 가슴스트레칭

– 궐음병(厥陰病)이란 무엇인가?

"厥陰之爲病 消渴 氣上撞心 心中疼熱 飢而不浴食 食則吐蚘 下之痢不止"
(궐음지위병 소갈 기상당심 심중동열 기이불욕식 식즉토회 하지리부지)

궐음병(厥陰病)은 육경병(六經病)의 마지막 단계로

상하간(上下間), 표리내외간(表裏內外間) 음양(陰陽)이

불순접(不順椄)하여 장부(臟腑)간 소통이 서로 안 되고

변궐(便厥)이 된 상태이다. 정사(正邪)의 분쟁은 음증(陰證)이든

양증(陽證)이든 치열해서 어느 장부든 병위(病位)는 더 깊어지고

스스로 사력을 다해 지탱하려 하므로 궐음증(厥陰證)은

타(他)장기에 양기(陽氣)를 공급하지 못하고 내함(內陷)하여

장부 서로 간 소통이 안 되어 번조(煩躁)하고 수족(手足)이

냉(冷)하여 진열가한(眞熱假寒)이나 진한가열(眞寒假熱) 증후로

위급한 상태를 만든다.*

궐음병(厥陰病)은 우리 몸의 정기가 소진되어 가는 상태로 육경병
의 마지막 단계다. 병이 깊숙이 들어가 몸 전체가 냉해지고 정기를 잃
게 되면 각 장부가 서로 소통하지 못하고 한증과 열증이 뒤섞여 위급

---

* 한약제제활용을 위하여(2018年, 조구희), p.141

한 증세를 만들게 된다. 양병이 잘못 치료되었거나 소음병에서 발전하여 생기며 가끔 면역력이 떨어졌을 때 사기(邪氣)에 노출되어 발병하기도 하는데, 실제로 적용할 기회가 많지 않다.

온몸의 양기가 부족해 추위를 많이 타며 소변을 데우지 못하고 배설하며 맥이 끊어질 듯이 가는 궐음병한증(厥陰病寒證)은 뜨거운 성질의 건강이나 부자, 오수유로 회양(回陽)하여 치료하고, 표리(表裏)나 한열(寒熱)이 섞이지 못하고 분리되어 오는 궐음병열증(厥陰病熱證)은 따뜻하게 함과 동시에 차게 하는 방법으로 치료한다.

가정에서는 궐음병한증과 궐음병열증의 상태를 이해함으로써 심각한 상태에 놓인 환자들의 면역력을 올리기 위해 가정에서 케어를 할 때, 증상만을 보고 함부로 자가치료를 하는 것은 위험한 일이므로 주의해야 한다.

- 궐음병(厥陰病)의 개념을 활용한 홀푸드테라피 치험례

· 머리가 깨질 것처럼 아픈데 약이 없어요(50대, 女)   고향에 내려가 있던 단골이 머리가 깨질 듯이 아프다면서 전화를 했다. 약방에 가서 진통제를 여러 번 사 먹었는데도 낫지 않는다고 했다. 아, 어쩌란 말이냐! 아무리 단골이지만 갑자기 연락하여 바로 고쳐내라니! 밉기도 했지만 믿어주는 그 마음이 감사하다. 친정어머니가 편찮으셔서 병원을 드나들며 밥을 못 챙겨먹고 신경 썼으니 비위가 허해져 머리까지 영양이 공급되지 않은 것으로 보고 "아랫배가 차가운지?", "속이 울렁거

리지는 않는지?"를 물어보니 그렇다고 하여 오수유탕을 쓰면 좋을 법했다. 하지만 약이 없으니 그 방의에 맞게 홀푸드테라피를 구성해 알려주었다.

▶ 과로하거나 밥을 잘 챙겨먹지 못하면 위장에 양기가 부족해 소화흡수를 못하고 혈이 부족해지므로 간한증(肝寒證)이 되는데 음기(陰氣)가 경맥을 타고 올라가 극심한 두통을 나타낸다. 이때 사용하는 처방이 오수유탕(吳茱萸湯)인데 그것을 대신할 수 있는 방법을 찾아보았다. 비위를 따뜻하게 하기 위해 생강꿀물을 뜨겁게 타서 먹게 하고, 간한증(肝寒證)을 해결하기 위해 찰밥과 간혈(肝血)의 재료가 되는 생선살을 발라 부추를 듬뿍 넣고 산초, 후추를 첨가해 어죽을 끓여 조금씩 자주 먹기를 권했다.

서울로 올라와서 그때 그 처방이 너무 좋았다면서 기력도 회복이 되고 두통도 사라졌다고 한다. 약국을 하는 나도 집에 가면 정확한 약이 없을 때가 있다. 병의 원인과 상태를 어느 정도 파악하고 나면 집안에 있는 모든 재료가 약이 될 수 있다.

○ **머리가 깨질 것처럼 아픈데 약이 없어요 WFT / 빼빼허증**

한약 : 오수유탕(吳茱萸湯, 부록 한방제제 처방해설 참조)

Nutrients : 비타민C (항스트레스, GABA생산, 부신회복)

Food(Mind) : 생강꿀물, 찰밥＋어죽(산초, 후추, 부추 첨가)을 끓여

　　　　　　　하루에 5번 섭취

─ 어혈(瘀血)과 담음(痰飮)

건강하던 사람이 나이가 들어가고 여러 가지 질병을 앓으면서 장부의
생리 기능을 촉진하고, 면역 기능과 체온 유지 등을 담당해야 하는 기
(氣)가 제 기능을 못하고 대사를 조절하는 물질의 원료가 소진되면서
어혈과 담음이 생긴다. 이는 신진대사가 원활하지 못해 만들어진 노폐
물이므로 우리 몸의 순환을 방해하여 모든 병의 원인이 된다.

어혈(瘀血)

어혈은 주로 양병(陽病)에서 시작되는 경우가 많은데, 태양병(太陽病)이
풀리지 않아 그 열이 혈(血)과 결합하여 아랫배에 끈적끈적한 덩어리
를 만드는데 실증과 허증으로 구분한다.

　실증(實證) 어혈제로는 계지복령환, 도핵승기탕, 대황목단피탕, 저당
환 등이 해당되며 파혈(破血)하여 혈행(血行)을 개선한다. 허증(虛證) 어
혈제로는 온경탕, 궁귀교애탕, 당귀작약산, 당귀사역가오수유생강탕이
해당되며 혈을 보충하고 따뜻하게 하여 혈액의 양과 질을 개선하여
치료한다(한방제제는 모두 빈용한방제제 부록편 참조).

　현대인들의 어혈은 주로 스트레스와 분노 등의 감정이 혈관을 좁
게 만들고 혈행을 방해하여 만들어지는 경우가 많다. 간(肝)은 그 기
능이 생식기와 연결되어 있으므로 스트레스로 인한 열(熱)이 혈(血)과
만나 응축되어진 것으로 해석할 수 있다. 또 육류 위주의 식사가 인

(P)의 함량을 과도하게 높게 만들어 피를 끈끈하게 하고, 첨가제가 많은 식생활은 간기능을 떨어뜨리고 혈관을 약하게 만들어 어혈이 생기기 쉬우므로 유의해야 한다.

우리 몸에서 중요한 역할을 하는 인(P)이 적당할 때는 인지질이나 DNA, RNA, 뼈의 구성성분으로 중요한 역할을 하지만 과도할 때에는 어혈을 만들게 되므로 이를 제거하기 위해 미역국을 자주 섭취하는 것이 좋다. 여기에 타우린과 베타인, 비타민D가 풍부한 말린 홍합을 넣어 간해독 작용과 조혈 작용을 돕는다. 단일 식품으로는 미나리가 혈액을 맑게 하고 막힌 것을 뚫어주는 성질이 있어 가정에서 끓여서 국물을 마시거나 즙을 만들어 콩과 함께 갈아 어혈제 대용으로 활용하면 좋다. 어혈에 좋은 음식은 홍합미역국(허증), 표고버섯대합미역국(실증), 콩물미나리즙(실증), 우엉차, 수박탕 등이다. [어혈의 빈용한방제제 부록 표 1-7 참조]

담음(痰飮)

비위(脾胃)와 폐(肺)의 기능이 저하되면 혈액의 생성이 부족해지고 정상적인 대사가 되지 않아 영양물질이 아닌 필요 없는 수액(水液)이 체내에 정체되어 여러 가지 문제를 일으키는데 이런 경우를 허증(虛證)의 담음(痰飮)이라 한다. 반대로 양병(陽病)에서 시작되어 열(熱)과 수(水)가 엉겨 더 끈끈한 담을 만들어 실증의 담음이 형성되기도 한다. 보통 소화가 안 되거나 기침을 한다거나 호흡이 힘들어지는 등 병을 오래 앓은 후에 나타나는 불편한 증상들과 음식물 독에 의한 현대인들의 비만도 여기에 해당된다. 하루 2리터 이상의 물을 마셔야 된다는 말이 있지만 위장에 수독이 차 있는 사람에게는 맞지 않는 말이다. 몸이 원하는 만큼 적당한 수분섭취가 좋다. 허증은 복령, 백출, 반하 등 비위를 보하고 따뜻한 성질의 약재를 쓰고, 실증은 택사, 방기, 괄루인과 같이 열을 끄면서 담을 제거하는 약재로 수습담(水濕痰)을 치료한다. [담음의 빈용한방제제 부록 표1-8 참조]

- 어혈(瘀血)의 일반적 증상[*] 가슴이 두근거리고 답답하고 아프며 입술과 손발톱에 자반(紫班)[**]이 나타난다. 흉통(胸痛)을 호소하고 객혈(喀血)하거나 대변 색깔이 검어지고, 옆구리가 아파오고, 광증(狂症)이 나타나고, 아랫배가 아프고 월경이 고르지 않으며, 경혈은 암자색(暗紫色)을 띠고 핏덩이가 섞이며, 국부가 퍼렇게 붓고 아프다. 면색(面色)이 거무튀튀하고 피부가 거칠고 모발도 윤기가 없고 살이 잘 빠진다. 어혈의 통증은 바늘로 찌르는 것 같고 아픈 곳이 고정적이며 야간에 통증이 더 심하다.

- 담음(痰飮)[***]**의 일반적 증상** 담음병(痰飮病)은 수액(水液)이 정상적으로

---

[*]   한약제제활용을 위하여(2018年, 조구희) pp.155~156
[**]   자반(紫班): 내출혈로 인해 피부에 나타나는 자색 반점
[***]   한약제제활용을 위하여(2018年, 조구희) pp.155~156

순환이 안 되어 체내의 어느 한 부위에 정체된 질환으로 폐(肺), 비(脾), 신(腎)의 기능 실조에서 온다. 담음(痰飮)은 그 정체한 부위가 다르므로 임상 또한 그 증후에 따라 증치(證治)한다. 수음(水飮)이 위장(胃腸)에 머물러 비위(脾胃)의 소화력을 방해하므로 꾸르륵 꾸르륵 장명(腸鳴)이 생기고, 전신에 영양공급이 안 된다. 수음(水飮)이 협하(脇下)에 머물러 승강(昇降)에 장애를 주면 그로 인해 기침을 하거나 담(痰)을 뱉으려 하면 협(脇) 하부에 동통(疼痛)이 생긴다. 수음(水飮)이 사지(四肢) 기육(肌肉)으로 흘러 체표(體表)에 머물러 있어 땀이 나지 않아 수(水)를 표(表)로 배출하지 못하므로 전신(全身)이 아프고 무질근하며 땀이 없다. 또한 수음(水飮)이 흉격(胸膈) 사이에 있어 기(氣)가 치밀어 올라 선강(宣降)되지 못해서 해수(咳嗽)가 생기고 호흡이 촉박하여 바로 눕지도 못한다. 그리고 담(痰)이 오래 정체되어 승강(昇降)이 힘들면 붓기도 한다.

오래전부터 그의 이름은 알고 있었지만, 실제로 얼굴을 본 것은 TV에서였다. 특히 국회에서 울부짖던 날카로운 모습이 내게는 인상적이었다. 그랬던 그가 많은 것을 경험하고 편안한 모습으로 돌아왔다. 매섭던 눈빛도 순해지고, 말투도 부드러워졌으며, 얼굴도 동글동글해졌다.

실증 체질이 자신의 잣대로 세상을 살다가 부딪치며 기가 꺾일 때, 자신의 체력을 넘어서 지나치게 몸을 혹사할 때, 기혈의 순환이 원활하지 않게 되면 처리되지 못한 노폐물이 조직 사이사이에 쌓이게 되는데 이것이 바로 습과 담이라는 형태이며, 그것을 보통 '살'이라고 부른다.

습담(濕痰)은 순환을 방해하여 세포에 영양공급을 더디게 하므로 에너지 활성이 떨어져 기운이 없어지고, 여기저기 잘 아픈 사람이 된다. 젊을 때 샤프했던 사람이 행동도 느려지고 사고도 두리뭉실해지고 매사에 꼼꼼해서 하나하나 짚고 넘어가는 사람으로 변해간다. 원만하게 변한 것 같지만, 사실은 정면으로 부딪힐 힘이 떨어진 것이다. 다르게 표현하면 독(毒)도 영양분도, 내 편도 남의 편도 끌어안고 조용히 버티고 있는 셈이다.

습담은 중용(中庸)의 길로 인도하기도 한다. 그러므로 중용도 관용도 모두 우리가 잘나서 되는 일이 아님을 알게 된다. 한때 소나무 같았던 사람이 똑같이 습담(濕痰)의 모습으로 변하곤 하는데 궤변에 능한 사람이 되어버린 예도 많다.

그래서 사실에 기반을 둔 작가의 편안한 습담이 반갑다.

3장

홀푸드테라피의 두 번째
요소;영양요법(Nutrients)

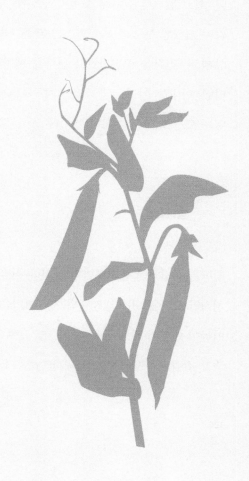

영양제란 무엇일까?

우리는 영양제와 건강기능식품이 넘쳐나는 시대를 살고 있다. 웬만한 가정집이면 싱크대 한구석이나 식탁 위에 한두 병 이상의 영양제를 놓아두게 마련이다. 게다가 요즘은 굳이 약국에 가지 않아도 대형 마트나 인터넷 쇼핑몰에서 마음에 드는 영양제를 손쉽게 구입할 수 있다. 쉽고 편하게 만나서 그런지 영양제 자체에 대한 의미도 예전보다 많이 희석된 듯싶다. 하지만 영양제를 가볍게 여길 일만은 아니다. '영양제'란 '건강을 증진시키고 질환을 예방하고 치료에 도움이 되는 비타민, 미네랄, 아미노산 등을 비롯하여 기타 음식으로부터 섭취할 수 있는 모든 요소'를 이르니 말이다.

― 영양요법

질병은 선천적인 유전자의 이상이나 스트레스, 과로, 음주, 흡연 등 후천적인 요인에 의해 발생한다. 영양요법을 구성하려면 위에 언급한 원인들이 인체의 각 부분에 고농도로 분포된 특징적인 영양소를 소모시키고 결핍되게 함으로써 몸의 균형을 깨고 그 결과 연계된 다른 부분에도 영향을 미친다는 사실을 인지하고 있어야 한다. 따라서 전체를 바라보는 시각이 중요하므로 각 영양성분의 기전을 질병에 활용할 때 한방의 기본개념을 적용하면 효능을 극대화할 수 있다.

한약을 하면서 영양요법을 융합하게 된 데는 나름의 이유가 있다.

30년 가까이 동네 약국을 하면서 확인할 수 있는 변화 중 하나는 60세 이상 장년층보다 40세 이하 젊은 부부들의 콘돔 사용량이 적다는 점이다. 나아가 젊은 사람들은 부족한 것 없이 잘 먹고 자란 세대임에도 불구하고 연세 드신 분들에 비해 오히려 소화력이 떨어지거나 잘 지치고 질병에 취약하다는 것이다. 구매 패턴의 문제도 있지만 실제로 약국을 찾는 주민들과 주고받은 대화 속에서 이러한 사실을 확인할 수 있었다.

중장년층의 저력이 단지 어려운 시대를 지나오면서 체화된 인내심과 정신력, 그리고 육체노동 덕분일까? 그렇지 않다. 옛날 밥상 위에 놓였던 음식을 떠올려보자. 쌀밥, 수수밥, 찰밥, 여름 밥상의 주식으로 대나무 소쿠리에 담겨 나온 보리밥, 김치, 간장, 김, 약간의 생선, 멸치볶음, 콩나물무침, 집안의 중요한 날이면 밥상에 올라왔던 쇠고기국이나 장조림, 산적, 불고기… 그 뿐인가? 맛깔 나는 시금치가 들어간 김밥, 식혜, 고구마 같은 반찬과 간식은 어머님들이 시장에서 사온 오염되지 않은 식재료들로 만들어준 살아 있는 영양밥상이었다. 이 밥상 안에 현재 생산되는 고가의 천연항산화제나 미네랄 등의 기능성분들이 그대로 들어 있었던 것이다.

반면에 요즘 젊은 사람들은 식단에서 좋은 먹거리를 섭취하기 힘들고 스트레스가 많은 환경에서 생활한다. 따라서 우리 몸은 일단 독소를 해독하느라 체내대사에 필요한 영양소와 효소들을 소비해버리고, 활성산소에 노출되기 쉬워 살이 찌고 피로감을 느낄 수밖에 없다. 그러다가 중장년이 되면 생로병사의 진행 과정에 따라 체내에서 생산하는 효소와 혈액(血液), 진액(津液), 정(精:호르몬)의 절대량이 줄어들어 세포의 노화가 오게 되는데, 상담자들은 반드시 이 점을 고려하여 환자들을 대해야 한다. 그래서 어디가 아픈가, 무슨 병인가, 어떤 증상이 있는가를 보기 전에 먼저 '먹고, 자고, 배설'하는 생리적인 상태를 살펴 교정해주는 것이 치료의 첫걸음이다. 또한 건강한 정신과 규칙적인 신체활동, 좋은 먹거리를 유지할 수 있도록 돕는 것이야말로 치료의 지름길이라 할 수 있다.

― 영양제와 건강기능식품

영양제와 건강기능식품 시장은 못 먹고 살던 시대를 거쳐 물질이 과잉인 시대로 넘어 오면서 자연스럽게 생겨났다가 사라지는 패턴을 보여준다. 시기별로, 혹은 건강 어젠다에 따라 각기 다른 제품이 선호되는 것도 재미있는 현상이다. 기혈(氣血)을 보충해주고 에너지대사를 올려주는 기능을 하는 종합비타민, 스쿠알렌, 철분제, 화분, 프로폴리스, 로얄젤리는 오래전에 유행하던 제품이지만 스트레스와 영양 불균형으로 인해 양증(陽證)이 많아지면서 차츰 시들해졌다. 그 후 클로렐라, 스피루리나, 알로에, 달맞이꽃 종자유, 홍삼, 오메가3, 유산균이 뒤를 이었다가 지금은 해독과 항암, 항산화작용이 우수한 각종 영양소와 파이토케미컬이 대세가 되었다. 파이토케미컬을 이용해서 만든 건강식품은 실제로 순도가 우수한 몇몇 제품을 제외하고는 유효성분들이 효과를 발휘하기에는 섭취량으로 따져볼 때 역부족이 아닌가 하는 생각이 든다.

이렇듯 우리나라 건강기능식품 시장은 철새 분위기다. 논문에서 발표되는 한두 가지 기능을 여러 매체에서 홍보하고 상품화하여 전 국민이 유행처럼 복용할라치면 어느새 또 다른 물질이 화두가 되어 건강기능식품 시장 분위기를 선도하곤 한다. 이러한 문제는 어떤 제품 자체가 잘못되었다기보다 각 사람의 체질과 상황을 살피지 않은 단편적인 지식 몰이 때문에 나타난 현상이라고 보아야 한다.

그래서 약국에 오는 환자들과 이야기를 나누다 보면 TV에서 보았거나 주변에서 추천받아서 먹었다는 '몸에 좋다는 그 무엇'을 먹지 않았다면 오히려 좋았을 텐데 하는 생각이 들 때가 많다. 체질에 맞지 않는 음식이나 질병의 상태를 읽지 못하고 복용하는 건강식품은 시간과 돈을 낭비할 뿐 아니라, 작은 증상들을 더 깊은 질병으로 진행하게 하는 경우가 많기 때문이다.

― 영양요법의 증치(證治)

이제 영양소의 기능은 부족한 성분을 보충하는 것 이상으로 여러 가지 이유로 망가진 세포를 복원하고, 신체 내의 노폐물을 없애는 역할을 해야 한다. 따라서 이러한 기능을 하는 데 필요한 영양소를 집중적으로 사용해야 환자들이 원하는 치료 효과도 기대할 수 있다. 그러나 현대인들이 꼭 알아야 할 건강 유지법은 사실 좋은 영양제를 섭취하는 것이 아니다. 그보다는 좋지 않은 먹거리를 피하고, 건강한 식재료로 소식(小食)을 하며, 과하지 않은 운동으로 몸에 생기를 불어넣고, 매일 집안일을 꾸준하게 하는 것이야말로 소극적으로 보이지만 심신을 건강하게 유지할 수 있는 뛰어난 방법이다. 나쁜 물질을 몸속에서 빼내느라 세포를 지치게 하지 않고, 몸이 스스로 만들어내는 활성산소를 줄여 노화를 더디게 할 수 있기 때문이다.

또 세포가 손상을 입어 질병이 생겼을 때는 집중적인 영양소의 투여가 필요하지만, 만성병으로 고통 받는 허약자나 노약자들에게는 최소한의 영양제와 함께 음식요법을 병행하는 것이 좋다. 그러므로 임상에서 영양제를 활용할 때, 어떤 특정 성분에 대한 효능에만 집중하여 이론적으로 환자에게 적용하면 엉뚱한 결과가 나올 수 있음을 인지하고, 무엇보다 먼저 환자의 상태를 확실하게 살펴서 음식과 영양소 투여를 신중하게 결정해야 한다. 이것이 바로 영양요법의 증치(證治)인데, 세포의 복구를 위해 우선적으로 고려해야 할 주증(主證)에 해당하는 영양소를 선택하는 것이 임상에서 가장 중요하다. 즉, 임상에서 한약과 영양요법, 음식(Food)을 적용할 때는 개인의 기혈수(氣血水)가 어느 정도 충만한가에 따라 한방제제와의 상승효과를 얻기 위해 대사에 필요한 영양소를 선택하기도 하고, 실증처방의 한방제제와 융합하는 경우에는 사(瀉)하는 작용을 보완하기 위해 활용하기도 한다. 또 담즙분비 부족이나 소화효소의 저하로 인해 영양소조차 대사시킬 능력이 없을 때에는 영양소의 의미를 음식으로 대신하기도 하여 운용의 미(美)를 발휘해야 할 것이다. 그러면 내 몸이 스스로 복구를 위해 필요한 일을 하게 된다.

홀푸드테라피의 영양요법 기능

사람이 음식물을 섭취하면 위는 위산을 분비하여 살균과 동시에 내용물을 잘게 소화시키고, 췌장은 효소를 분비하여 탄수화물과 단백질, 지방을 흡수하기 좋게 만들며, 장에서는 수많은 미생물과 면역세포들이 유해물질을 차단하고 영양성분을 흡수한다. 이렇게 흡수된 영양물질은 간에서 해독과정을 거쳐 혈액과 세포로 들어가는데, 이때 대장을 거치면서 몸에 필요한 수분은 재흡수되고 필요 없는 노폐물은 배설하여 건강을 유지한다.

그런데 현대인의 질병은 잘 먹고 사는데도 불구하고 각종 비타민과 미네랄, 아미노산 등 살아 있는 영양성분이 부족하여 세포가 고유의 기능을 발휘하지 못하는 데서 온다. 이러한 문제는 에너지 생산에 문제를 가져오고, 대사과정 중에 발생하는 활성산소와 독성노폐물을 해결하지 못해 만성병이 생기고 노화를 빨리 진행시킨다.

이에 대처하기 위하여 유럽이나 선진국에서는 이미 합성물질의 부작용을 인식하여 자연물질을 이용해서 세포의 에너지 활성을 증가시키고, 면역과 대사체계를 복원하여 난치병에 대응하는 전략을 구사하고 있다. 또 현대의학의 한계를 느낀 일부 의사들은 통합기능의학(Integrative functional medicine)이라는 이름으로 비타민, 미네랄, 항산화제, 아미노산 등을 이용하여 세포의 해독기능과 대사기능을 되살려 질병을 치료하려는 다양한 작업을 시도하고 있다.

이러한 맥락에서 볼 때 수천 년 동안 생활 속에서 검증된 한방제제의 임상데이터를 바탕으로, 세포의 재생과 복원의 관점에서 시행하는 영양요법의 융합은 이런 시도들을 통합한 객관적이고 근원적인 질병 치료법이 될 수 있을 것이다. 왜냐하면 아무리 고가의 검증된 영양제를 투여한다고 하더라도 기본 원인이 제거되지 않으면 밑 빠진 독에 물 붓기와 같은 상태가 되기 때문이다.

─ 한방과 영양요법 융합의 묘미

먼저 열결(熱結)에 사용하는 한방제제인 황련아교탕이나 백호가인삼탕, 사역산을 보자. '열결(熱結)'이란 한방적 개념으로 '열로 인해 피가 끈끈해져 순환이 안 된 상태로 한곳에 정체된 것'을 말하는데, 대부분 허리가 아프다던가 소변이 시원하지 않다던가 하는 신허(腎虛)[*] 증상과 사지말단으로 영양공급이 되지 않아 차가와지는 수족궐냉과 연계되는 경우가 많다.

이것을 세포의 관점에서 들여다보면 음식의 독소를 해결하지 못

---

* 　　　신(腎)의 정기(精氣)가 부족해진 것으로 지나친 과로나 성생활, 만성병으로 인해 생긴다. 일반적으로 정신이 몹시 피로하고 어지러우며 귀에서 소리가 나고 건망증이 오며 식은땀이 나고 허리가 시큰거리는 증상이 나타난다.

해 단백질과 당성분이 피와 엉겨 혈액의 생리활성 능력을 떨어뜨려 순환이 정체되며, 과하게 먹은 음식이 신장에도 부담을 주어 여과율이 떨어지거나 단백뇨의 문제로 나타나는 현상과 연결 지어 생각할 수 있다. 뿐만 아니라 골수의 진액을 마르게 해서 뼈의 밀도가 낮아지고, 허리를 지탱하기 위해 과도하게 척추기립근을 사용하여 통증이 발생하기도 하는데 이 모두가 한방에서 말하는 신허(腎虛) 증상과 맥을 같이한다. 이러한 문제를 해결하려면 대장의 부담을 줄이기 위해 편식이나 야식 혹은 폭식하는 습관을 줄이고, 소식(小食)을 생활화하며, 십자화과 식물*이나 필수아미노산, 콜라겐, 오메가3 등 기능성 영양소를 활용하여 진액을 보충하고 세포 복구를 돕는 것이 좋다.

그러나 이상의 영양소와 함께 위에서 언급한 황련제(黃連劑), 석고제(石膏臍), 시호제(柴胡劑)로 증치(證治)하여 각 장부의 열결(熱結)을 풀어주면 환자의 고통을 빠르게 해결할 수 있다.

이렇게 열결(熱結)로 인한 신허(腎虛) 증상과는 반대로 신(腎)의 양기(陽氣) 자체가 떨어져서 소변이 시원하게 나오지 않거나 요통이 있을 때가 있다. 이런 경우에는 이뇨작용이 있는 어떠한 약물이나 요통에 적용하는 영양물질을 사용한다 하더라도 일시적인 효과만 있을 뿐, 양기(陽氣)를 더욱 해치거나 위장장애로 인한 영양 불균형을 초래할 수 있으므로 신(腎)의 기능 자체를 회복시켜주는 한방제제와 그 방

---

*   양배추, 순무, 브로콜리, 콜라비, 콜리플라워, 배추, 고추냉이

의(方意)에 따른 영양요법을 구성해야 한다.

홀푸드테라피를 위해서 한약은 큰 틀에서 한(寒)과 열(熱), 음(陰)과 양(陽), 기(氣)와 혈(血)의 순환과 균형을 바로잡아주고, 영양요법은 세포의 관점에서 소화흡수의 문제, 염증이나 감염에 대한 방어기능, 에너지대사, 신경전달물질 등의 정보처리 능력, 순환의 정상화, 세포막과 결합조직의 강화, 해독기능을 고려하여 정상상태로 회복시키는 데 주안점을 두어 한약과 조화를 이루어야 한다. 한약을 처방하는 데에는 질병을 각각 장부의 생리병리를 중심으로, 기혈진액을 위주로, 팔강(음양표리한열허실)을 위주로, 삼초(상중하초)를 위주로, 병의 원인을 위주로 파악하여 변증하는 이론 등 질병을 파악하는 여러 가지 변증법이 있는데, 홀푸드테라피는 그중에서 상한론의 육경변증(六經辯證) 이론을 선택하여 적용한다. 이는 영양요법을 구성할 때 성분과 작용기전뿐 아니라, 질병의 상태(病情)와 질병이 발생한 위치(病位)에 따라 구성하는 한약의 방의(方意)가 영양소를 선택하는 데 중요한 기준이 되어주기 때문이다. 이런 방식은 용량을 조절하거나 핵심 영양소를 선택할 때, 그리고 이론적으로 예측하지 못한 환자의 반응에도 합리적으로 대응할 수 있게 해준다.

현대인들의 질병은 세포 건조와 그로 인해 부수적으로 발생한 부종 및 순환장애가 주원인이 되는 경우가 많다. 그러므로 건조한 세포를 체질에 따라 어떻게 해결해야 할지, 부종 상태를 어떻게 해결해야 할지를 고민하는 것이 치료의 방향을 잡는 데 도움이 된다. 이를 테면, 같은 진액 부족증이라 하더라도 빼빼허증(A)은 장의 소화흡수 기능을 올려 세포에 영양을 공급하고, 빼빼실증(D)은 간해독과 단백합성, 장점막의 복구를 통해 세포의 건조 문제를 해결하는 것이 좋다.

또 부종은 크게 나누어 비위 허약으로 혈(血)을 만들어내지 못해 생긴 허증(虛證)의 부종과 지속적인 교감신경항진으로 결합조직이 약화되어 림프순환의 정체로 인해 생긴 실증(實證)의 부종으로 나눌 수 있다. 이 또한 한방제제의 방의에 따라 영양요법의 흐름을 같이하는 것이 좋다. 혈(血)이 부족해 수액대사가 되지 않을 때 사용하는 당귀작약산(當歸芍藥散)증은 허증의 부종상태라 할 수 있다. 여기에는 혈액을 보충하고 비위 기능을 도와 물질의 부족을 채우고 결합조직을 강화하는 영양소인 효소제와 프로바이오틱스, 조혈제, 아미노산이 바탕이 되어야 효과적이다. 반대로 교감신경항진으로 인한 실증의 부종은 황련제(黃蓮劑), 석고제(石膏劑), 방기제(防己劑) 등 청열조습(淸熱燥

濕)작용이 있는 한방제제와 함께 OPC(Oligomeric Proanthocyanidins)*
제제, 아미노산, 비타민C, 엽록소, 저분자 콜라겐 등을 사용하여 혈관
의 산화를 막고, 단백합성 능력을 높여 결합조직을 강화함으로써 진
액부족 상태를 해결하는 것이 효과적임을 임상을 통해 알게 되었다.
그러나 실증의 부종이라 하더라도 음증으로 빠져 폐비신(肺脾腎)의 기
능 저하로 체액 대사가 원활하지 못해 회복이 느린 경우에는 무엇보
다 비위의 소화흡수기능을 살리는 것이 우선되어야 한다. 이런 경우
에 개인적으로 자주 활용하는 제제로는 유산균 생성물질(상품명:투윅
스)과 효소제, 흑과립 등이 있다.

최근 의약계에는 점막면역, 부신피로증후군, 체질요법, 당독소, 세
포교정, 줄기세포, 미네랄모발분석, 타액호르몬검사 등을 주제로 새로
운 영양학이론이 지속적으로 발표되고 있다. 그에 맞춰 순도와 흡수
율을 높여 특수공법으로 제조된 영양제들이 속속 출시되어 오래된
지식은 쓸모가 없다고 느껴질 정도로 효과가 탁월하다. 그 정도로 현
대인들의 질병은 잘못된 먹거리와 생활습관, 스트레스로 인해 세포가
너덜너덜하게 망가져 있어 발생한다는 반증일 것이다. 홀푸드테라피
를 하기에 더없이 자유로워졌지만 인간에게 주어진 자연원리인 한방
의 개념을 기본으로 이 모든 도구들을 적재적소에 배치한다면 환상적
인 효과를 거둘 것이다.

---

*   포도씨나 소나무껍질 등에서 추출한 항산화제로 혈관강화, 항염, 항산화작용을 한다.

발전된 영양요법의 기술은 어떻게 하면 위장관을 통해 영양소가 이동하고 세포에 도달하여 세포와 유전자의 변형을 교정할 수 있는가 하는 차이인데, 한방의 모든 치료체계가 그 기능을 많은 부분 대신해 주고 있다고 생각한다. 탁월한 효과를 자랑하는 고가의 영양제들이 모든 사람들에게 맞춤옷이 되지는 못하는 한계가 있으므로 한방의 방의를 기준으로 한 홀푸드테라피의 개념이 생활 속에 뿌리를 내렸으면 하는 바람이다.

따라서 다양한 기능의 영양소를 평면적으로 나열하기보다는 다음에 언급하는 허실(虛實), 육경병(六經病)과 체질에 따른 영양요법을 바탕으로 한방제제의 방의(方意)를 입체적으로 파악하여 2~3가지의 핵심 영양소를 병정(病情)의 흐름에 따라 차례로 적용하는 것이 좋다. 차차 면역력이 회복되면 바른 식생활과 운동으로 건강을 유지할 수 있도록 돕는다.

가정에서도 무수한 정보의 홍수 속에서 한약파트에서 설명한 한열(寒熱), 음양(陰陽), 허실(虛實), 표리(表裏)의 개념과 체질적인 구분을 바탕으로 식품의 성미귀경(性味歸經)을 찾아 주변의 식재료와 건기식 등을 적절히 활용할 수 있기를 바란다.*

---

* 이상에서 밝힌 영양요법 활용에 관한 내용은 임상에서 터득한 경험적인 이야기로 개인적인 견해임을 밝힌다.

한국을 떠올리면 이제 빈곤의 나라가 아니라 한류와 IT강국이 떠오른다고 한다. 한국뿐 아니라 전 세계가 네트워크로 연결되어 동시간대에 같은 사건사고를 접하면서 살고 있으므로 크게 놀랄 일은 아니다. 그러나 인터넷과 손바닥 안의 작은 세상에서 터치만 하면 나오는 수많은 정보들이 새삼 무겁게 다가온다.

전혀 다른 업종에 종사하던 사람들이 어느 날 네트워크 회사에 발을 들이면서 건강의 파수꾼이 되어 있는 모습을 종종 보는데, 걱정스런 마음이 들기도 한다. 네트워크 회사나 각 매체를 통해 판매되는 제품들을 자세히 들여다보면 현대인에게 적합하게 잘 만들어졌고 교육도 활발하게 진행되고 있음을 알 수 있다. 그러나 어떤 회사든지 자사의 제품을 판매하기 위한 논리를 위주로 하기에 마치 그 제품을 쓰지 않으면 안 될 것 같은 생각이 들게 만든다. 형편이 넉넉하지 않음에도 귀가 얇은 환자들은 고액의 영양제를 먹기 위해 알바를 한다는 말이 나올 정도다.

하지만 난치병 환자들은 경제력도 체력도 바닥인 경우가 많아 최소한의 경비로 급한 상황을 돌려놓아야 할 때가 많다. 음식으로 해결하기 어려운 성분은 최소한의 영양제로 구성하고 기본적인 식사에 한방개념과 영양학의 원리를 가감하여 홀푸드테라피를 구성하면 좋은 효과를 볼 수 있다. 그마저 어렵다면 적어도 해야 할 것과 하지 말아야 할 것을 구별하기만 해도 큰 어려움을 겪지 않을 것이다.

전 국민이 한 번쯤은 먹어봤을 홍삼제품도 체질에 무관하다든가 부작용이 없는 것으로 홍보하지만 실상은 그렇지 않다. 음증(陰證) 환자는 장복해도 무방하나 몸에 열이 많다거나 음(陰)이 부족해서 건조한 증세가 있다거나 상열(上熱)하는 경향이 있는 사람은 조심하는 것이 좋다. 자녀가 밥을 안 먹는다, 키가 안 큰다, 잘 먹어도 살이 찌지 않는다면서 좋은 약을 달라고 오는 젊은 엄마들은 얼굴이 누렇게 뜰 정도로 걱정이 많지만 실제로 광고하는 제품들을 먹고 있는 경우가 대부분이다.

그렇다면 왜 아이들이 영양제의 효험을 보지 못할까? 상품의 성질과 아이의 상태를 파악하지 않고 광고에만 의지해서 영양제를 선택하기 때문이다. 기성복이 모든 체형의 사람에게 맞지 않기에 맞춤복이 되기 위해서는 그 사람만의 특징을 세세하게 살펴야 하는 것처럼, 약도 저마다 개인의 상태를 잘 살펴야 한다. 영양요법이나 식이요법을 할 때 한방적인 판단이 훨씬 쉽고 명료할 때가 많은데 바로 한방의 정체(整體)개념이 바탕이 되기 때문이다. 아무리 강조해도 지나치지 않은 것은 "어디에 뭐가 좋다더라", "무슨 병에는 ××가 특효약이라더라" 하는 말을 무조건 잊어버리는 것이다!

허증(虛證)과 실증(實證)에 따른 영양요법

한때 선풍적인 인기를 끌었던 〈선덕여왕〉이라는 TV 드라마가 있다. 여전히 기억에 남는 유명한 대사를 소개한다.

이 세상을 종(縱)으로 나누면
'백제인, 고구려인, 신라인,
공주를 따르는 자와 미실을 따르는 자'
횡(橫)으로 나누면 딱 두 가지
'지배하는 자와 지배당하는 자'

주인공 미실의 명대사다. 이것을 우리의 공부에 적용해보자. 즉 일반인이나 초보자들은 복잡한 내용은 차후에 생각하고, 미실의 말처럼 딱 두 가지만 염두에 두자는 뜻이다. '채워야' 할지, '비워야' 할지….

허증(虛證)은 영양물질의 흡수에 이상이 온 경우가 많으므로 따뜻하고 채워주는 성질의 영양소를 활용해야 하고, 실증(實證)은 대사산물을 배출하는 기능이 떨어진 경우가 많으므로 담즙, 소변, 땀으로의 배출 문제를 체크하는 것이 우선이며 차갑고 비워주는 성질의 영양소를 활용해야 한다.

한약이든 영양제든 양약이든 허증과 실증의 판별 기준은 모두 비위(脾胃)의 기능으로부터 출발한다. 한마디로 비위의 기능은 '밥을 잘 먹는가, 잘 먹지 못하는가'의 차이라고 할 수 있는데 한약 파트에서 공부한 실증(實證)의 마황탕(麻黃湯)과 허증(虛證)의 계지탕(桂枝湯)처럼 크게 두 계열로 대별하여 사용할 수 있다. 이에 따라 영양성분을 나누면 다음과 같다.

	실증(實證)	허증(虛證)
특징	평소에 식욕이 왕성하고, 건강한 체격으로 땀을 많이 흘리고, 적극적인 성격에 목소리가 크고, 에너지대사가 왕성한 사람으로, 체취가 강하고 피부의 탄력이 좋다.	어릴 때부터 소식하고 소화력이 약하며, 성격이 소극적이며 목소리도 가늘고, 자신감이 부족하고 잘 지치며 땀이 없고, 체취가 강하지 않으며, 피부의 탄력이 없는 편이다.
주요영양소	비타민C/E, 미네랄, 레시틴, 아르기닌, OPC, 실리마린, 오메가3, 낫토, 홍국, 콜린, 테아닌, 여주, MSM, 아미노산, 은행잎, 야콘, 어성초, 케일, 울금, DihydroxydibutylEther(이하 DDE) Zn 스피루리나, 보리새싹, 알로에	비타민B군, 엽산, 효모, 초유, 철분제, 흑삼, 유산균(유산균 생성물질), 실크펩타이드, 죽염, 태반, 아미노산, 조청, MSM 옻닭, 코엔자임 Q10, 홍삼, 인삼, 마늘Ex, 꿀, 녹용, 로얄젤리, 화분 프로폴리스

이상은 일반인들이 적어도 실증과 허증을 구별하여 영양소를 선택할 수 있도록 분류한 것이며, 앞으로 전개될 육경병에 따른 영양요법, ABCD유형에 따른 영양요법은 상한론을 공부하는 후배 약사들이나 건강에 관심이 많은 분들이 영양소를 활용할 때 참고했으면 하는 내용들을 경험을 바탕으로 정리한 것이다. 임상을 하는 데 도움이 되길 바란다.

육경병(六經病)에 따른 영양요법

질병은 몸 바깥에서 안으로 들어오고, 정기가 회복되면서 다시 몸 안에서 바깥으로 빠져나가게 된다. 정기가 충실하여 질병과 격렬하게 싸우는 과정을 '삼양병(三陽病)'으로, 정기가 쇠퇴하여 질병에 밀리는 과정을 '삼음병(三陰病)'으로 정의한 것이 바로 육경병(六經病)의 원리다. 영양요법을 할 때도 육경병(六經病)의 의미에 따라 처방구성을 하면 질병의 위치와 허실의 상태를 파악하는 데 도움이 되며, 각 영양소가 가진 특징적인 기능을 바탕으로 영양제를 선택하고 용량을 조절하는 데 자유로울 수 있다.*

── 삼양병(三陽病)

삼양병은 인체가 질병과 싸울 수 있는 저항력이 충분한 상태로 그 과정에서 활성산소와 대사노폐물을 많이 발생시키므로 이에 대응할 수 있는 항산화제와 대사효소제, 간해독제를 염두에 두는 것이 좋다.

---

*   '한약' 파트의 '육경병의 이해' 참조

태양병(太陽病) 중에서 마황탕을 써야 할 실증감기에는 한약으로 표(表)를 열어 병사(病邪)*를 내보내는 것만으로도 충분하다. 그러나 근골격계 질환 중에서 태양병에 속하는 한방제제를 활용할 때에는 조직의 파괴를 막기 위해 항산화제(커큐민,** 비타민C/E)와 마그네슘제를 사용하는 것이 좋다. 또 태양병(太陽病) 중에서 계지탕을 써야 할 허증감기에는 한약을 기본으로 비위기능을 도와 에너지 활성을 높일 수 있는 유산균이나 아미노산(글루타민, 라이신 등), 에키네시아 등을 초기에 활용하며, 타 질환에는 엽록소, 스피루리나, 철(Fe), 비타민B군 등을 활용할 수 있다. 면역력이 떨어져 감기를 오래 앓는 환자에게는 수지상세포***를 훈련시키고 면역세포의 식균작용을 도와주는 베타글루칸 제제****를 추가한다.

정약사 Tip

감기에 걸렸을 때 허증은 생강차, 실증은 민트차 등 밖으로 열을 날려주는 음식을 먹고, 보약이나 홍삼류처럼 몸속에 열을 더하는 음식은 먹지 않는 것이 좋다. 또 생과일주스와 소화가 잘 되는 죽 종류를 먹는 것이 효소의 소모를 줄이고 면역력을 올리는 좋은 방법이다.

---

*   병을 일으키는 나쁜 물질
**   표 2-7 기타 빈용건강식품의 종류와 기능 및 활용 참조
***   항원을 인식하여 림프구에 정보를 전달하여 면역반응을 유도하는 나뭇가지 모양의 세포
****   효모, 버섯, 귀리 등에서 추출한 불용성식이섬유로 면역증강물질

소양병(少陽病)은 흉부에 모여 있는 심(心), 간(肝), 폐(肺)의 열증(熱證)이지만, 주로 스트레스로 인한 간열(肝熱)이 위주라고 본다. 따라서 효소 부족으로 대사되지 못한 중간 노폐물이 구토중추를 자극하여 속이 메스껍다거나 기미나 알레르기가 나타나는 등 피부에 문제를 발생시키고 열이 흉부 전체에 영향을 주어 혈관계에 산화를 가져온다. 이에 간해독과 호르몬생성 및 재분배에 필요한 비타민B군, 미네랄, 엽산, 항산화제(밀크씨슬, 커큐민, OPC 등)와 아미노산, 흑삼, 오메가3를 허실(虛實)을 고려하여 활용한다.

또 소양병은 스트레스나 긴장으로 인해 교감신경이 흥분하여 과립구가 활성화되므로 염증을 억제하기 위해 생산되는 활성산소가 지나치게 많이 나와 정상적인 조직과 점막을 오히려 더 파괴하게 된다. 따라서 실크펩타이드나 아미노산, 유산균 생성물질, 오메가3 등을 써서 조직의 복구를 돕는다. 과립구의 증가는 상대적으로 림프구 감소로 이어져 자가면역질환이나 알레르기질환 등을 초래하므로 항산화제를 기본으로 테아닌, 시계꽃추출물, 마그네슘, 아라비녹실란, 버섯추출물 등을 활용해 교감신경의 항진을 억제하고 면역기능을 올린다. 모두 한방의 방의에 따라 주요영양소를 선택해야 한다.

소양병에 해당되는 여러 질환은 한방제제의 청열(淸熱)작용이 없이 영양요법이나 식이치료만으로는 해결하기 어려운 경우가 많다. 예를 들어 만성 스트레스에 노출되었던 갱년기 여성의 경우를 보자. 호르몬 검사에서는 이상 소견이 없었으나 여전히 생리전 증후군과 유방통을 호소했다. 이에 에스트로겐 우세현상을 해결하기 위해 간해독제와 프로게스테론크림을 사용해보았지만 큰 반응이 없었다. 그러나 흉부의 열이 상부로 몰려 교감신경이 과하게 작동하는 것을 조절하기 위해 소양병(少陽病)에 자주 활용하는 간열(肝熱)을 끄는 시호제와 심장의 열을 끄는 황련제의 합방인 시함탕(柴陷湯)을 추가하여 완전히 회복되었다.

그 뿐인가. 전립선비대증이나 탈모, 위식도역류성 질환 등 남성들의 다양한 스트레스성 질환과 위장질환에도 소양병에 해당되는 한방제제와 함께 밀크씨슬 추출물을 비롯하여 아르기닌, 메티오닌, 칼슘, 마그네슘, 요오드 그리고 조직재생과 폐기를 살려 순환에 도움을 주는 아미노산, 실크펩타이드와 콩이나 십자화과채소, 민들레, 보리새싹 등의 식품을 활용하여 검사상에는 이상이 없으나 불편을 겪는 미병(未病)의 치료에 탁월한 상승효과를 볼 수 있었다.

다만 소양병에 사용하는 한방제제와 함께 영양소를 선택할 때, 처방구성 중 시호(柴胡), 황련(黃連), 치자(梔子) 등 청열제의 함량에 따라 독소배출을 해야 할지, 보혈(補血) 보음(補陰) 보간(補肝)을 해야 할지를 결정하는 것이 좋다. 예를 들면 대시호탕(시호12g)에는 이담제와 간해독제를, 사역산, 시호가용골모려탕(시호8g)에는 아미노산(밀크씨슬 함유), 실크펩타이드를 먼저 떠올리는 것이 유리하다. 또 다른 예로 갈근황금황련탕은 흉부에 열이 정체되어 병적인 증상이 나타날 때 쓰는 처방인데, 영양요법을 융합할 때는 현재상황의 원인이 되는 체질이나 영양상태에 따라 B형은 단백이나 철분의 공급을 선택하여 보조하고, C형은 간해독이나 이담, 배설 쪽을, D형은 OPC계열을 위주로 한 항산화제를 선택하는 것이 좋다. 이렇게 한방제제와 영양요법을 융합하면 임상에서 훌륭한 결과를 가져올 수 있다.

정약사 Tip

스트레스를 받아 몸이 덥고 열이 나며 피곤하다고 하면서 감기약을 달라고 오는 경우가 많다. 그러나 오한과 기타 감기 증세가 없으면서 얼굴이나 눈이 충혈돼 있고 갑갑함을 느끼면 스트레스로 인한 열이 원인이라는 걸 알아차려야 한다. 소양병 열증에 사용하는 한방제제가 없는 가정에서는 해열제나 감기약보다는 먼저 휴식을 취하고 집간장이나 죽염, 유기농설탕을 살짝 섞어 수분섭취를 충분히 하면서 청열식품이나 칼슘과 마그네슘이 함유된 미네랄제제와 간해독영양제 혹은 우루사 같은 이담제를 복용하는 것이 도움이 된다.*

양명병(陽明病)의 영양요법

양명병은 뱃속에만 열이 꽉 차 있는 경우와 위장의 열이 온몸에 영향을 미쳐 더워하고 땀을 흘리며 찬물을 마시는 경우로 나눌 수 있다.

전자의 경우를 양명내열증(陽明內熱證)이라고 하는데, 위장(胃腸)에 열이 심하여 대변이 굵고 딱딱하며 체취와 대변냄새, 방귀냄새가 심하

---

*   청열식품(Food 편의 음식의 성미귀경 참조)

고 가스가 차며, 압력이 상부에도 영향을 미쳐 정신신경계에 영향을 주기도 한다. 그러므로 쓰고 찬 성질의 공하약(攻下藥)*인 대황(大黃)과 함께 부드럽게 풀어주는 망초(芒硝)를 사용한다. 영양요법으로는 알로에, DDE(Dihydroxy dibytylether),** 비피더스유산균, 어성초, 함초 등 이담과 미생물환경개선, 청열사하(淸熱瀉下) 효과가 있는 제제를 병행하여 한방제제의 효과를 극대화시킨다.

후자의 경우는 위장에 열이 지나치게 많아 밥을 아주 잘 먹는데도 불구하고 대사가 항진이 되어 살이 잘 찌지 않으며 더위를 많이 타고 땀을 많이 흘린다. 이에 매우 찬 성질의 청열사화제(淸熱瀉火劑)인 석고(石膏)를 써서 골증열(骨蒸熱)***을 치료하는 것이 좋다. 이열(裏熱)이 많은 사람은 단 음식을 즐겨 찾고 식이조절에 어려움이 많으므로 인슐린 저항성을 일으키고, 장벽을 자극해 미세한 균열을 만드는 장누수증후군이 발생하기 쉬우므로 밀가루음식을 조심하고 식물성오메가3와 유산균생성물질, 효소제, 흑과립, 항산화제를 활용하고 미네랄을 보충하여 신음(腎陰)을 보강해야 한다.

또 위열(胃熱)로 인해 조직이 마르고 간신(肝腎)의 음혈(陰血)이 부족해진 상태이므로 간에서의 단백합성을 돕고 성장호르몬 분비와 조직재생을 돕는 글루타치온과 아미노산(실크펩타이드), 항산화제, 조혈

---

*   대변을 빼내어 적체된 열을 제거하는 약

**   담즙분비, 배출 및 지방소화에 관계. 표2-7 기타 빈용건강식품의 종류와 기능 및 활용 참조

***   진음(眞陰)이 부족하고 혈(血)이 소모되어 골수가 고갈되어 뼈 속이 달아오르는 증상

제, 콜라겐 등을 활용하여 이화작용으로 인한 골격과 결합조직의 약화를 복구하고 물질대사를 정상화해야 한다. 이 외에 교감신경항진억제, 근육의 수축과 이완, 간의 해독작용을 정상화시키는 것을 목표로 칼슘, 마그네슘, 테아닌, 밀크씨슬, 비타민 등을 선택하여 활용한다.

임상에서 효과적이었던 몇 가지 융합의 예를 보자. 이열(裏熱)이 많은 사람이 땀을 많이 흘려 진액이 소모되어 기운이 없고 밥을 잘 먹지 못해 마치 허증환자처럼 보인다. 그래서 갖가지 보약을 써보지만 큰 효험이 없다. 죽엽석고탕(竹葉石膏湯)은 이런 경우에 사용하는 처방인데 과립으로 생산되지 않는다. 그러나 죽엽석고탕을 대신하여 길경석고탕, 맥문동탕을 활용할 수 있고, 여기에 실크펩타이드(아미노산)와 미네랄을 함께 적용하면 진액보충과 함께 폐기(肺氣)를 빠른 시간 안에 올려 회복이 빠르다. 한방제제가 없더라도 그 방의(方意)에 따라 아미노산, 미네랄, 효소 등의 영양제와 조개류, 버섯류, 흰살생선, 장어, 죽염과 알로에, 노근추출물, 백년초 등의 식약재를 적용하여 먹어도 살이 찌지 않고 늘 기운이 없는 환자가 살이 붙으면서 건강해진 예가 많다.

또 석고증 중에서 비교적 실증(實證)에 해당되는 백호탕, 백호가인삼탕 계열은 스피루리나, 설포라판, 밀크씨슬 등이 함유된 조혈아미노산과 항산화제, 미네랄과 청열식재료를 함께 활용하면 좋은 효과를 볼 수 있다.

밥을 잘 먹는 사람 중에서 더위를 타고 땀을 많이 흘리며 빼빼한 사람은 진액 보충을 위해 미네랄영양제와 아미노산을 복용하는 것이 좋고, 대변이 굵고 체취가 강하며 방귀냄새가 심하고 가스가 차는 사람에겐 식이섬유와 함께 알로에와 비피더스유산균, 쇠비름효소, 고들빼기김치가 좋다.

─ 삼음병(三陰病)

음병(陰病)은 인체가 질병과 싸우는 저항력이 떨어진 단계이므로 비타민제와 아미노산, 프로바이오틱스, 요오드, MSM 등을 적극적으로 활용하는 것이 좋다.

태음병(太陰病)의 영양요법

양병에서 지나치게 설사를 시켰거나 밥을 잘 챙겨먹지 못하여 복부가 차고 허해진 상태이다. 현대인들이 다이어트를 목표로 소식을 한다거나 변비약을 과용하여 헛배가 부르고 가스가 차고 복통이 있는 경우를 말한다.

　복부에 한습(寒濕)이 많아지면 유해균이 증식하게 되고, 수분의 재흡수가 원활하지 않으므로 복부에 물이 그득해져 조금만 먹어도 배가 부르고 뱃속에서 꼬르륵 소리가 잘 난다. 이렇게 되면 세포가 영양분을 흡수하지 못해 위장이 무력해지고 힘이 떨어진다. 따라서 유

산균 생성물질과 프로바이오틱스, 소화효소제와 위장기능을 활성화
하고 노폐물 처리를 원활하게 해주는 흑과립, 대사효소제, 비타민 등
을 활용한다. 이와 함께 생강과 부추를 곁들인 바지락마늘탕이나 단
호박찹쌀죽, 그리고 미생물의 증식을 위해 복합과일탕을 곁들이면 더
욱 좋다.

소음병(少陰病)과 궐음병(厥陰病)의 영양요법

소음병이나 궐음병의 단계에서는 "기운이 없다. 춥다. 어딘가가 차다.
저리다"라는 호소를 많이 하는데, 이것은 표현은 달라도 모두 세포가
영양공급을 받지 못했다는 뜻이다. 이를 위해 장점막을 재생하고 에
너지생성을 돕는 유산균생성물질이나 실크펩타이드, 영양죽, 죽염, 천
연식초를 활용하는 것이 좋은데, 모두 한증(寒證)과 열증(熱證)으로 구
별하여 에너지저하와 진액부족상태를 해결해야 한다.

먼저 진액부족상태를 해결하기 위해서 한증의 경우에는 양기(陽
氣)를 올려주고 수분대사를 시켜주는 한방제제와 함께 소화흡수기능
을 높이고, 열증의 경우에는 부분적으로 쏠린 열과 진액부족상태를
해결하는 한방제제와 함께 세포막의 재생을 돕고 세포질의 영양을 충
분하게 하여 세포가 제 기능을 할 수 있도록 돕는다.

영양소의 지속적인 흡수저하로 인해 간혈(肝血)이 부족해져 암모
니아대사나 호르몬조절 등의 생리기능이 저하된 상태는 열증과 한증
에 구애받지 않고 소화흡수가 용이한 아미노산 액제나 산제를 초기에

병행하면 에너지생성과 해독에 도움을 주어 환자의 호전이 매우 빠르다. 차차 면역력이 회복되면 세포막의 물성을 교정하고 미토콘드리아의 활성을 위해 비타민, 오메가3, 코엔자임Q10, 카르니틴(Carnitine) 등을 순차적으로 적용해보자. 환자의 순응도 역시 높게 나타날 것이다.

최근 난치성질환이나 대사질환에서 가장 빈번하게 접하는 증상은 주로 소음병열증(少陰病熱證)과 궐음병(厥陰病)에 해당되는 경우가 많다. 이 단계는 영양학적으로 부신피로증후군과 연관되므로 임상에서는 해독재료를 자연식품으로 보강하고, 비타민B군과 비타민C를 어떤 방식으로 활용해야 할지 결정하는 것이 중요하다. 부신(副腎)은 부신피질에서 나오는 호르몬과 부신수질에서 나오는 호르몬이 각각 생산되는데 부신수질에서는 위급한 상황에 대처하는 데 필요한 아드레날린이 분비되고, 부신피질에서는 전해질균형과 혈압조절, 당신생, 단백질 및 지방대사 등을 조절하는 코티졸, 알도스테론 그리고 안드로겐과 에스트로겐이 분비된다.

소양병(少陽病)과 양명병(陽明病)의 열증상태를 거치면서 간과 심장, 폐, 위, 대장의 열이 많아지면 해독되지 못한 노폐물이 늘어나 신(腎)의 기능이 저하되고, 부신의 호르몬이 모든 기능을 조절하고 방어하기 위해 소모된다. 따라서 간신(肝腎)의 음(陰)에 해당하는 코티졸이 부족한 상태가 되어 피로하며 스트레스에 취약해진다. 또 간양(肝陽)이 위로 떠서 눈을 뜨기 어렵다거나 어지러울 수도 있으며, 심열(心熱)이

지나쳐 밤이 되면 불빛이 싫어지고 잠들기가 어려운 증상이 생긴다.

　이런 상태를 인지하지 못하거나 알면서도 어쩔 수 없이 쳇바퀴 같은 일상을 반복하게 될 때 인체 곳곳에서 일어나는 불균형을 조절할 수 있는 힘을 잃어버리게 되는데, 이것이 바로 현대의학에서 말하는 부신피로증후군의 상태다. '부신피로'란 부신기능의 저하(Hypo-adrenia)를 의미하는데, 현대인들이 오랜 기간 과로하거나 심한 스트레스에 노출된 탓에 만성피로, 알레르기, 우울증 등의 증상을 겪음과 동시에 더는 스트레스에 대응할 수 없게 되는 극도의 바닥상태를 말한다.

　대체로 열심히 활동하던 사람이 어느 날부터 모든 대사기능에 문제가 오고 무력감에 빠지는 상태가 여기에 해당되는데, 밤에 게임을 지나치게 많이 하거나 밤과 낮이 바뀐 직업을 가진 사람들 중에서도 자주 확인할 수 있다. 부신호르몬이 고갈되면 기운이 하나도 없고, 일어났다 앉았다 하거나 신발끈을 풀기 위해 고개만 숙여도 어지럽고, 조금만 더워도 몸에서 불이 나는 듯하며, 조금만 추워도 옷을 껴입어야 하는 등 요란스런 상태가 된다. 육경병으로는 소음병열증과 궐음병열증의 상태에 걸쳐 있다고 보아도 무방하다. 부신의 고갈은 음증보다는 몸과 마음을 혹사하는 양증의 사람들에게 많이 발생하기 때문이다.

　소음병열증의 초기 상태에서는 열증으로 인한 진액부족 상태를 돕고, 부신호르몬의 재료가 되는 아미노산과 흡수 능력이 저하된 환자에게 자주 애용하는 실크펩타이드, 유산균생성물질, 프로바이오틱스

같은 세포재생의 기본재료가 되는 물질과 함께 보리새싹분말, 민들레 분말 등 청열작용이 있는 천연항산화제와 고단위 비타민B군, 비타민C 를 사용하는 것이 좋다.

그러나 소음병열증이 진행하여 어지럼증이나 이명, 안과질환, 혈관 계질환 등으로 고통 받는 경우에는 한약의 도움 없이 항산화제와 해독 영양제, 아미노산, 비타민만으로는 역부족이라는 것을 종종 경험한다.

예를 들어보자. 최근에 유행하는 하지불안 증후군으로 고통 받는 70대 아버지가 밤마다 벌떡벌떡 놀라 일어서서 다리를 계속 움직이고 잠을 못 주무신다면서 아들이 좋은 영양제를 사러 왔다. 신경계비타 민, 마그네슘, 간해독영양제, 혈행개선제 등을 적용했지만 약간의 차도 가 있을 뿐, 환자는 계속 불안해했고 전신마비를 걱정하며 우울해졌 다. 환자를 직접 만나고 나서 소음병열증에 사용하는 처방인 황련아 교탕과 함께 미네랄과 부신피로에 사용하는 비타민을 함께 적용했더 니 바로 회복되었다. 심신(心腎)의 교류를 돕는 한방의 이치가 훨씬 합 리적이라는 것을 절감한 경우다.

소음병열증을 지나 궐음병의 마지막 단계에 이르면 부신의 기능이 바닥상태가 되어 갑상선 호르몬의 생산을 차단하거나 활성형 갑상선 호르몬인 T3(Tri-Iodothyronine)로 전환하지 못하게 되어 갑상선기능저 하증이 되므로 추위를 타거나 보상의 기전으로 부분적인 열이 발생하 기도 한다. 이때는 부자(附子)로 심신(心腎)의 기능을 살리듯이, 비타민B 군과 미네랄(요오드, 셀레늄 등)을 고함량 사용하는 것이 효과적이다.

양인은 비교적 빠른 시간 내에 에너지대사가 활성화되므로 미네랄(요오드, 셀레늄 포함)과 함께 나이아신을 비롯한 비타민B군과 흑삼을 불을 지피는 부싯돌의 개념으로 단기간 사용하고, 이어서 호르몬과 효소의 재료가 될 수 있는 아미노산과 비타민C, 그리고 세포막을 교정하기 위해 오메가3, 천연항산화제, 엽록소 등을 활용하는 것이 좋다. 반대로 음인은 에너지 활성화에 필요한 비타민 및 요오드, 홍삼 등과 세포재생의 바탕이 되는 아미노산과 프로바이오틱스를 장기간 꾸준히 활용해도 좋다.

정약사 Tip

음병(陰病)에 해당되는 질환은 대부분 비타민B, 효모, 홍삼류, 프로바이오틱스를 활용하면 무난하다. 그러나 소음병열증이나 궐음병열증에 해당하는 질환, 즉 피로하고 기운이 없는데 열증으로 인해 영양공급이 차단되었을 경우에는 다소 반응이 늦더라도 아미노산과 미네랄을 우선적으로 고려하는 것이 좋다.

체력이 회복되면서 음병에서 양병으로 변화하면 앞에서 언급한 양병에 해당하는 영양요법으로 건강을 회복할 수 있는데, 모두 육경병의 흐름에 따른 것이다.

환자를 만나거나 가정에서 영양제를 활용할 때, 전체적인 그림을 그리는 데 도움이 되길 기대하며 먼저 터득한 경험을 부족한 대로 적어보았다. 병의 진행과정에 따라 환자와 가까이에서 소통하면서 홀푸드테라피를 시행하면 어려운 질병, 쉬운 질병이라는 경계는 큰 의미가 없어진다. 그저 회복, 증치, 진리… 이런 개념만 중심에 두고 뚜벅뚜벅 걸어가면 될 일이다.

정약사 생각 _ 해독주스

해독주스가 유행이다. 해독주스는 십자화과 채소와 과일을 끓여서 갈아먹는 방식인데, 식물 속의 파이토케미컬은 열이 가해지면서 세포막이 녹기 시작하여 끓이게 되면 80% 이상이 국물 속에 용출되므로 소화흡수율이 좋고 항산화작용이 뛰어나다고 한다. 비타민C가 조금 파괴되더라도 식물속 생리활성물질의 효과를 극대화시키고 체내 흡수율을 높이기 위한 수단이다. 암 환자나 대사질환을 앓는 난치병환자, 소화기능이 떨어진 환자들에게 거부감 없이 작용하면서도 효과가 뛰어나므로 FOOD편에 있는 '음식의 성미귀경' 표를 참고로 하여 체질에 따라 자유자재로 활용해 보자.

그러나 무엇보다 '해독주스'나 '해독요법'이라는 말을 잘 이해해야 한다. 갑자기 몸속에 있는 독을 빼내는 특별한 방법이 있는 것처럼 상업적으로 이용하는 경우가 많은데, 해독주스뿐 아니라 비타민C주사나 미네랄요법, 영양식 등으로 해독한다는 의미는 건강하지 않은 사람들의 해독과정 중에 꼭 있어야 하는 영양소를 적극적으로 공급한다는 뜻이다. 그러므로 무엇을 빼내는 것이 아니라 보충하는 셈이다.

또 해독주스는 밥이나 빵 등 간단한 아침식사에 비해 탄수화물의 섭취를 줄이고 살아 있는 영양소를 공급할 수 있는 기회가 된다는 데 의미가 있다. 뿐만 아니라 음인(陰人)에게는 소화흡수기능을 올릴 수 있어서 좋고, 스트레스를 잘 받는 양인(陽人)은 복부가 따뜻해야 가슴의 열이 내려가 순환이 잘 되므로 현대인들이 아침에 야채와 과일을 끓인 따뜻한 스프 한 그릇을 먹는 것은 건강 유지에 큰 도움이 된다.

ABCD유형에 따른 영양요법[*]

구체적인 병증에 따른 치료법은 질환별 치험례에서 살펴보기로 하고, 임상에서 홀푸드테라피를 활용하면서 기본체질과 질병의 원인에 따라 융합하였을 때 효과적이었던 작용기전과 영양물질을 표에 정리해 보았다.^{**}

― 빼빼한 허증 A

소화기능이 약한 A타입은 두통, 관절통, 탈모, 피부병 등 모든 질환에 소화흡수력을 회복시켜주어야 세포가 제 기능을 하고 구조를 튼튼하게 함으로써 근본적인 원인을 해결할 수 있다.

　하루에 물을 2리터 이상 먹어야 한다는 정보를 TV에서 접하고 따라 하다가 온몸이 마비되는 것 같다며 온 사람이 있었다. 이런 체질은 뱃속이 차고 비위기능이 저하되어 억지로 물을 마시면 대사가 안 되고 정체된다. 순환을 더욱 악화시키는 것이다. 허약자나 노인들의 경

---

*　　　체질편, 조구희 선생님의 ABCD체질구별법(韓國藥師古方硏究會) 참조
**　　부록, 표2-2 ABCD유형에 따른 영양요법 참조

우도 마찬가지다. 가까운 예로 아흔 되신 시어머니께서 대상포진으로 병원에 입원하여 약을 처방받아 드시고 바로 위통과 함께 호흡곤란이 와서 거의 실신에 가까운 상황에 이르렀던 적이 있다. 양기(陽氣)가 없는 상태에서 링거를 계속 맞으니 물을 돌리고 흡수할 수 없어 호흡곤란이 온 것이다. 물도 영양물질도 대사시킬 힘이 없는 사람에게는 적당히 처방해야 한다.*

　　A타입의 체질에 필요한 영양소는 장벽을 튼튼하게 하고 소장의 면역기능을 올릴 수 있는 글루타민, 유산균과 유산균생성물질, 단백분해효소가 없이도 바로 흡수가 가능한 실크펩타이드, 초유와 보기보혈(補氣補血) 작용이 있는 꿀, 흑삼, 로얄젤리 그리고 심폐기능을 올려 면역력을 높일 수 있는 프로폴리스 등이다. 추천하는 영양소는 과일탕(바나나, 사과, 양배추, 단호박, 조청)과 홍삼/흑삼, 비타민B, 그리고 프로바이오틱스이다.

― **통통한 허증 B**

통통한 허증에 속하는 B타입은 기본적으로 단백질과 철분이 부족한 상태로 임상에서 가장 치료기간이 길고 반응속도가 느려 인내심을

*　　치험례편, 노년기 중 시어머니 치험례 참조

가지고 꾸준히 영양요법을 해야 한다. 다만 같은 통통허증이더라도 비위허약으로부터 온 허증과 과도한 스트레스로 코티졸 분비가 많아져 부신피로와 인슐린저항성으로 부종이 온 경우를 구분하여 영양요법을 구성해야 한다.

전자의 경우는 체질적으로 비위(脾胃)기능이 허(虛)하여 기혈(氣血) 생성과 수곡(水穀)의 운화(運化)*가 순조롭지 않아 혈관의 탄력성이 약해 세포 사이의 간질액이 늘어나 습담(濕痰)을 형성한 경우에 해당된다. 이 경우엔 소화흡수 기능을 높여 조직을 단단하게 할 수 있도록 프로바이오틱스(유산균생성물질)와 효소제를 기본으로 혈액의 재료가 되는 조혈제와 아미노산, MSM으로 혈액의 삼투압을 올려주고, 간해독과 혈관벽의 탄성을 조절하며, 심장의 기능을 올려줄 수 있는 코엔자임Q10, 림프순환제, 혈류개선제를 차후에 병행한다.

후자의 경우는 장에서부터 해독되지 못한 물질이 간으로 들어가 혈액을 타고 지속적으로 찌꺼기를 만들어내어 신장의 기능에도 영향을 주므로 장상태를 복구하는 영양요법과 식생활개선, 그리고 스트레스로 인해 약해진 간해독 기능을 보강하는 것이 좋다. 이에 부신의 회복과 콜라겐생성을 위해서는 유황아미노산, 비타민C, 엽록소(민들레, 솔잎, 보리새싹, 무청 등), 아연을 처방하고, 림프순환을 위해서는 OPC 추출물(소나무껍질, 보리순, 밀싹, 포도씨, 병풀잎, 아티초크 실리마린 등)을 사

---

* 수곡은 음식물을 의미하며, 수곡의 운화란 음식물을 소화흡수시키는 과정을 뜻한다.

용하며, 노폐물을 제거하는 데에는 소화 및 대사효소제(펩신, 파파인, 브로멜라인 등), 기타 마그네슘, 오메가3, 요오드 등을 필요에 따라 활용해야 한다.

이렇게 실증에서 비롯된 일시적인 통통허증의 경우 지방독소가 많아 아미노산과 미네랄을 영양소와 음식을 통해 꾸준히 공급해야 하는데, 아미노산은 조개류와 엽록소에서, 미네랄은 천일염, 죽염, 집간장, 해조류 등에서 섭취하는 것이 좋다. 음식요법으로는 혈관을 튼튼하게 하고 피를 맑게 해주며 몸을 따뜻하게 하는 양파사과스프에 파인애플식초, 미역국을 곁들이는 것이 좋다. 그러나 실증에서 비롯된 통통허증은 청열(淸熱)작용이 있는 한방제제나 식재료를 기본으로 해야 영양소들이 제 역할을 할 수 있음을 명심하자.

통통허증에는 근골격계 질환이 많은 편인데, 이는 습담(濕痰)이 관절조직으로의 혈행을 막아 결합조직이 약해져 인대나 연골 등에 염증반응이 잘 생기기 때문이다. 이에 습담을 해결하는 한방제제와 체액의 정체로 인한 문제점을 해결하기 위해 연골영양제를 병행하고, 운동과 사우나, 햇볕 쬐기를 병행하여 피하지방층에 저장된 독성물질을 몸 밖으로 배출하고 골격을 강화시키는 것이 좋다. 추천 영양소로 점막주스(단호박, 당근, 양배추, 양파, 토마토), 효소, 식물성오메가3, OPC(포도씨 추출물 등), 낫토키나제가 있다.

근육질 체격의 뚱뚱한 실증타입은 심폐기능과 간기능이 모두 원활하여 과하게 술을 마신다거나 과식, 과로 등으로 인해 활성산소와 독성노폐물이 지속적으로 림프와 혈관 속에 쌓인다. 따라서 이담기능에 부담이 생겨 해독되지 못한 노폐물이 상부로 모여 흉부의 압박감을 호소하는 경우가 많으므로 DDE(Dihydrodibutylether상품명:가레오), Ursodeoxycholic Acid(상품명:우루사) 등의 이담제를 사용한다. 또 흉부의 열이 상부로 치솟아 혈관을 지속적으로 압박하여 손상되고, 대사노폐물과 당이나 지방찌꺼기들이 혈관에 침착되므로 항산화제로는 오메가3, OPC제제, 비타민, 엽록소를 활용하고, 간해독을 통해 혈액을 맑게 하려면 콜린, 베타인, 아르기닌, 레시틴, 밀크씨슬, 설포라판 등을 활용한다. 혈관을 청소하고 혈행개선을 위해서는 낫토키나제, 삼칠근, 동물성어혈제, 단삼함유 구어혈생약, 홍국 등을 활용하면 좋다.

또 체질적인 열과 과도한 스트레스, 과로로 인한 심열(心熱)이 오래 지속되면 심신불교(心腎不交)가 되어 신허증(腎虛證)이 되므로 하부로의 혈행이 나빠져 족저근막염, 디스크, 하지정맥류, 난치성피부질환, 하지불안증 등으로 이어지는 경우가 많다. 이에 흉부의 열을 내려주고 신허증(腎虛證)을 보강해주는 한방제제와 함께 간해독 영양제와 림프순환제, 결합조직의 강화를 위하여 아미노산, 미네랄, 오메가3, MSM 등으로 인체상부와 하부의 균형을 이루어 항상성을 회복시키면 저림과 통증, 하지불안증 등 하부증상과 함께 불면증, 탈모, 두통, 어깨결림, 코골이, 수면무호흡증 등의 상부증세가 함께 해소된다.

뚱뚱실증의 경우 우선적으로 배출과 해열, 항염(抗炎)을 목표로 처방구성을 해야 한다. 여기에 미네랄 수(水)* 와 신선한 과일, 올리브오일, 단백질, 익힌 채소와 통곡식으로 해독식사를 하면서 노폐물 배출을 위해 운동과 사우나를 병행한다. 추천하는 영양소는 비움주스(민들레, 보리새싹, 울금, 식초 外)와 간해독제(실리마린, 아르기닌 外), 오메가3, DDE 등이다.

─ 빼빼한 실증 D

마른 체형이지만 강단이 있는 빼빼한 실증타입은 심폐기능이 항진되어 있고, 긴장과 노심초사, 과로에 시달리는 유형으로 교감신경 우세에 놓여 있다. 따라서 상부로 쏠린 에너지를 하부로 내려 순환시켜줄 수 있는 찬 성질의 OPC제제와 커큐민(Curcumine), 셀레늄(Se), 설포라판 등이 함유된 천연항산화제, 그리고 교감신경을 안정시키고 부교감신경을 활성화하는 데 도움을 주는 테아닌, 칼슘/마그네슘제, 시계꽃추출물, 세동맥을 확장하고 NO(Nitric Oxide)** 의 생성에 도움을 주

---

*　　고로쇠 수액 or 메이플 수액 or 물 1000L에 집간장이나 죽염간장 25cc를 타서 마신다.

**　　혈관을 확장하여 조직에 산소를 공급할 수 있게 하는 물질

는 오메가 3·6, 아르기닌을 염두에 둔다.

또 빼빼한 실증은 위열(胃熱)이 많아 밥을 많이 먹고 에너지생산을 많이 하므로 땀을 많이 흘리게 되고, 땀을 통해서 진액과 혈이 함께 빠져나간다. 따라서 일종의 허혈상태가 되어 정맥의 탄력성이 떨어지므로 림프 속에 노폐물이 정체되어 조직의 영양결핍을 가져온다. 즉 빼빼실증의 병적상태를 만드는 가장 기본적인 원인은 조직의 진액부족과 혈액부족으로 인한 과도한 심장박동인데, 이를 다스리기 위해서는 결합조직을 강화하고 보혈보음(補血補陰)에 도움을 주는 콜라겐, 히알루론산, 조혈제, 천연비타민C를 우선적으로 고려하는 것이 좋다. 이와 함께 혈액의 점도를 낮추어 혈행을 돕는 오메가3, 6, 낫토키나제, 전칠 등을 활용하고, 그 외 대사를 돕는 데 효과적인 비타민B, 미네랄, 효소제와 혈관벽 강화에 유용한 항산화제(소나무껍질, 포도씨 추출물 外)를 써서 세포로 산소 및 영양을 원활하게 공급해준다. 또 스트레스로 인한 코티졸의 과잉분비로 인해 골밀도가 저하되고 근육에서 글루타민 손실이 많아져 근육이 약해지므로 이를 보강하기 위해 실크펩타이드, 아미노산, 비타민D, 고로쇠수액(메이플수액), 미네랄(Mg, Ca, Zn)을 적용한다.

임상에서 특이한 점은 빼빼한 실증체질은 음식을 가리지 않고 먹어 위장기능이 약하지 않음에도 불구하고 장벽이 느슨해지는 장누수증후군이 많다는 것이다. 이런 경우에는 어떤 기능성 성분보다도 한방제제와 함께 유산균생성물질이나 효소제, 그리고 식이요법이 병행되어야 기본적인 치유가 가능하다. D형 체질의 급박한 증상이 해결된 후에는 밀가루 음식과 기름에 튀긴 음식을 주의하고, 프로바이오틱스와 칼슘마그네슘제, 효모제를 취침 전 1회 상복하기를 추천한다. 수면의 질을 높이고, 정상적인 장상태를 유지하는 것이 D형의 피로회복에 큰 역할을 하기 때문이다. 추천하는 영양소로는 진액주스(당근, 단호박, 양배추, 양파, 보리새싹, 쇠비름), 효소, 아미노산, 미네랄, 오메가3, 6, Fe 등이 있다.

영양치료의 공통 목표점과 빈용영양물질

이상에서 허실(虛實)에 따른 영양요법, 육경병에 따른 영양요법, ABCD 체질구별법에 따른 영양요법을 살펴보았다. 그러나 현대인들의 질병치료를 위해 영양소를 구성할 때 공통적인 목표점으로 삼아야 할 기본적인 내용을 정리해보면 다음과 같다.

― 첫째는 미생물 환경의 개선이다

가장 먼저 영양물질의 흡수배설과 소장의 면역력을 증강시키고 장누수 증후군에 대응하기 위해 미생물의 환경을 개선해야 한다. 이를 위해 프로바이오틱스, 유산균생성물질, 복합과일탕, 흑과립, 물김치, 발효식품, 효소를 때에 따라 활용한다.

― 두 번째로 중요한 개념은 콜라겐의 회복이다

근골격계 질환이나 혈관계 질환 등에서 어디가 아프다, 저리다, 시리다, 어지럽다··· 등등의 증상을 호소할 때 그 원인을 살펴보면 대부분이 콜라겐 부족임을 알 수 있다. 따라서 이러한 증상들을 해결하려면 콜라겐을 생성하는 데 주력해야 한다. 콜라겐은 우리 몸을 구조적으로 유지하고 진액공급을 통하여 조직의 기능을 극대화시키므로 현대인들에게 중요한 목표점이 된다. 이를 위해 청열(淸熱)작용이 있는 한방제제나 식품과 함께 비타민C(보리새싹, 생감자, 녹색잎채소), 아연(바지락, 굴, 해조류), 유황아미노산(삼채, 마늘, 양파, 부추, 무, 양배추, 브로콜리 등 십자화과채소), MSM, 바지락마늘탕, 북어버섯미역국 등을 활용한다.

─ 세 번째로 식생활개선을 통한
인슐린저항성과 호르몬 불균형의 개선이다

고탄수화물 식사와 인스턴트 식품으로 인해 인슐린의 기능이 저하되면 이용되지 못한 당이 혈관 내에 쌓이게 되고, 만성염증의 원인이 된다. 그로 인해 호흡기능이 떨어지고, 혈관에 콜레스테롤이 쌓여 동맥경화증을 일으키며 말초순환을 방해하여 안과질환이나 신장질환, 골관절질환 등을 일으키는 원인이 된다.

이러한 인슐린 저항성을 개선하기 위해서는 정제된 밀가루와 설탕, 인공감미료와 청량음료, 패스트푸드, 가공식품, 트랜스지방, 카페인을 줄여나가고 하루 50g 이상의 섬유소와 양질의 종합비타민(비오틴,

VtE, VtB, C, E)과 미네랄(마그네슘, 크롬, 바나듐, 아연), 오메가3, 6, 코로솔산, 간해독제(실리마린, 아르기닌, 베타인 外), 엽록소를 적절히 활용해야 한다.

또 각종 환경독소로 인한 호르몬 불균형에는 숯, 카로티노이드(carotenoids)[*], 마늘, 폴리페놀(polyphenol)[**], 커큐미노이드(curcuminoids)[***], 베리류 등을 활용하는 것이 좋다.

— 마지막으로 교감신경우세인
현대인들을 위해 뇌기능을 정상화해야 한다

이를 위해서 세로토닌과 같은 신경전달물질의 분비를 활성화하고, 미생물 환경을 개선하기 위해 프로바이오틱스와 백김치, 포스파티딜콜린과 포스파티딜세린,[****] 오메가3, 레시틴을 활용하며, 열에 의한 교감항진을 해결하여 정보전달능력을 향상시킬 수 있도록 노근, 어성초, 메밀, 소나무껍질, 포도씨추출물이 함유된 기능식품을 활용한다.

---

[*]   자연에 존재하는 노랑, 주황, 빨강색을 가진 색소군의 총칭으로 인체 내에서 항산화물질로 작용한다. 탄화수소계열인 카로틴과 산소를 함유하는 계열인 크산토필 2가지 형태가 있다.

[**]   우리 몸에 있는 활성 산소(유해 산소)를 해가 없는 물질로 바꾸어주는 항산화 효과가 있어 노화를 방지한다. 또한 활성 산소에 노출되어 손상되는 DNA 보호, 세포구성 단백질 및 효소를 보호하는 기능이 뛰어나 다양한 질병에 대한 위험도를 낮춘다고 보고된다. 또한 항암작용과 함께 심장 질환을 막아주는 것으로 알려져 있다.

[***]   카레의 원료인 강황이나 울금 등 노란색을 띠는 식물속의 폴리페놀계 화합물의 총칭으로 주성분이 커큐민이다.

[****]   세포막을 구성하는 주요 인지질 성분으로 인지기능 향상과 뇌기능 개선제로 활용한다.

그 외에 염증에 대한 방어작용과 미토콘드리아의 기능향상을 위한 항산화작용, 노폐물을 배출하여 순환기능을 바로잡기 위한 간, 림프, 혈관의 해독기능, 효과적인 유전자발현과 영양균형을 위한 원활한 메칠레이션(Methylation)*이 목표점이 되어야 한다. 이와 함께 적당한 신체활동과 수면시간의 확보가 가장 중요하다는 것을 임상을 통해 자연스럽게 터득하게 되었다.

정 약 사 생 각 _ 클린

신진대사가 원활하지 못하여 체내에 노폐물이 가득 차게 되면 세포에 영양공급이 어려워지고, 세포 간의 정보전달 체계가 무너져 여러 가지 질병으로 고생하게 되는데, 대체로 몸이 무겁고 살을 빼야겠다고 다짐하게 되는 단계다. 이럴 때 1~2주 정도의 짧은 기간 동안 유기농주스요법이나 디톡스식사요법을 권할 때가 있는데, 배변을 돕거나 이뇨작용이 있는 성분이 함유된 제품이 아니라면 어떤 것이라도 좋다.

나는 이것을 환자들에게 카드빚을 정리하는 것과 같은 이치라고 설명한다. 대부분의 소시민들은 카드를 사용하지 않고 살고 싶어도, 매달 돌아오는 결제금액 때문에 어쩔 수 없이 사용하곤 한다. '살아가는 것이 아니라 밀려간다'는 어느 시처럼 하루하루를 살아가는 셈이다. 우리 몸도 마찬가지다. 피로에 찌들어 노폐물이

---

* 메칠(CH3)기를 다른 화학성분에 추가해 성분구조를 바꾸는 과정을 말하는데 해독을 하거나 효소나 신경전달물질을 만들 때 필요하므로 다양한 질환치료에 핵심 내용이다.

덕지덕지 쌓여 있는 상태이므로 그것을 청산해보려고 계속해서 먹을 것을 찾는 것이다. 그러나 미네랄, 비타민, 파이토케미컬 같은 마이크로뉴트리언트(미량영양소)가 부족한 먹거리로 허기만 면하고 나면 3대 영양소를 태우지 못하고 또 다른 노폐물이 쌓여 영양이 가는 길을 막는 악순환을 거듭하게 된다. 이러한 현상을 '톡식헝거(toxic hunger)'라 한다.

"우리 몸이 필요로 하는 영양소는 거의 없고, 독성만 많이 들어 있는 음식물을 섭취해 끊임없이 배고픔을 느끼고 있는 사람들을 '톡식헝거(toxic hunger)'라고 한다. 또 아무리 좋은 음식을 먹어도 혈관이 막히고 세포가 망가져 음식물을 받아들이지 못하여 수시로 허기가 지고 배가 고파 음식물을 계속 먹는 사람도 톡시헝거다. 당뇨환자처럼 입으로 먹어도 세포가 영양을 흡수하지 못해 세포가 굶주려 있는 사람도 톡식헝거다."[*]

톡식헝거는 한방에서 말하는 어혈, 담음과 연결된 개념이다. 세포가 영양공급을 받지 못하면 혈액이 제 기능을 잃어버리거나 결합조직이 약화되어 부종이 생기므로 소위 살은 자꾸 찌는데 활력은 떨어지고 근육과 골격이 약해지는 현상이 나타난다. 나쁜 식습관에 의한 영양부족상태를 완전한 유기농야채과일주스나 해독스프 혹은 디톡스식사를 단기간 집중적으로 공급하게 되면 세포가 살아나 지방대사와 영양공급, 노폐물배출을 스스로 할 수 있게 되므로 몸이 가벼워지고 나쁜 식습관은 저절로 사라지게 된다.

오랫동안 세포에 주지 못한 영양소의 빚을 청산하고 나면 세포막의

[*] 푸드+닥터(2016年, 한형선), p.153 인용

문이 활짝 열려 적게 먹어도 많은 일을 할 수 있는 건강한 사람이 된다. 특별히 체중조절에 자주 쓰이는 사하제나 이뇨제, 마황, 슈도에페드린, 푸로작 등의 강력한 작용을 하는 성분이 전혀 없음에도 불구하고 원하는 만큼 체중감량이 되는 것은 세포가 일을 하기 시작했다는 증거다. 클린 이후에 실제로 가장 많이 들었던 이야기 중 하나가 "나물이 좋아졌다", "샐러드가 먹고 싶다"처럼 자연식품의 맛을 알게 되었다는 고백들이다. 미네랄과 비타민이 우리 몸에 쌓이기 시작했기 때문이다. 몸이 가벼워지고, 얼굴에 화색이 돌며, 사소한 증상들은 독한 약을 먹지 않아도 저절로 완화되며, 이전의 상태로 돌아가지 않으려는 용기를 갖게 된다. 그런 의미에서 단기간의 클린은 악순환의 고리를 끊기 위한 전환점이 되며 운동과 마음의 수련, 성실한 일상생활만으로도 건강을 지킬 수 있도록 하는 데 큰 도움이 된다.

영양소의 종류

우리 몸은 물이 거의 70%를 차지하고 있고, 단백질 16%, 지방 13%, 무기염류 4%, 탄수화물 0.6%, 기타 0.4%로 구성되어 있다. 이 구성 비율이 달라지면 질병이 발생하고 노화를 일으킨다. 그러므로 인체 구성 물질의 소모를 막고, 이를 보충하며, 에너지대사를 높이는 데 어떤 영양소들이 실제 활용되고 있는지 알아보기 위해 그 종류와 작용기전에 대해 정리해보았다.*

― 비타민

과거에는 영양성분을 보충하는 의미로 비타민을 섭취했다. 그러나 과중한 스트레스에 시달리는 현대인들에게는 비타민 섭취가 필수가 되어버린 지 오래다. 다양한 스트레스, 환경오염, 과로 등으로 체내의 스트레스 호르몬과 유해활성산소의 양이 증가할수록 이를 제거하기 위해 대사반응에 필수적인 비타민과 미네랄의 요구량이 증가하기 때문이다.

---

*   질환별 영양치료학(곽재욱), 자연요법원리와 영양치료처방집, 24시약사, 영양학회 교육자료 참조

비타민의 종류와 각각의 기능과 활용법에 대해 알아보자. (부록 표 2-3 비타민의 종류와 기능 및 활용 참조).

정약사 생각 _ 비타민C

'영양제' 하면 비타민C가 전부인 듯 하루에 3000mg 이상을 매일 먹는 사람들이 늘고 있다. 그것은 비타민C가 수렴하는 작용이 있어 스트레스로 기(氣)가 위로 치솟는 양증(陽證)인 경우에 흩어진 기운을 모아 몸속으로 에너지를 붙잡아주고 진액을 보충하며 부신피로에 도움을 주기 때문이다. 특별히 뇌와 머리 쪽으로 항산화효과가 뛰어나 늘 긴장 속에 사는 현대인들이 하루하루를 지탱하는 데 큰 역할을 하며 만성피로에 빠졌을 때 식초와 함께 사용하면 빠른 효과를 볼 수 있다. 또 우리 몸 대부분의 조직을 구성하는 콜라겐의 원료가 됨으로써 암 예방과 치료에도 필수적이다. 그러나 체질적으로 몸속에 정체된 열을 내려 순환시켜준다거나 해독해야 할 독소를 처리하여 다른 질병으로의 이행을 막는 데는 역부족이다. 또한 허약한 여성이나 노약자들이 합성비타민C를 과량 복용하면 속쓰림이 생기거나 소화장애가 올수 있으므로 주의해야 한다. 이런 사람들을 위해 흡수율이 좋은 중성비타민C가 나와 있지만, 개인적으로 합성비타민에 의존하기보다는 파이토케미컬이 함유된 아세로라, 베리 추출물과 같은 천연비타민*이나 제철과일과 채소, 그리고 엽록소제품을 먹는 것이 훨씬

---

* 추천비타민C제품:블랙퍼플(케이팜), 비타민C프리미엄(솔빛), 리포퓰러 비타민C(조아제약)

좋다고 생각한다.

일반적으로 청소년기나 중장년층의 영양제로는 에너지생산과 피로회복에 도움을 주고 호모시스테인* 수치를 줄일 수 있도록 비타민B복합체 50mg과 비타민C 1000mg과 보리새싹분말을 함께 섭취하는 것이 효과적이다. 비타민B군은 음인에게, 비타민C는 양인에게 어울리며 특히 비타민C 고함량은 실증체질에 잘 맞는다.

— 미네랄

미네랄은 뼈와 치아 근육, 인대, 힘줄 등 신체의 각 부분을 형성하거나 조직을 강화시켜주고, 각종 호르몬, 효소 등의 구성성분이 되며, 삼투압 조절작용과 산염기의 균형을 맞춰주는 등 다양한 작용을 한다.

인체 구성의 3.5%를 차지하는 다량 미네랄에는 칼슘, 인, 황, 칼륨, 나트륨, 염소, 마그네슘이 있고, 0.5%를 차지하는 미량 미네랄에는 철, 요오드, 아연, 구리, 셀레늄, 망간, 크롬, 몰리브덴, 코발트, 불소, 붕소, 비소, 주석, 규소, 바나듐, 니켈 등이 있다.

1950년대에 생산된 시금치 한 단에 들어 있던 것과 같은 양의 비타민C를 얻기 위해서 지금은 시금치 17단가량을 먹어야 한다는 연구결과가 있는데, 이것은 식물이 햇볕을 제대로 받지 못하고 생산량을

---

*   메티오닌을 분해할 때 생성되는 중간부산물로 심장병이나 뇌졸중 등 혈관질환을 유발한다.

170

늘리기 위해 화학비료를 공급한 땅에서 자라기 때문이다. 따라서 유용한 미네랄이 식물 속에서도 절대적으로 부족하므로 육식을 자주하는 성장기 어린이와 청소년기 학생들에게는 미네랄제제를 적극적으로 보충해줄 필요가 있다.

우리 몸에 있는 60조 개의 세포(공장)가 다 가동되지 못하고 쉬는 것은 미네랄 부족이 가장 큰 원인이다. 현재 다양한 질환에 활용되는 대표적인 미네랄을 꼽으라고 하면 '마그네슘'이라고 할 수 있는데, 이것은 식물 속 엽록소에 다량 함유되어 있다. 홀푸드테라피를 할 때 여러 가지 종류의 엽록소 분말을 활용하는 것도 이러한 이유에서다. (부록 표2-4 미네랄의 종류와 기능 및 활용 참조).

정약사 생각 _ 미네랄

불같은 성격의 부모는 머리가 발달해 지팡이를 빨리 짚고,
온유한 성품의 부모는 다리가 튼튼해 자식들이 보내주는 여행을 잘 따라다닙니다.
불같은 부모는 고기를 좋아해 다리가 더 약해지고,
조용한 부모는 채소를 좋아해 다리가 더 튼튼해집니다.
고기에는 인산염이 많아 몸이 산성으로 변해 성격은 더 급해지고 잘 아픕니다.
다급한 몸은 칼슘을 빌려와서라도 알칼리로 중화를 시킵니다.
그래서 뼈는 약해지고, 몸 안의 물이 말라 성격은 더 조급해집니다.

인생에 행복총량의 법칙이 있듯이, 건강총량의 법칙도 있습니다.
불같은 부모는 젊은 시절이 빛나고, 조용한 부모는 노년이 빛납니다.
불같은 부모는 고기보다는 미역이나 다시마 같은 해조류, 버섯
류, 채소류를 많이 먹어 뼈를 건강하게 하고, 조용한 부모는 채소
에 흰살 생선이나 조개류 같은 질 좋은 단백질을 먹으면 건강한
노후를 맞이할 수 있습니다.
미네랄은 평온함이며 물이고 뼈입니다.
현대인들은 미네랄이라는 적금을 빨리 들어놓아야 건강한 노후
를 보장받습니다.

— 아미노산

단백질은 우리 몸에서 물 다음으로 많은 부분을 차지하는 영양소로
서 인체에서 근육, 인대, 힘줄, 손발톱, 모발, 체액을 구성하고, 뼈의 성
장에 필수적이다. 환자들에게 "아미노산 공급은 허무러진 건물벽을
바로 세우는 일"이라고 설명하는 배경이다. 또한 대사과정을 촉매하고
조절하는 효소와 호르몬들의 구성성분이기도 하므로 현대인들의 다
양한 질환에 아미노산제제를 활용할 수 있다.

대부분의 환자들은 상담할 때 "유전이에요"라는 말을 많이 한다.
그러나 사람이 평소에 어떤 음식을 먹느냐에 따라 없던 병도 생길 수
도 있고, 원래 있던 병이라 해도 치료할 수 있다. 예를 들어 지방을 많

이 섭취하거나 당분만 너무 많이 섭취하여 간이나 췌장의 조절장치가 고장 났다고 해도 세포가 필요로 하는 질 좋은 성분을 꾸준히 섭취해주면 유전자가 회복되어 스스로 조절할 수 있는 능력이 생겨 질병을 치료할 수 있다. 이때 핵심적인 역할을 하는 것이 아미노산이다. 여기에 수백만 종류의 효소가 정상적인 작동을 하기 위해서 비타민, 미네랄, 섬유질이 필요하며, 세포막의 원료가 되는 좋은 불포화지방산이 공급되어야 한다.

개인적으로 자주 활용하는 아미노산으로 장점막을 재생하는 글루타민과 암모니아를 요소로 무독화시켜 소변으로 배출시키는 데 필요한 COA(Citrulline, Ornithine, Arginine)[*] 두 종류의 액제가 있다.

스트레스를 오랫동안 받아 허로병(虛勞病)에 빠져 내방한 경우에 초기에 먼저 사용하는 처방이다. 교감신경의 자극으로 근육이 늘 긴장되어 있어 아미노산이 소실되고 점막의 상태가 나빠지며, 간의 해독 과정 중에 발생한 중간독소들을 배설하지 못해 염증을 유발하여 세포들을 공격하므로 질병이 되고 피로한 상태에 빠져 있기 때문이다. 한약을 쓸 때 궐음병(厥陰病)에 해당하는 상태에서 소양병(少陽病)에 사용하는 시호제를 병행할 때가 있는데 이와 유사한 흐름이라고 보아도 무방하다. 한약을 부담스러워하거나 생산이 중지된 한방과립을 대체하기 위해 활용하고 있는 영양요법이지만 더 유효할 때가 많다.

---

[*] 간해독과정 중에서 암모니아를 배설하는 데 필요한 주요 아미노산

이 두 계열의 아미노산과 함께 집에서 해독주스을 만들어 먹게 하여 비타민 미네랄과 복합당의 역할을 보조하도록 하는데, 액제와 음식의 융합이 허약자들에게는 거부감이 없고 빠른 회복을 가져온다. 아미노산과 미네랄이 없이는 해독과 조직의 복구를 기대할 수 없기 때문이다. 가정에서는 조개류와 갯벌음식(낙지, 꼬막, 세발나물 등), 마늘을 활용할 수 있다. (부록 표2-5 아미노산의 종류와 기능 및 활용 참조).

― 프로바이오틱스[*]

프로바이오틱스의 개요

세계보건기구(WHO)가 정의한 바에 따르면 "프로바이오틱스란 'pro'와 'biotics'의 합성어로서 pro는 '~를 위한(for)', biotics는 '생명(life)'을 뜻하며, 충분한 약을 섭취했을 때 건강에 좋은 효과를 주는 살아 있는 균"을 말한다. 우리가 잘 아는 표현으로 '유산균(乳酸菌)'이다.

프로바이오틱스는 면역세포의 80%가 장에 존재하므로 각종 면역기능을 담당하며, 박테리오신(Bacteriocins)과 같은 항균물질을 만들어 헬리코박터 파이로리균 등 유해균이 살 수 없는 산성환경을 형성하고 질내와 요로계감염을 예방한다. 또한 과민한 장 연동운동을 정

---

[*]　프로바이오틱스의 종류와 기능 및 활용, 부록 표2-6 참조

상화하고, 손상된 점막을 복원하며 장상피세포의 간극을 견고하게 하여 장벽으로 유해물질이 유입되는 것을 차단한다. 또 신경전달물질인 세로토닌의 90%가 장에서 생성되므로 스트레스를 완화시켜 장내미생물의 균형을 회복하고 우울증이나 소화기질환, 피부질환, 간기능개선 및 암에도 효과가 있다. 특히 김치유산균은 마약성물질과 유사한 통증감소효과가 있어 암환자의 통증에 활용하기도 한다.

패스트푸드 및 육류의 섭취증가로 인해 장운동이 느려지고, 장내세균에 의해 생성된 암모니아, 아민, 황화수소 등 유해물질이 혈액으로 들어가 간, 신장, 피부, 뇌 등에 유해작용을 하므로 피곤하고 식욕이 떨어지며 치질이나 고혈압, 대장암을 유발한다. 이에 프로바이오틱스가 소화액과 단백질 분해효소를 분비하여 독성물질을 분해하고, 배변활동을 원활하게 하며 비타민B군과 비타민K를 생산하고 미네랄의 흡수를 촉진하므로 현대인들에게는 필수적인 영양소다.

프로바이오틱스의 종류

프로바이오틱스는 크게 소장에 주로 잘 정착하는 락토바실러스균(Lactobacillus)과 대장에 주로 상주하는 비피도박테리아균(Bifidobacteria)으로 나눈다. 락토바실러스균은 우유의 유당을 뜻하는 'lacto'와 막대 모양을 뜻하는 'bacillus'가 합쳐져서 '유당을 분해하는 막대 모양의 균'이라는 의미로 붙은 명칭이며 요구르트, 치즈, 김치 등 발효식품에서 발견된다. 소장에 잘 정착하고 내산성이 강하며 혈중 콜레스테롤을 감소시키고, 면역을 강화하며, 변비 및 설사를 개선하는 효과가 있다. 비피도박테리아균은 건강한 장에 살고 있는 상주균으로 장내 세균의 30~40%를 차지하며 모유를 섭취하는 유아의 장내균총 중 10~20%를 점유한다. 변비와 설사, 면역 증강, 항종양, 혈중콜레스테롤 감소, 유당 불내증 개선 등의 효과가 있다.

유산균(프로바이오틱스)은 아침 공복에 물 한 잔과 함께 복용하는 것이 좋고, 유산균의 증식을 돕는 식이섬유(프리바이오틱스)*를 함께 섭취하는 것이 효과적이다. 생활 속에서 유산균이 함유된 식품으로는 요구르트, 치즈, 된장, 간장, 김치, 절임반찬, 와인 등이 있는데, 프리바이오틱스로는 올리고당과 채소나 과일 속에 함유된 식이섬유가 대표적이다. 최근에 알려진 바이오제닉스**의 역할을 대신하여 백김치를 유산균생성물질의 의미로 홀푸드테라피에 적극적으로 활용할 수 있다. (부록 표2-6 프로바이오틱스의 종류와 기능 및 활용 참조)

기타 빈용건강기능식품

최근에 다양하게 생산되고 있는 제품들 중에서 치료에 적극적으로 활용되고 있는 영양제와 건강기능식품들의 기능과 활용법을 정리해 보았다. (부록 표2-7 기타 빈용건강기능식품 참조).***

---

*   장내 미생물의 먹이가 되어 성장활성을 돕는 난용성성분으로 이눌린, 올리고당, 식이섬유가 주로 해당한다.

**   유산균의 분비물로 장을 해독하며 장내 유익균을 활성화시키고 증식시킨다.

***   기타 빈용건강기능식품, 부록 표2-7 참조

대변이 무르고 설사를 자주 하면 좋은 유산균을 찾아다니는 사람들이 많다. 물론 유산균이 도움을 주지만 최선의 선택은 아니다. 술을 마시거나 스트레스를 받으면 대변이 묽게 나오고 배변 후에도 시원한 느낌이 없는 경우가 있는데 이는 심열(心熱)이 많아 열이 상부로만 쏠리면서 상대적으로 장이 무력해지고 차가와졌기 때문이다.

복부는 림프가 많이 모여 있는 곳이므로 림프 순환이 정체되어 독소배출이 되지 않아 내장비만이 되기 쉽다. 열이 많은 중년 남성들의 배가 자꾸 불러오는 것도 이 때문이다. 또 간문맥이 막혀 영양공급이 나빠지므로 눈이 뻑뻑하거나 입이 마르거나 머리가 무겁고 아픈 간기울결증세를 동반하기도 한다.

이런 경우에는 유산균만 복용하기보다 증상에 따라 심열(心熱)이나 간열(肝熱)을 해결하는 한방제제와 병행하는 것이 훨씬 효과적이다. 반대로 복부가 냉하고 찬 음식을 선호하는 사람은 배를 따뜻하게 하고 뱃속의 수습(水濕)을 없애주는 한방제제와 유산균을 병행하는 것이 좋다. 실증에는 갈근황금황련탕, 반하사심탕, 소시호탕을, 허증에는 윤장환, 인삼탕을 유산균, 유산균생성물질과 함께 활용한다.

정 약 사 생 각 _ 영양제는 무조건 몸에 좋다?

약국에서 종합영양제나 평이한 성질의 건강기능식품을 판매해도 구토나 두통, 알레르기반응과 같은 부작용이 있다고 반품하는 사례가 더러 있다. 대부분의 경우 환자의 간 해독능력이 떨어져 있거나 영양상태가 불량하여 에너지대사를 높여주는 영양제를 섭취할 때 갑자기 혈류가 증가되어 알레르기반응 같은 트러블이 일어나는 것이다. 반품을 받아주면서 환자의 상황을 살펴 그 이유를 설명해주었더니 더욱 신뢰감을 갖게 되어 가족과 같은 단골이 된 예가 많다.

또 홍삼이나 노니, 양파즙처럼 따뜻한 성질이 강하거나 알로에,

어성초, 야콘처럼 찬 성질이 강한 식약재, 그리고 나이아신(VtB3)이나 요오드 등 에너지활성이 높은 성분이 포함된 영양제를 제외하고는 이상에서 언급한 대부분의 영양소들의 기능은 항상성을 회복하는 데 방향을 잡으라는 뜻이므로 영양소 하나가 단기간에 몸을 바꿔준다는 성급한 생각은 버려야 한다.

언제나 내 몸과 주변 환경, 생활습관이나 마음의 상태까지 여유를 가지고 살펴 영양소를 선택하면 판매원의 설명이나 광고에 현혹되어 영양제를 구매했다가 실망하고 또 다른 제품으로 바꾸어 집안에 영양제가 쌓여가는 사태를 막을 수 있다. 또 석유부산물이나 인공색소 등 화학첨가물이 들어간 저가제품의 영양제를 먹는 것보다는 순도가 높은 한두 가지의 영양제를 선택하여 복용하거나 앞에서 언급한 허실에 따른 영양요법을 염두에 두고 주변에서 구할 수 있는 식재료를 활용하면 얼마든지 음식으로도 영양소를 대신할 수 있을 것이다.

정약사 빈용영양물질(추천영양제)

아미노산 : 에리스아미노(엘스케이), 리셀, 프로큐, 바이헬스(옵티마), 프라임실크(천송), 에이자임(파낙스), 글루콤, 레보골드, 큐업(고려), 트리엔철(바이탈코어)

엽록소 : 민들레, 무청, 보리새싹, 케일, 삼채, 신선초, 파래, 강황, 홍화, 솔잎, 모링가(한농, 농협, 수협 外)

MSM : 퓨어식물성 MSM(극동에치팜)

효소 : 에르고자임(엘스케이), Y자임, E자임(네이처스팜), 파워엔자임(아미코젠), 힘찬나래(한농)

간해독제 : 메타파워(엘스케이), 레비큐(옵티마), 마이간(솔빛), 리버트랜스(케이세라퓨틱스), 토라토라액(네이처스팜), 가레오(조아), 리버폴(신일), 에바치온(조아), 엘코민(바이탈코어)

미네랄 : 리퀴드씨엠(네이처스팜), 액칼(엘스케이), 칼막(케이세라퓨틱스), 칼슘마그네슘(바이탈코어), 솔빛M(솔빛)

비타민 : 아드파워(엘스케이), 맥스비큐텐(미아조은건강), 미르포뮬러(J&H), 씨이멕스(동화), 리포뮬러비타민C(조아), 옵티몬(옵티마), 엑세라민(일동), 셀렌효모비타(트리엔), 블루버스터

OPC : 프레라디플러스(엘스케이), 솔빛투(솔빛), 파낙스통(파낙스), 타나시아큐(유유), 바소칸징코(조아), 써클4U(예스킨)

오메가3, 6 : 파이토퓨어(엘스케이), 리퀴드오메가3(제이앤에이치바이오), 미토큐(케이세라퓨틱스), 옵티메가(옵티마), BR포커스(미아조은), 엠투퀸(메타센), 바이오지엘에이(J&H바이오)

천연항생제 : 앙띠플러스(옵티마), 안티플M(네이처스참), 안티플러스(예스킨), 프로디펜즈(케이)

프로바이오틱스 : 비플러스(엘스케이), 락토500, 진락유산균, 엘포비(미아조은), 비피스N(네이처스), 우먼스프로바이오틱스(트리엔)

유산균 생성물질 : 투웍스(엘스케이), 에스드림(엔큐엔에이)

연골영양제 ;조인트킹(케이세라), 슈퍼조인트(엘스케이), 엠에스피지(네이처

스), 생히알락(메타센)

기타 : 바이오베타칸(엘스케이), 섬안(솔빛), 스태비(옵티마), 스위트드림(메

타센), 토노겐(재우스팜), 원삼칠(파낙스) 外

4장

홀푸드테라피의 세 번째 요소
_음식/마음 · 환경(Food/Mind · Life)

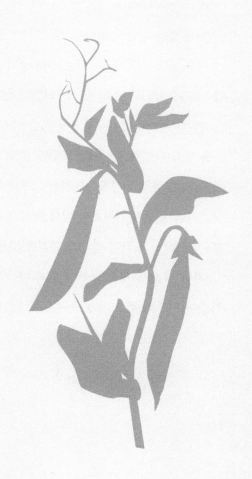

식생활(Food), 마음(Mind), 환경(Life)

우리의 어두운 지난날을 불꽃같이 살다간 혁명가가 있어
어느 야반, 집에 남은 아녀자들의 가난한 주머니를 털러
잠깐 들렀다가 사라졌다고 치자. 젊은 아내에게 남은
아쉬움은 못다 한 입맞춤이겠으나 그 어미에게는 미처
못 먹인 더운밥이 될 것이다. 미처 못 먹인 밥은 찬밥도
더운밥이 되는 법이다.*

약국은 동네의 사랑방이다. 소화제, 모기약, 밴드 등 소소한 것을 사러
드나들던 사람들이 때때로 "애가 밥을 안 먹어요", "키가 안 커요", "방
문을 닫고 나오질 않아요", "도둑이 들었어요", "어머니가 통 음식을 입
에 대지 않아요", "잠을 못 자요", "계단에서 내려오다 허리를 다쳤어
요", "아버지 혼자 계시는데 식사를 안 하세요", "우리애가 집을 나갔어
요"… 등등 작은 약국 안에서 수없이 많은 이야기를 쏟아낸다.

　하얀 가운을 입은 내게 이렇게 하소연하는 것은 어디에도 말하기
힘든 속 이야기를 익명성에 기대어 털어놓는 경우도 있지만, 사연이

---

*　　　박완서, 〈못 가본 길이 더 아름답다〉 중에서

이러하니 도움이 될 만한 약이나 영양제를 추천해달라는 뜻이기도 하다. 그럴 때마다 나는 늘 약을 주기보다 얼른 그 집으로 뛰어가서 음식을 한 상 차려주고 싶어진다.

나는 요리하는 것을 좋아한다. "가장 행복한 때가 언제인가?"라는 질문을 받으면 늘 "음악을 들으며 음식 만들 때"라고 곧바로 대답한다. 요리를 '잘' 해서가 아니라 요리하는 것이 정말 즐겁기 때문이다.

그때그때 순간적으로 전체를 판단해서 하나의 작품을 완성해나가는 것은 약도 음식도 마찬가지다. 그래서일까? 냄비의 두께가 다르고, 내가 장 봐온 재료의 수분과 상태가 다르고, 집집마다 가스레인지의 화력이 다 다른데 하나의 요리에 하나의 레시피가 있다는 것, 정해진 용량과 시간이 있다는 것이 나로서는 참 받아들이기 힘들었다.

물이 흐르듯이, 춤을 추듯이, 숨을 쉬듯이, 가만히 기다리듯이, 약을 짓는 일도 마찬가지다. 얼마 전에 있었던 일이다. 동네 할아버지 한 분이 쓰러질 듯한 모습으로 약국에 오셨다. 배 아프고 입맛이 하나도 없고 어지러워서 병원에 다니는데 아무리 약을 먹어도 낫지 않는다는 것이다. 할아버지는 "밥맛이 좋아지는 약을 달라"고 했다. 이야기를 들어보니 여든이 넘은 할아버지는 혼자 지내면서 인스턴트 음식을 주로 먹고 있었다. 일회용국과 밥 같은 것들로 말이다. 생명이 없는 그 음식들은 할아버지를 살릴 수 없을 것 같아서 "내일 다시 오시라"고 하고 퇴근 후 집에서 쇠고기 반근과 미역을 듬뿍 넣어 미역국을 진하게 끓였다. 다음날 할아버지께 그 미역국을 드리면서 "물을 부어 데

우면 일주일은 드실 수 있을 거예요"라고 말씀드렸는데, 며칠 후 "미역국 덕분에 살았다"면서 인사를 오셨다. 할아버지에게 미역국 한 그릇이 약이 되었을 리는 없지만, 주저앉았던 기운이 살아나기에는 충분한 감동이었을 것이다. 돌이켜보면, 그때 내게는 사랑보다 '치료해야겠다'는 일념이 강했던 것 같다. 그래서 음식을 처방했을 것이다.

음식은 단순한 밥이 아니라 치유의 에너지이자 파동이다. 음식을 함께 나눈다는 것은 모든 것을 내어주겠다는 뜻이다. 그래서 나는 홀푸드테라피의 세 번째 요소인 음식(Food)에 마음(Mind)를 포함시켰다. '식약동원관(食藥同源觀)'이나 "음식으로 고치지 못하는 병은 약으로도 고치지 못한다"는 히포크라테스의 말을 굳이 언급하지 않아도 음식의 중요성과 가치에 대해서는 누구나 인정하지 않을 수 없기 때문이다. 한방이론 중 질병의 원인에 칠정(七情)*이라는 내(內)적인 원인이 있듯이 사람의 마음 씀씀이도 건강의 흐름에 유기적으로 영향을 미친다고 해석한다. 이는 현대의학에서 말하는 뇌와 장, 뇌와 신경, 스트레스와 장, 간과 심장 등으로 이어지는 개념과도 일맥상통한다.

뚝딱뚝딱 도마를 두드리는 소리와 음식이 익어가는 냄새와 시끌벅적한 집안의 신나는 공기는 오감(五感)을 통해 세포로 전해지고 그 순간부터 몸은 치유되기 시작한다. 요즘 청소년들은 학교에서 돌아오는 길에 멀리서부터 들리는 엄마의 도마소리를 듣지 못해 정서적으

---

*   희노우사비공경(喜怒憂思悲恐驚) 일곱 가지 감정의 상태가 질병에 영향을 미친다는 의미로 질병의 내적인 원인에 해당된다.

로 더 많이 불안해진 것은 아닐까 하고 혼자 생각해본 적도 많다. 또한 음식이 '배고픔을 대신할 수 있는 양(量)적인 물질'이라는 의미를 넘어 '치유의 개념'이라고 본다면, 세포가 좋아하는 순수한 재료들로 몸을 채워나가야 한다는 인식의 전환이 반드시 필요한데, 이때 마음(Mind)이라는 요소가 함께 어우러져야 내적·외적 환경 개선으로 정상세포를 깨울 수 있다. 그런 의미에서 "살을 빼려고 덜 먹으려고 한다"던가 "걷기 시작했다" "담배를 끊었다" "퇴근하고 바로 집으로 간다"라는 말들은 건강한 삶을 위해 마음이라는 요소가 먼저 작동했다는 뜻이다.

또 우리 몸을 유지하는 데 가장 중요한 역할을 하는 것을 하나 꼽으라고 하면 세포수보다도 많은 미생물일 것이다. 미생물은 오랫동안 우리의 땅에서 자란 음식을 먹고 조상들의 습관을 몸으로 익혀 만들어진 것이라고 볼 수 있다. 익숙하지 않은 생소한 물질보다는 신토불이의 단순하고 겸손한 식단을 선호하는 것도 그런 배경이다. 이런 의미에서 보면 최근 유행하는 맛있고 유별난 음식을 찾아다니는 현상도 과도기에 지나지 않을 것이다. 언젠가는 분명 산해진미를 떠나 다시마와 생도라지를 들기름에 찍어먹으며 하루를 시작하는 일이 일상이 될지도 모른다.

약국에서 한 주먹이나 되는 독한 약을 받아들고 복용시간을 놓칠까 봐 노심초사하면서도 정작 밥 한 끼 제대로 못 챙겨서 얼굴이며 몸이 새까맣게 타들어간 노인들의 결핍을 확인할 때마다 으레 "먼저 밥부터 잘 챙겨 드세요"라고 말하곤 한다. 한 끼의 간결한 식사는 우리 몸의 미생물을 유지하고 점막을 회복할 수 있는 지름길이다. 그러므로 노인과 어린아이들과 오랫동안 병을 앓고 있는 환자들에게는 약보다 음식이 최고의 치료제가 될 것이다.

음식의 기능과 속성

음식은 에너지원과 생화학반응의 원료가 되어 기(氣)를 이롭게 하고, 혈(血)과 진액(津液)을 자양(滋養)하여 정상적인 생명을 유지하고, 세포들 간의 정보전달을 용이하게 하고, 소화와 해독, 염증 억제 작용 등을 통하여 질병을 치유하고 예방한다.

현대인들의 만성질환은 기능의학적인 관점에서 보면 세포가 인슐린에 대해 정상적으로 반응하지 못하는 인슐린 저항성*과 스트레스로 인한 코티졸 항진, 산화적 스트레스,** 메틸레이션, 세포막의 안정성 등에 영향을 받는 경우가 많다. 이에 음식은 수만 가지 화학반응을 일으키는 데 필요한 효소와 조효소, 그리고 호르몬의 재료가 될 뿐 아니라, 유전자 발현이나 전사, DNA복구 등 개인 유전자의 구조와 기능에 영향을 주어 건강을 회복시키거나 질병을 유발하기도 한다는 연구가 진행되고 있다.

이러한 연구를 통해 대사에 중요한 요소로 작용하는 음식 중의 섬유소와 필수지방산, 단백질, 비타민, 미네랄 및 식물성 영양소를 대

---

*   인슐린저항성:인슐린은 정상적으로 분비되나 인슐린 수용체에서 받아들이지 못해 세포가 포도당을 효과적으로 연소하지 못하는 상태

**   활성산소가 증가함에 따라 생체 내 항산화력이 떨어지면서 발생하는 스트레스

자연의 햇빛과 청정한 토양에서 자란 무공해 과일이나 채소, 근채류, 곡류, 견과류, 오염되지 않은 바다의 해조류 등 건강한 먹거리를 통해 적극적으로 섭취해야 한다는 것을 확인하게 되었다. 실제로 난치성 질환을 앓는 환자일수록 콩, 옥수수, 축산물 등 유전자변형식품(GMO식품)을 먹을 때 증상이 악화되는 사례가 많다. 그러므로 건강한 먹거리와 함께 정제된 밀가루와 설탕을 줄이고, 청량음료, 인공감미료, 패스트푸드, 트랜스지방과 술, 담배, 카페인을 제한하는 식생활을 기본으로 스트레스를 멀리하고 신체활동을 꾸준히 하는 것이 세포의 노화방지와 질병치료의 기본이라 할 수 있다. 그러나 무엇보다 홀푸드테라피에 있어서 음식은 또 다른 의미를 갖는다.

먼저 첫 번째 요소인 한약(韓藥)과의 조화다. 상한론 처방을 자세히 들여다보면 '처방 속에 보혈(補血) 자음(滋陰)의 의미가 충분히 고려되어 있는 신(神)의 처방'임을 알 수 있다. 하지만 일상의 모든 먹거리가 지금의 건강식품처럼 좋았던 시대와 현재의 식단을 같은 선상에 놓고 환자를 치료하기에는 무리가 따른다. 따라서 치료 중에는 식단개선을 통하여 한약을 받아들이는 세포를 교정시키고, 처방방의에 따라 음식을 과학적으로 융합하여 약력을 증가시킬 수 있도록 주의를 기울인다. 또 치료 이후에도 지속적으로 장내환경을 회복하고 인지질과 콜라겐의 원료를 공급해줌으로써 점막과 세포막을 회복시켜 정보전달력을 정상화하여 완전한 건강에 이르도록 꾸준히 안내해야 한다. 이처럼 음식치료와 식생활교정은 현대인의 난치성질환치료에 필수적이며 건강을 유지하고자 하는 사람들에게도 반드시 지켜나가야 할 과제가 되었다.

건강한 먹거리에는 이 같은 기능 이외에 다양한 항산화성분이 각양각색의 컬러와 파이토케미컬의 형태로 존재하고 있는데, 모두 사기오미(四氣五味) 즉 네 종류의 기운과 다섯 가지의 맛을 지니며, 각각 고유의 기능이 있다.

음식과 색(色)_컬러푸드(Color Food)[*]

음식을 청적황백흑(靑赤黃白黑)의 오색(五色)으로 나누어 각각 간심비폐신(肝心脾肺腎)의 기능과 연관되어 있다고 보고 음식물을 선택할 때 내 몸에 필요한 에너지의 음식을 섭취하는데, 이는 최근에 연구가 활발히 진행되고 있는 컬러푸드(Color Food)와 일맥상통한다.^{**}

정약사 생각_ 오색 떡국

컬러푸드의 개념을 떡국에 접목하여 최근에는 오색 떡가래가 생산되어 인기를 끌고 있다. 그러나 여러 가지 색을 내기 위해 아무리 천연재료를 썼다고 한들 원래 의미를 좇아갈 수 있을까? 잘 끓인 흰 떡국에 희고 노란 달걀지단, 송송 썬 초록대파, 잘게 찢은 붉은 쇠고기를 올리고 왠지 허전하면 검은색 김을 잘라 올리면 완벽하게 조화를 이룬 떡국이 완성된다. 탄수화물, 단백질, 비타민이 색깔마다 골고루 들어 있는 데다 화룡점정으로 김 속에 들어 있는 바다 속 미네랄까지 합쳐져 영양적으로도 완벽해지는 것이다. 억지로 만들어내지 않아도 우리가 먹는 전통음식들은 이미 컬러푸드다.

---

* 맞춤영양과 건강요법(박영순著), 파이토뉴트리언트영양학(2011年한국영양학회), 체질과 푸드테라피 外 참조

** 〈컬러푸드의 종류와 기능 부록 표3-1 참조〉

음식과 파이토케미컬(Phytochemicals)

사람을 두 종류로 나누어 동(動)적인 사람을 양인(陽人)이라 하고, 정(靜)적인 사람을 음인(陰人)이라 한다면, 상대적으로 동물은 양(陽)으로 식물은 대체로 음(陰)으로 분류할 수 있다. 그러나 조용한 사람이 활동적인 사람에 비해 끝까지 버티는 저력이 더 많은 것처럼 자연의 세계에서도 동물보다 식물의 생명력이 더 강하다. 먹이를 잡아먹거나 적에게 잡히지 않기 위해 줄곧 움직이고 도망 다니는 동물보다 한 자리에서 모진 비바람과 천둥, 폭풍과 맞서 견뎌내는 식물의 생존 능력이 더 탁월하다는 뜻이다. 최근에 생산되고 있는 건강기능식품과 자연식재료들을 이해하려면 자연에서 얻을 수 있는 채소나 과일이 갖는 고유의 색깔과 영양소들이 앞에서 언급한 것 같은 생존 과정을 거쳐 생산된다는 사실을 인지해야 한다. 그중의 으뜸이 바로 '파이토케미컬(phytochemicals)'이다.

— 파이토케미컬(Phytochemicals)

파이토케미컬은 식물이 혹독한 환경에서 살아남기 위한 수단으로 경쟁식물의 생장을 방해하거나 각종 미생물과 해충으로부터 자신의 몸을 보호하기 위해 생성한 물질로 '식물(phyto)'과 '화학물질(chemical)'의 합성어이다. 즉 파이토케미컬은 '식물이 만드는 화학물질'이라는 뜻이다. 감기약으로 개발되었던 버드나무껍질의 살리신(salicin)이나 주목나무에서 발견된 항암제 택솔(taxol)은 유명한 파이토케미컬이다. 이는 질병과 노화를 방지하는 탄수화물, 단백질, 지방, 비타민, 미네랄 등의 기본 영양소를 제외한 제7의 기능성 영양소라고 하며, 식물의 색소와 맛과 향을 모두 포함한 것으로 다양한 생리 활성 기능을 가진다. 또 식물에는 영양소 외에 태양으로부터 얻은 에너지가 존재하므로 식물을 먹는다는 것은 곧 에너지를 공유한다는 뜻이기도 하다. 식물이 질병을 치료하는 데 큰 역할을 하는 것은 이 때문이다. 우리 주변에 존재하는 여러 가지 제품들 즉 살충제, 제초제, 배기가스, 매니큐어, 샴푸, 플라스틱제품, 산업폐기물, 합성세제, 화장품 등에는 환경호르몬으로 작용하는 제노에스트로겐 혹은 생체 이물질이 다량 함유되어 있다. 이 물질은 인체 내로 들어와 가짜 호르몬으로 작용하여 내분비계에 교란을 일으켜 질병을 발생시킨다. 심지어 미생물에 의해 분해되지도 않고 지방조직 속에 남아 있다가 문제를 일으키는데 이런 성분들을 피하고 체내 해독 작용을 돕기 위해서는 식이생활의 교정이 필수적이다. 이때 파이토케미컬이 중요한 역할을 한다. 자연 먹거리 중에 포함된 파이토케미컬의 다양한 기능에 주목하면 이러한 문제들을 해결하고 면역체계를 바로 세우는 데 도움을 얻을 수 있다.

― 파이토케미컬(Phytochemicals)의 여러 기능

항산화작용

식물 속 파이토케이컬은 세포를 공격하여 질병의 원인이 되고 노화를 촉진시키는 활성산소의 농도를 낮추는 항산화작용이 뛰어나다. 그러므로 다양한 종류의 항산화물질이 충분히 함유된 음식을 섭취하면 글루타치온이나 항산화효소, 그리고 해독효소를 생성하여 세포를 산화적인 손상으로부터 보호하고 대사반응을 조절할 수 있다.

해독, 항암

인체는 독성 노폐물을 해독하기 위해 간에서 여러 종류의 효소를 합성하여 이를 무독화시킨다. 파이토케미컬은 정상세포에서는 효소로 작용하여 독성노폐물을 해독하고, 이 과정에서 생산되는 중간대사물이 암세포를 활성화되지 않도록 간의 2단계 해독과정에서 작용하는 효소를 합성하여 항암작용을 한다. 이 외에도 손상된 DNA를 복구하고, 혈관신생을 억제하는 등의 다양한 기전을 통해 항암효능을 나타낸다. 또 세포를 보호하는 단백질인 Nrf2를 활성화하고, 염증을 일으키는 신경전달물질인 NF-kB를 억제하여 최근에 문제가 되고 있는 미세먼지와 호흡기질환 등에도 활용할 수 있다. 그러므로 좋은 토양에서 자란 십자화과 뿌리채소와 야채들을 해독주스를 통해 상복하는 것은 큰 의미가 있다.

세포의 인슐린 민감성을 증강시키고 췌장 베타세포를 보호하며 당흡수와 당신생을 조절하는 작용이 있어 당뇨병에 활용된다. 또 혈관내 피기능개선, 콜레스테롤 합성저해 등의 작용이 있어 고혈압, 고지혈증, 동맥경화증 등 심혈관계 질환에 도움이 된다. 이 외에 면역세포의 기능을 증강시키고, 지방세포의 분화를 억제하여 비만에 도움을 준다. 또 아마인의 리그난(Lignan), 양파·마늘·부추의 디아릴 황화물(Diallyl sulfide), 깻잎·쑥·인진쑥의 테르펜(Terpenes) 등의 성분들은 항균 및 항바이러스 작용을 한다.

─ 파이토케미컬(Phytochemicals)의 종류

파이토케미컬은 지금까지 알려진 것만으로도 8,000가지가 넘지만, 크게 폴리페놀류(polyphenols), 터핀류(terpenes), 바닐로이드류(vanilloids), 유기황화합물류(Organosulfurs)로 분류할 수 있다. 자주 활용되는 파이토케미컬의 효능과 급원식품에 대해 알아보자.[*]

파이토케미컬을 활용한 제품으로는 레스베라트롤(적포도주 추출물) 성분, 카로티노이드를 함유한 과일주스나 영양바, 요구르트, 유제품 등

---

[*] 파이토케미컬의 종류와 기능 및 급원식품, 부록 표3-2 참조(출처;파이토뉴트리언트영양학 (2011年, 한국영양학회) 맞춤영양과 건강요법(박영순 著) 外)

이 있고, 라이코펜의 급원식품으로는 토마토를 활용한 소스나 즉석식품, 과채음료, 젤리, 그 외 식사대용의 시리얼이나 각종 음료에 커큐민, 베리, 카테킨을 첨가하여 다양하게 생산되고 있다. 약국에서도 강황이나 밀크씨슬, 브로콜리분말 등을 활용한 천연항산화제가 출시되어 있고, 엽록소분말이나 곡물에 파이토케미컬을 코팅한 시리얼이나 다양한 색상의 말린 야채를 야채차나 컬러푸드의 개념으로 판매하고 있다. 이러한 기능들은 질병을 치료하는 보조적인 역할을 한다. 추천할 수 있는 제품으로 조금자채소잡곡, 야채분말조미료, 엽록소분말(한농), 콘체르토(오손도손), 젠트란스(케이팜) 등을 들 수 있다.

우리는 종종 암에 걸린 사람이나 난치성 피부질환자 혹은 알레르기성 비염 등으로 고생하는 환자가 산에 들어가서 살면서 차츰 회복되기 시작했다는 이야기를 듣는다. 이것은 일상적인 식단 속에 들어 있던 영양성분이 충실한 토양과 햇빛과 물을 만나 다양한 파이토케미컬을 만들었고 이것들이 제 역할을 해냈다는 뜻에 다름 아니다. 도시에서 판매되는 각종 '유기농 식품'이라던가 '무농약식품' 등의 홍보 문구가 들어간 식재료들과는 차원이 아주 다른 효능이다. 한국인의 식단에 자주 사용되는 고추, 고구마, 마늘, 냉이, 미나리, 미역, 다시마, 김, 버섯, 콩, 부추, 당근, 녹차, 보리새싹 등의 제철 식재료에는 태양으로부터 흡수한 에너지와 여름 혹은 겨울철의 환경에 적응하거나 이를 견뎌내면서 만들어낸 항산화물질과 생리활성물질, 성장발육인자 등 다양한 생체의 에너지가 함유되어 있다. 특히 한국인의 식단에서 빼놓을 수 없는 김치는 장수국가의 단골메뉴이자 발효음식의 대표격이다. 주재료인 배추와 양념, 그리고 부재료로 사용되는 마늘, 양파, 갓, 생강 등 유황화합물은 한국인에게 가장 적합한 유산균과 해독물질의 원료이며, 비타민C와 살아 있는 효소를 한꺼번에 섭취할 수 있는 최상의 것으로 장 건강과 면역을 한꺼번에 책임지는 완전식품이다. 김장은 그런 의미에서 홀푸드테라피의 모든 요소를 포함한 것으로 가정에서 치를 수 있는 뜻깊은 연중행사다.

정약사 생각_ 김장철

동네 한 바퀴 돌다가 시장통에서 병어 세 마리, 손두부 한 모, 노지 시금치 한 봉지, 쪽파 한 단 사서 걷는데 요즘 시장통은 죽었다더니 배추, 무, 갓, 미나리 김장재료들은 동그란 전구 아래서 얼마나 환하고 힘찬지 '김장은 생명이다' 하니 옆에서 눈을 끔뻑인다. 손가락 하나 까딱할 힘이 없어도 내가 아닌 누군가를 위해 꼭 이맘 때 김장을 해야 한다는 사실은 정수리에 전선을 연결한 것처럼 벌떡 일어나게 하는 힘이다. 김장은 그래서 서민들의 잔치다. 고장 난 분쇄기를 고치고 무를 자르고, 고춧가루 양념을 휘젓고 배추에 꼴뚜기 굴 섞은 양념 속을 집어넣고 김장은 혼자서 다 한 듯 손 씻는 아들의 입에서 나오는 소리 "엄마, 김장은 그 집안의 정체성이야" 그래, 김장은 축제고, 면역이고, 사랑이야!

음식의 사기오미(四氣五味)와 작용

사기(四氣)는 한열온량(寒熱溫涼), 즉 차고 뜨겁고 따뜻하고 서늘함의 네 가지 성질을 말하고, 오미(五味)는 간(肝), 심(心), 비(脾), 폐(肺), 신(腎)으로 연결되는 신맛의 산미(酸味), 쓴맛의 고미(苦味), 단맛의 감미(甘味), 신맛의 신미(辛味), 짠맛의 함미(鹹味) 등 다섯 가지 맛을 의미한다.

── 사기(四氣)_한열온량(寒熱溫涼)

우리가 흔히 말하는 기(氣)는 전자파의 흐름이라고 볼 수 있는데, 이는 온도와 밀접한 관계를 갖고 있으므로 부분적으로 쏠린 한열(寒熱)을 정상화하여 우리 몸에 흐르는 기의 순환을 원활하게 해주어야 한다. 인체는 물리적·화학적 반응을 원활하게 하여 열량의 과부족(過不足)이나 한열의 편재(偏在) 현상을 조절하는데, 이러한 편재 현상을 음식이 가진 한열온량(寒熱溫涼)의 네 가지 성질, 즉 사기(四氣)를 활용하여 순환을 정상화할 수 있다. 다음 표를 참고하자.

四氣	음(陰);한랭(寒凉)	양(陽);온열(溫熱)
기능	열을 내리고, 피를 서늘하게 하며, 지혈과 해독작용을 하며 음을 보충한다. 산소 소모량을 감소시키고 중추신경계를 억제하므로 양적(陽的)이고 열이 많은 체질에 적용한다.	풍(風)과 한기, 습을 제거하고 따뜻하게 하여 기혈을 순환시키며 양을 회복시킨다. 산소 소모량을 증가시키고 중추신경계를 흥분시키고 당대사를 촉진하므로 음적(陰的)이고 몸이 찬 체질에 적용한다.
채소류	배추, 양상추, 시금치, 오이, 죽순, 쇠비름, 여주, 씀바귀, 연근, 냉이, 송이, 두릅	무, 양파, 마늘, 파, 고추, 달래, 부추, 생강, 갓, 호박, 모과
곡류	콩, 보리, 밀가루, 메밀, 조, 녹두, 율무	흑미, 수수, 찹쌀, 현미, 퀴노아
육어패류	돼지고기, 조개류, 광어, 김, 파래, 게	닭, 꿩, 쇠고기, 연어, 새우, 송어, 해삼, 개고기
과일류	토마토, 배, 딸기, 수박, 참외, 바나나, 동과, 오디	복숭아, 수박, 살구, 앵두, 석류
차류	커피, 홍차, 녹차	홍삼, 유자차, 생강차, 인삼차
양념류	소금, 된장	식초, 후추, 산초

─── 오미(五味)_산고감신함(酸苦甘辛鹹)

산미(酸味)와 고미(苦味), 함미(鹹味)는 수렴시키고, 청열시키며 연견자음시키는 작용이 있어 크게 음(陰)에 속하며, 감미(甘味)와 신미(辛味), 담미(淡味)는 보익하며 발산시키고 이수작용이 있어 신진대사를 원활하게 하여 양(陽)에 속하므로 몸의 상태에 맞게 적용하도록 한다.

음식의 맛	작용 부위	연결 부위	기능
산미(酸味) 신맛	간과 쓸개	눈	지사 섭정 수렴 지혈(설사를 그치게 하고 기혈진액의 유실을 방지하고 기운을 모으며 피를 멈추게 한다.)
	유자, 레몬, 살구, 산사, 석류, 매실, 감귤, 토마토, 모과, 쇠비름, 식초		
고미(苦味) 쓴맛	심장과 소장	혀	청열 조습 건위 설강(열을 내리고 습을 말리며 비위를 건강하게 하며 음식물을 잘 내려가게 한다.)
	은행, 도인, 파래, 여주, 씀바귀, 달래, 녹차, 살구씨, 백합 등		
감미(甘味) 단맛	비장과 위장	입	보익 화중 완급지통 윤조(기혈을 보하고 비위기능을 조화롭게 하며 뭉친 것을 풀어주고 통증을 없애며 부드럽게 한다.)
	연근, 무, 찹쌀, 죽순, 감자, 시금치, 꿀, 호박, 양배추, 사과, 완두, 당근		
신미(辛味) 매운맛	폐와 대장	코	발산 행기 활혈(위기를 순행시켜 맺힌 기운을 풀어주며 돌려주고 피를 활발하게 움직이게 한다.)
	생강, 마늘, 무, 양파, 겨자, 유채, 마늘, 샐러리, 부추, 육계, 고추, 후추, 달래, 술		
함미(鹹味) 짠맛	신장과 방광	소변	연견 윤조 보신 양혈 자음(단단한 것을 풀어주고 마른 것을 촉촉하게 하고 신(腎)의 기능을 도와 기운을 올린다.)
	김, 해파리, 파래, 다시마, 게, 해삼, 다슬기, 족발, 오리고기, 개고기, 비름나물, 소금, 조		
담미(淡味) 담담한맛	심포 삼초	신진대사	이수삼습 이뇨(수분의 대사와 분포를 조절하여 소변을 이롭게 한다.)
	동아호박(동과), 백복령, 백복신, 죽 종류		

　　소화기능이 약한 아이들이나 노인들은 비(脾)와 연결되는 맛인 감미(甘味)의 사탕이나 달달한 음식을 좋아하고, 요즘 젊은이들은 스트레스로 기분이 가라앉고 담습(痰濕)이 뭉쳐 있어 폐기(肺氣)를 올리고 펼쳐주는 성질을 가진 매운 맛(辛味)을 찾아다닌다. 장(腸)의 기운이 약하면 폐(肺)의 기운도 약하므로 매운 음식으로 장운동을 활발하게

하고 피부의 순환을 돕는 것이다.

담습(痰濕)이 많거나 스트레스로 간기(肝氣)가 울체(鬱滯)된 사람은 조금만 신맛(酸味)이 들어가도 고개를 절레절레 흔들며 싫어하는데 이는 신맛이 음(陰)을 보충해주고 수렴하는 작용이 있어 담습을 더 뭉치게 하고 울체된 증상을 더욱 악화시키는 탓이다. 반면에 자라는 어린 아이들은 성장에 필요한 신맛을 아주 좋아한다. 따라서 비만한 사람은 단맛이나 신맛의 음식을 피하는 것이 좋고 야윈 사람은 지나치게 매운맛을 피하는 것이 좋다.

또 어린아이가 반찬 만드는 엄마 옆에서 간장을 부어 먹거나 소금을 한 알씩 집어먹는 경우가 있는데 이는 신허(腎虛) 증상으로 짠맛(鹹味)에 들어 있는 미네랄성분을 통해 신(腎)의 기운을 보강하려는 자연스런 몸짓이다. 열이 많은 남자들은 쓴맛(苦味)의 고들빼기김치를 좋아하고, 어린아이들 중에서도 실증(實證)의 열이 있어 코피를 펑펑 흘리는 체질은 쓴 양약도 마다않고 씹어 먹기도 한다. 쓴맛의 음식은 열을 내리는 작용과 함께 담즙분비에 도움을 주어 간기울결(肝氣鬱結)이 있는 현대인들의 스트레스성 소화기질환에도 응용할 수 있다.

이처럼 우리 주변에 있는 식품들 중에서 맛을 보고 내 몸과 대비해서 스스로 자연식단을 구성해보는 것도 재미있을 것이다.

우리나라 사람들에겐 몸에 좋다는 음식을 오랜 기간 섭취하거나 식재료를 다려먹거나 즙을 내어 먹는 것이 일상적인 일이다. '식약동원(食藥同原)'* 사상이 생활 저변에 박힌 탓일까? 그래서 그런지 음식으로 치료효과를 보았다거나 반대로 부작용을 경험했다면서 문의하는 일이 종종 있다.

약선(藥膳)**을 구성할 때는 군신좌사(君臣佐使)***의 원리로 따뜻하고 찬 성질의 식재료를 배합할 수 있지만, 한 가지 음식을 꾸준히 먹을 경우에는 음식이 가진 성질 자체가 인체에 영향을 미치게 된다. 예를 들어 비위가 냉한 사람이 차가운 성질의 음식을 자주 섭취한다던가, 몸에 열독이 많은 사람이 따뜻한 성질의 음식을 장복하여 부작용이 생기는 경우 등이다. 따라서 일반인들은 식재료를 넓은 범위에서 '차고' '따뜻한' 두 가지 성질로 구분하여 체질에 맞게 적용해보면 많은 도움을 얻을 수 있을 것이다.

현대인들이 흔히 앓는 질환에는 거의 대부분 채소류와 버섯류, 과

---

*   '음식과 약은 근본적으로 같다.' 즉 '먹는 음식이 약만큼 중요하다'는 뜻이다.

**   약재를 넣어 조리한 음식. 병을 예방하고 치료를 돕기 위하여 먹는다.

***   한의학에서 다수의 약물을 배합하여 하나의 처방을 구성할 때 적용하는 원칙. 군은 군약(君藥)을 뜻하는 것으로, 하나의 처방에서 가장 주된 작용을 하는 약물로 대표적인 증상에 적합한 것이다. 신약(臣藥)은 주(主) 작용 약물인 군약의 효력을 보조해주고 강화시키는 약물이다. 좌약(佐藥)은 군약이 유독(有毒)한 경우 그 독성을 완화해줄 때, 혹은 주된 증상에 수반되는 증상들을 해소할 목적으로 사용하는 약이다. 사약(使藥)은 처방의 작용 부위를 질병 부위로 인도하는 작용과 여러 약들을 중화하는 역할을 한다.(두산백과)

일, 조개류를 위주로 섭생할 것을 권하지만, 워낙 육식을 많이 하는 시대라 자신도 모르게 한 가지 종류만을 계속 먹어 문제가 발생하는 경우도 비일비재하므로 육류와 내단류[*] 등에 대해서도 최소한의 한열 (寒熱) 구분을 하였다.[**]

세포를 살리는 천연식재료

음식 섭취는 인간이 영양분을 섭취할 수 있는 가장 간단하고 기본적인 방법이다. 또한 몸에 맞게 조리한 좋은 음식은 현대인들에게 빈발하는 난치성 피부질환이나 골관절질환, 각종 암 등에서 장내 미생물 환경을 좋게 하고, 콜라겐 합성을 유도함으로써 체온을 올려 냉증을 개선하고 소장을 회복시켜 면역체계를 바로 잡을 수 있게 도와준다. 그 뿐인가? 질병에 노출되었거나 나이가 들면서 부족해지는 체내 효소도 음식을 통해 공급하고 보충할 수 있으며, 칼슘을 비롯한 각종 미네랄과 비타민이 뼈에 잘 정착할 수 있게 도와 뼈를 튼튼하게 해주고 혈관의 유연성을 회복하는 데 중요하게 작용한다.

하지만 밥상 위의 음식보다 치료적 개념에서 사용되는 식재료들의

---

[*]   수육류의 유즙과 금육류의 알류 식품의 총칭이고 대개 자보의 효능을 가지고 있다.

[**]   주변 식재료의 성미귀경, 부록 표3-3 참조, 식료본초학(2012年, 김규열 外), 약선식재료 (2012年, 곽준수 外) 참조. 회색은 따뜻한 성질, 진녹색은 찬 성질, 연한 녹색은 평한 성질로 표시하였다. 자세한 내용은 〈식료본초학〉이나 〈약선식재료〉 등을 통해서 깊이 학습하길 바란다.

기능과 활용법을 잘 이해하면 좀 더 적극적으로 섭생에 신경 쓸 수 있을 것이다. 이것이 바로 가정에서 실천할 수 있는 홀푸드테라피 다.

정약사 생각 _ You are what you eat

단골환자 중에 불안장애와 두통, 불면증으로 신경정신과 약과 진통제를 종류대로 처방받아 복용하고 있는 젊은 주부가 있다. 그녀는 해외 사이트에서 몸에 좋다는 특이한 외국 곡식 등을 사서 먹는데, 외식을 주로 하고, 밥은 일회용 밥을 사놓고 먹는다고 한다. 그리고 맛에 민감해서 조미료가 들어간 음식은 금방 알아챈다. 우리 몸에 좋지 않은 물질이 들어오면 스스로 독성물질을 해결해야 하는데 건강하지 못한 사람들은 그것을 처리할 영양소가 부족하므로 몸이 즉각적으로 거부 반응을 일으킨다.

반면, 계속해서 먹어왔던 몸에 익숙한 독이 되는 음식(달거나 합성 첨가제가 들어가 나쁜 음식)만 맛있다고 느끼게 되는데, 이는 독이 되는 음식들이 내몸의 일부처럼 작동하여 우리 몸을 교란시켜 더욱 탐닉하게 만들기 때문이다. 그래서 유명하다고 소문난 맛집으로 최고급 음식만 찾아다니며 입을 호강시키지만 정작 몸이 원하는 건 단순한 음식이다.

You are what you eat!!

"내가 먹는 음식이 바로 내 몸을 만든다"는 로저 윌리암스 박사의

---

* 표3-4 세포를 살리는 천연추출물 및 식품의 기능과 활용 참조, NTF푸드파마 자료, 식료본초학(2012年, 김규열 外), 푸드파마(2016年, 한형선) 참조

유명한 말이다. 좋은 재료로 만든 음식을 먹은 몸은 건강한 몸이 되고, 나쁜 재료로 만든 음식을 먹은 몸은 건강하지 않은 몸이 된다. 자연관에 입각하여 볼 때, 우리 몸은 스스로 원하는 음식을 찾아가게 되어 있다. 미네랄이 부족한 아이가 흙을 퍼먹는 것처럼 말이다. 하지만 나쁜 음식으로 길들여진 사람이 나쁜 음식을 계속해서 찾는 것을 우리 몸의 항상성이 하는 일이라고 생각하면 큰 오산이다. 내가 가는 길이, 내가 먹는 음식이 옳지 않은 길이며 좋지 않은 먹거리라고 생각하는 순간, 바로 뒤로 돌아서는 법을 익혀야 한다.

일상에서 할 수 있는 음식 활용

현대인들에게 가장 기본적인 음식치료는 나쁜 재료로 만든 음식을 피하고, 좋은 재료로 만든 한두 가지 정도의 음식을 소량씩 먹는 것이라고 할 수 있다. 그러나 음식에도 특별한 성분과 성질이 있어서 치료에 도움이 되기도 하고, 잘못된 선택이 되기도 한다. 가끔 머리가 아파서, 머리가 빠져서, 배가 아파서, 코피가 나서, 커다란 뾰루지가 나서 등 여러 가지 이유로 병원과 약국을 드나들지만, 정작 섭취하고 있는 음식에 문제가 있을 수 있다는 사실은 대부분 잊고 산다. 음식을 활용해 치료하였거나 잘못된 음식섭취를 바로잡아주었던 사례를 몇 가지 소개한다.

특히 채소류는 대체로 한량(寒凉)한 성질로 청열제번(淸熱除煩), 해독(解毒), 통변(通便)작용이 있으며 비타민과 미네랄 공급원으로서 우수해 현대인들의 약선으로 적합하다. 단 온성(溫性)의 성질을 가진 채소류는 음허자(陰虛者)와 열성병(熱性病)이 있는 경우에는 조심하는 것이 좋다.

또 음식의 성질은 적용하는 사람의 체질이 양증인가 음증인가에 따라 다소 다른 반응을 나타내므로 부분적으로 견해가 다를 수 있어 참고로 활용하기 바란다. (표3-3 주변 식재료의 성미귀경 참조)

― 좋은 활용 예

36세 여성의 깨질 듯한 두통[*] ▶ 설탕물

퇴근할 무렵 근처에 사는 한 여성이 숨이 넘어갈 듯이 전화를 했다. 두통약을 먹어도 토할 것 같고, 머리가 깨질 듯이 아파 숨을 쉴 때도 조심해서 쉬어야 해서 약국까지 올 수가 없으니 다른 사람을 보내겠다는 것이다.

몇 가지 증상을 묻다 보니, 한 달 동안 일에만 열중하면서 제대로 밥을 챙겨먹지 않고 커피 몇 잔에 시리얼 한 끼 정도만 먹고살았다고 한다. 몸에 이상이 온 이유를 충분히 짐작할 만했다. 이분의 경우, 영양흡수가 되지 않아 위장이 차가와져 그 찬 기운이 머리까지 올라가서 생기는 전형적인 음증(陰證)의 두통이므로 진통제가 소용이 없고 속은 더 아프기만 했던 것이다.

▶ **홀푸드테라피** 따뜻한 흑설탕[**]물을 끓여 천천히 마시고, 내일부터는 죽과 밥을 교대로 꼬박꼬박 잘 챙겨먹기로 약속하고 퇴근했다. 다음 날 아침, "약사님이 처방해주신 대로 설탕물을 먹었더니 살 것 같아서 잠이 들었다"고 하는 감사의 인사를 받았다.

---

[*] 이 사례는 음증(陰證)의 두통 이야기다. 반대로 너무 많이 먹어 배가 불러서 오는 두통에는 해당되지 않는다.

[**] 가정에 유기농설탕(비정제원당)을 준비해두는 것이 좋다.

할머님이 데려온 중3 여학생의 경우다. 이 학생은 줄곧 어지럼증, 두통, 구토증세, 피로를 호소하며, 학교에서 수시로 쓰러져 조퇴를 하고 온다고 했다. 할머니의 걱정이 이만저만 아니었다. 아이는 상당히 예민한 편이고 공부를 잘하는 학생인데 식사 패턴을 체크해 보니, 하교 후에 밥 먹을 시간이 나지 않아 바로 학원으로 가서 밤 10시까지 공부하고 집으로 돌아와 그때서야 밥을 조금 먹고 잔다고 했다. 이런 학생이 어디 한둘이겠는가?

▶ **홀푸드테라피** 학교에서 돌아오는 4~5시경 김밥과 같은 간단한 음식을 준비하고, 자기 전에 바나나조청주스를 먹게 하여 뇌피로와 저혈당증세, 영양불균형을 개선하였다. 밥을 챙겨먹는 습관이 생긴 이후부터 조혈제(단백철, 비타민B$_{12}$)와 한약제제(영계출감탕, 보중익기탕, 가미귀비탕 등 활용)를 사용하여 수개월 복용 후 체력이 회복되고 혈색도 좋아지면서 할머니를 힘들게 하던 예민한 성격도 많이 부드러워지고 학습능력도 향상되었다. 식재료가 풍부한 지방에서 성장한 청소년들 중에서 유명 아이돌이나 예술가가 많이 나오는 것은 그만큼 매일 먹고 사는 음식이 우리의 정서나 유전자의 형성에 큰 영향을 끼친다는 반증일 것이다. 어릴 때부터 가공식품보다는 다양한 토속음식을 접하는 것이 신체발달과 지능발달에 도움이 된다. 보약이나 영양제를 떠올리기 전에 먼저 세 끼 식사를 체크해보자. 좋은 '영양제'가 작동하기 위해서는 '집밥'이라는 좋은 재료가 필요하다.

지인의 딸이 지방에서 자취를 하는데 잘 챙겨먹지 못하고 수면시간이 부족하여 기운이 없으며 생리가 쏟아져 어지러워 학교에 가지 못한다면서 어떡해야 하는지 문의해왔다. 우선 약을 먹어낼 몸을 만들어야 했으므로 음식을 보내주라고 추천한 후, 영양제를 이후에 보냈던 케이스다.

▶ **홀푸드테라피** 피로가 누적되어 간에서 호르몬 조절이 되지 않는 상태라 택배로 재첩국과 일회용 밥을 보내라고 하였다. 재첩국에 일회용 밥을 넣어 바로 끓이면 죽 상태가 되는데 거기에 부추를 듬뿍 넣어 조혈작용을 돕고, 엄마가 만든 물김치를 곁들여 먹도록 했다. 재첩국에는 베타인, 타우린, 오르니틴 등이 들어 있어 항산화작용, 간해독과 함께 메치오닌의 합성을 돕는다. 물김치는 유산균과 식이섬유, 비타민의 역할을 해주는 환상의 궁합이다. 이에 기운을 차리고 학교생활을 하게 되었고, 이후에 영양요법(마그네슘, 철분, 항산화제 外)을 병행하여 생리기능까지 해결되었다.

─ 나쁜 활용 예

초등 남학생 형제의 정서장애(10세, 12세) ▶ 딸기원액

초등학생 형제가 갈수록 산만하고 짜증이 심해져서 엄마가 하는 말을 들으려고 하지도 않고, 참을성이 없어져서 내내 아빠한테 야단을 맞는다고 한다. 돌아서면 배고파 하며 밥을 달라고 하고, 밥 먹은 지 한두 시간이 지나면 먹을 것을 찾는다. 상담을 하는 중에 이 아이들이 3년 내내 딸기와 흰설탕을 1대1로 섞어서 만든 딸기원액을 음료수 대신 마시고, 과자와 라면으로 끼니를 때웠다는 사실을 알게 되었다. 3년 동안 흰설탕물을 몸에 좋다고 마신 셈으로 인슐린저항성 때문에 세포에 정보가 제대로 전달되지 않아 정서불안과 식탐증세가 계속된 것이다.

▶ **홀푸드테라피** 딸기원액을 끊게 하고, 통곡식과 고기, 야채, 아보카도를 곁들인 샌드위치와 샐러드요리법을 알려주어 정상적인 식사를 회복하도록 하였다. 야채과일을 끓여 복합당을 공급하고, 장점막의 회복과 미네랄 공급을 위해 유산균 생성물질과 미네랄워터를 상복하도록 하자 장이 편안해지고 뇌에 영양공급이 잘되어 엄마와 대화가 가능해질 정도가 되었고, 약간의 ADHD에 가까운 증상들도 좋아졌다. 청소년기를 거칠 아이들이인 만큼 앞으로 오랜 기간 정성을 기울여야 할 것이다.

40대 남성의 멈추지 않는 코피, 고혈압과 두통 ▶ 양파즙

평소에 더위를 많이 타서 거실에서 잠을 자며 코골이가 심하고 화를 잘 참지 못하는 성격의 근육형 열증 체질인 단골의 남편 이야기다. 해남이 고향이라 친구가 매년 보내주는 양파즙을 3년째 먹고 있는데, 올해부터는 코피가 한 번 나면 멈추질 않고 혈압이 오르면서 두통이 심해진다는 것이다. 뻔히 보이는 일인데도 정작 환자들은 눈치를 잘 채지 못한다.

▶ **홀푸드테라피** 양파즙을 일주일만 끊어보고 약을 드시라고 권했는데, 끊은 지 며칠 후부터 코피가 줄어들기 시작했다. 물론 혈압도 내려가고 두통도 줄어들어서 이후에 심열(心熱)을 내리는 한약과 영양제를 처방했다. 그러나 무엇보다 중요한 것은 이 모든 일이 양파즙을 장복했기 때문임을 깨닫는 것이다.

양파의 생약명은 양총(洋蔥)이며, 성미귀경은 '신(辛)/온(溫)/감(甘), 폐(肺)/위(胃)/대장(大腸)'이다. 양파즙에는 단맛을 내는 여러 종류의 당과 매운 맛을 내는 유황화합물이 있어 콜레스테롤 저하작용, 항암, 자양강장 등의 효능으로 전 국민에게 알려져 집집마다 없는 집이 드물 정도다. 그러나 열증이 심한 사람이 맵고 따뜻한 성질의 양파를 오랫동안 먹으면 발산작용이 강해 진액을 말리고 열을 부추겨 혈관이 탁해지고 뜨거워진다. 또 양파는 폐로 귀경하므로 기관지가 건조하고 더워져 몸속에서 에어컨 역할을 수행하기 힘들어지므로 열이 오르고 두통이나 고혈압, 탈모가 생길 수 있으며 코피가 터지거나 피부가 건조해지고 트러블이나 염증이 생길 수도 있다. 맵고 따뜻한 양파의 성질은 태양병 초기에 발산할 필요가 있을 때 유효하며, 심혈관계 질환의 예방과 치료에는 양파껍질 속의 색소성분인 항산화제 '쿼세틴'을 활용한다. 쿼세틴은 혈관을 탄력 있게 해주고 혈압강하작용이 있어 양파껍질차로 상복하면 도움이 된다. 음인에게는 혈액순환과 원기회

복에 도움이 되겠으나 열이 많은 양인에게는 개인적으로 쓴맛이 있는
유황함유식품인 삼채나 울금을 추천한다.

40대 여성의 사지 마비 ▶ 야콘, 메밀국수 비위허냉자 주의

호리호리한 40대 단골주부가 사지가 갑자기 마비되는 느낌이라면서
놀라서 달려왔다. 당장 진통제라도 달라는 표정이 심각하다. 잠시 진
정시킨 뒤 이런 저런 이야기를 들어 보니, 며칠 전 지인으로부터 선물
받은 야콘이 문제였다. 야콘을 전으로 부쳤더니 고구마튀김처럼 맛있
어서 꽤 많은 양을 먹었다고 한다. 비위가 허냉하여 평소에 소화가 잘
안 되고, 찬 음식을 먹으면 위장이 불편한 체질인 이 환자에게 달고
서늘한 성질의 야콘은 고구마처럼 맛있었을 것이다. 그러나 많은 양을
먹은 나머지 야콘의 찬 성질이 위장기능을 더욱 약하게 하여 순환을
더디게 했고, 전신에 영양을 공급하지 못해 마비감이 왔던 것이다.

▶ **홀푸드테라피** 야콘이 문제이므로 남편이나 아들에게만 주고 본인은
절대 먹지 말 것을 당부하고, 비위(脾胃)를 따뜻하게 하고 심하(心下)에
고인 수분을 빼주는 이중탕(理中湯) 과립과 함께 따뜻한 생강차에 조
청을 넣어 천천히 마실 것을 권했다. 물론 다음날 살 것 같았다고 진
통제를 안 먹어도 그리 효과가 빨리 날 수 있느냐고 놀라워했다.

비위허냉자(脾胃虛冷者)들이 주의해야 할 대표적인 식품이 바로 야
콘과 메밀이다. 야콘은 서늘하고 맛이 달며 비위를 튼튼하게 하고 이
뇨작용이 있어 주로 부종에 쓰는데, 올리고당이 많아 혈당상승 억제

와 콜레스테롤 저하작용이 있으므로 고혈압, 당뇨와 만성변비에 효과 적이지만 성질이 차기 때문에 비위가 냉한 사람은 주의해야 한다. 메밀(교맥蕎麥)도 마찬가지다. 메밀은 서늘하고 맛은 달고 시큼하며, 귀경은 비/위/대장으로 들어간다. 습을 제거하고 음식물을 잘 소화시키며 몸속의 독을 없애고 변을 내보내지만 야콘과 마찬가지로 비위허냉한 환자에게는 유효하지 않다. 환자 중에 비위허냉자인 분이 한여름 메밀국수가 맛있다며 양껏 먹었는데 소화도 안 될 뿐 아니라, 온몸의 기능이 정지되는 느낌이라며 달려온 적이 있다. 이분에게도 같은 처방을 내렸다. 이런 증상으로 병원에 간다고 해도 몸에 한열의 편재가 일어났을 뿐 검사에 이상이 나타나는 경우가 아니므로 조심해야 하고, 특히 일시적인 대증요법을 잘못 써서 증상을 악화시키지 않도록 주의해야 한다.

우리가 먹는 음식의 속 성분이 차가운지 뜨거운지 아는 것은 실제로 어렵다. 이런 경우 맛있다고 해서 한 종류의 음식을 과량 섭취하지만 않아도 큰 피해는 막을 수 있다.

흑염소를 먹고 살이 찐 50대 여성(빼빼실증)

흑염소는 맛은 달고 성질이 따뜻하며, 신(腎), 심(心), 비(脾)로 귀경하여 비위(脾胃)를 따뜻하게 하고 기혈(氣血)을 보(補)하므로 소화가 잘 되고 밥맛을 좋게 한다. 또 양기를 도와 뼈와 근육을 튼튼하게 하므로 노약자나 병후 회복기 환자들이 자주 떠올리는 강장음식이다. 그러나 성질이 뜨거워 평소에 열이 많아 얼굴이 잘 달아오르거나 물을 많이 마시고 뾰루지가 잘 나는 체질은 열감이나 두통 등의 부작용이 있을 수 있다.

▶ **홀푸드테라피** 음인(陰人)이라 하더라도 과로와 스트레스에 시달리는 중년 여성들에게는 대부분 허열(虛熱)이 있어 흑염소를 장복할 경우 심하게 살이 찐다거나 열증으로 변하는 것을 자주 볼 수 있다. 그러므로 전형적인 음인이나 허로에 빠진 사람에게는 보양식으로 적합하지만, 일시적으로 기력이 쇠해진 양인의 경우에는 한시적으로 복용하거나 증치를 한 후에 보조적으로 선택하는 것이 좋다. 이열(裏熱)이 있는 체질은 청열보음(淸熱補陰)의 기능이 있는 식재료를 함께 활용하고 단독으로 사용하는 것은 조심하는 것이 좋다.

흑염소를 먹고 나서 살이 찌기 시작해서 몸무게가 20kg 이상 늘었다는 주부들의 이야기를 자주 듣는다. 흑염소는 비위를 따뜻하게 하고 기혈을 보강하므로 소화가 잘 되고 밥맛을 좋게 한다. 따라서 노약자나 병후 회복기 환자에게 좋다. 그러나 성질이 뜨거워 평소에 열이 많아 얼굴이 잘 달아오르거나 물을 많이 마시고 뾰루지가 잘 나는 체질은 열감이나 두통 등의 부작용이 있을 수 있다. 산후나 중년기에 접어들어 몸이 허약해서 흑염소를 먹고 나서부터 살이 찌기 시작했다는 여성들을 종종 보는데 이런 체질은 빼빼한 실증에 해당된다. 위열(胃熱)이 많아 진액이 말라버려 가뜩이나 허약한 상태에 있는데 여기 열을 부추긴 셈이니 진액은 더욱 마르고 열이 심해지면서 항상성에 의해 습(濕)이 따라온 것이다.

자양강장 효과가 뛰어나다고 알려진 불도장이나 노니, 개고기 등 열성 식품을 열이 많은 남성이 먹게 되면 열이 넘쳐 얼굴이 검붉어지거나 코피가 나거나 속이 더부룩하고 머리가 멍해지는 등 이상증세를 나타 내기도 한다. 힘은 조금 생길지 모르나 지나친 열이 상부로 상승하면 서 하부의 수기(水氣)와 조화를 이루지 못하여 인체의 균형을 깨뜨려 질병을 야기할 수 있다.

얼마 전에는 백하수오가 갱년기 장애에 좋다고 하여 홈쇼핑에서 대유행을 하여 노심초사하게 만들더니 최근에는 노니가 가격이 저렴 해지고 유행을 타면서 열증체질과 음부족인 사람이 이것을 복용하고 '코가 마른다', '눈이 뻑뻑하다', '머리가 아프다', '피부가 가렵다' 등등 이상 반응을 호소하는 경우가 많았다.

건강보조식품이나 음식 중에서 이렇게 한열의 성질이 뚜렷한 것들 을 별 생각 없이 먹는 경우가 많은데 실제로 심각하게 여기지 않던 가 벼운 증상들이 시간이 지날수록 피로가 겹치거나 스트레스가 많아지 면서 원인 모를 질병으로 이어지기도 하므로 신중하게 살펴야 한다.

암이나 난치성질환들은 어느 날 갑자기 발병하는 것이 아니다. 먹 거리든 마음이든 잘못 맞춰진 아주 작은 조각들이 쌓이고 쌓여 커다 란 덩어리를 형성하는 것이다. 열증체질이 뜨거운 음식을 먹어서 생긴 증상은 어떻게 치료하면 좋을까?

▶ **홀푸드테라피** 가족 중에 찬 음식을 좋아하고 더위를 많이 타며 식

욕이 좋고 땀을 많이 흘리며 성격이 급한 열증체질인 사람이 있다면 국화차나 뽕잎차, 어성초진액, 민들레차, 박하차, 금은화차, 우엉차, 그리고 민들레김치, 고들빼기김치, 쇠비름효소, 물김치, 동치미 등을 준비해두고 활용해보라.* 그리고 음식의 색깔을 낼 때 쓰는 치자를 가루로 만들어 보관했다가 가슴이 답답하거나 한숨이 나올 때 1~2티스푼 정도 먹으면 도움이 된다.

기타 열성(熱性)식품으로는 사슴피, 홍삼, 장뇌삼, 흑염소, 노니, 마늘진액, 생강편 등이 있고, 한성(寒性)식품에는 여주진액, 야콘, 알로에, 죽엽액, 쇠비름, 국화, 익모초, 율무 등이 있다. 이와 같이 성질이 편향된 식품들은 체질과 병정에 따라 섭취하는 것이 좋다.

---

*   '청열 효능을 지닌 약선 재료의 기미론(氣味論)적 의미와 식품학적 특징'에서 포공영·감국·금은화·치자 등이 체열을 내릴 뿐 아니라, 항산화능력이 우월하며 그중에서도 치자의 항산화능력이 가장 우수하다.(한국식생활문화학회지, 31권1호, 박성혜)

마음(Mind)챙김과 기타 대체요법

글을 쓰는 일이 직업인 사람들은 단어 하나의 의미에 신경을 곤두세우고, 예술가들은 일반인들이 눈치 채지 못하는 섬세한 표현에 서로 엄지를 세우며, 요리사들은 보이지 않는 과정 속의 숙련된 노하우에 박수를 보낸다. 건강에 관해 공부하는 사람들은 어떨까? 그들은 누군가를 만나면 얼굴이 어떤지, 요즘 몸은 어떤지 관심을 갖고 묻는다. 늘 보는 얼굴인데도 조금이라도 얼굴이 달라 보이거나 몸이 가볍고 혈색이 좋아 보이면, 무슨 약을 먹는지 어떤 방법을 쓰고 있는지 궁금해 한다.

그러나 전혀 다른 패러다임으로 사는 것, 그동안 생각해왔던 것과 전혀 다른 원칙을 세워 이를 지키며 사는 것, 옳다고 생각하던 것으로부터 완전히 돌아서 보는 것…. 그렇게 애쓰는 시간들이 엔돌핀을 만들고 세포를 하나하나 고쳐 나간다는 것을 알고 있는 사람은 말하지 않아도 좋은 길동무가 된다.

나는 상담할 때 늘 약이 40%, 식생활이 30%, 마음이 30%라고 이야기해왔다. 이제는 마음 50%, 식생활 30%, 약 20% 정도로 비율을 바꿔야 할 시대인 모양이다. 마음이 뇌를 바로잡고, 뇌가 우리 몸 전체를 조정한다는 것을 이론이 아니라 실제로 경험한 사례들이 많이 나오기 때문이다.

한방에서 질병의 원인을 구분할 때 내인(內因)에 해당되는 희노우사비공경(喜努憂思悲恐驚) 즉 일곱 가지의 감정이 우리 건강에 큰 영향을 미친다는 것, 그리고 모든 질병은 스트레스와 90% 이상 관련이 있다는 연구가 계속 나오고 있는 중이다. 마음(Mind)을 음식과 연계된 하나의 요소로 정한 배경이다.

난치병이나 반복되는 고질병을 상담하면서 마음이 가는 길을 알아차려 몸속에서 스스로 독소를 만드는 일을 줄여가는 것이 치료의 방향을 좋은 쪽으로 전환시킨다는 것을 알게 되었다. 스트레스 상태에서는 몸이 필요로 하는 영양소들을 흡수하지 못하며 노폐물을 배출하는 기능도 떨어지므로 몸이 산성화되어 건강을 유지하기 어려워진다. 이때 마음의 질서를 고르게 하면 뇌에서 정상적으로 분비되어야 할 세로토닌, 도파민, 노르아드레날린 등의 신경전달물질이 충분히 나올 뿐 아니라 내분비계도 정상적으로 유지되어 적절한 호르몬 분비와 소화효소 등의 외분비계까지 정상화되어 꼬리에 꼬리를 물고 몸이 회복되기 시작한다.

종교적으로 말하면 나를 내려놓고 신에게 의지하는 것이고, 종교가 없더라도 나의 행위를 드러내 바라보고 남을 용서하고 이해하며 깨달아가는 과정이겠지만, 어떤 방법이든 나만이 아는 행동과 생각 속에서 정직한 과정을 거쳐야 가능한 일이다. 가끔 '열심히 기도했더니 기적처럼 병이 나았다', '몸에 좋다는 어떤 것을 지극 정성으로 끓여먹었더니 씻은 듯이 나았다' 하는 말들을 듣는다. 그 안에 분명 드러나지 않은 내적인 과정이 숨어 있기에 가능한 일들이지 그저 행위로만 그쳤다면 절대 불가능한 일일 것이다. 이에 마음을 살펴보고 때에 따라 필요한 도구를 사용함으로써 작은 증상들을 해결했던 몇 가지 사례를 소개한다.

손가락 관절통으로 고생한 60세 남성(빼빼실증)

평소에 잘 알고 지내던 분이 갑자기 열 손가락 마디마다 통증이 있어 병원 가는 길에 먼저 들렀다고 한다. 일주일 전부터 통증이 시작됐다고 하니 오래된 증상은 아닌 것 같았다. 특별한 이유 없이 통증이 왔다면 병원에 가기 전에 한번 테스트 해보고 가시더라도 늦지 않을 거라고 말씀드렸다.

▶ **홀푸드테라피_마음챙김** 평상시 사정으로 보아 속을 끓인 일이 있을 듯해 '스트레스로 인한 일시적인 관절염증반응'이라고 말씀드렸다. 일주일 동안 가만히 그동안 자기만이 아는 마음의 흐름을 있는 그대로 응시하고, 눈을 감고 혈액이 관절 곳곳으로 편안하게 흘러 조직마다 영양분을 잘 채워주는 모습을 연상해보라고 권해드렸다. 며칠 후 방문하시더니 "2~3일 안에 통증이 모두 없어졌다"면서 엄지를 추켜세우며 인사하셨다. 이 또한 깨끗한 마음으로 정성을 다해 그 뜻을 믿고 따라 해준 결과다.

위와 같은 사례는 너무나도 많다. 아무런 이유 없이 갑자기 통증이 올 때, 병원에 갈 시간이 없거나 혹은 병원문을 닫아 밤을 새우다가 아침에 약국에 뛰어와 진통제라도 달라고 하는 일이 얼마나 많은지 모른다. 그럴 때는 집에서 잠시 눈을 감고 낮에, 어제, 그저께, 일주일 전, 한 달 전 내 마음의 상태를 살펴보면서 받아들일 부분은 받아들이고, 용서할 부분은 용서하고, 내려놓을 부분은 내려놓고, 내 피가 편안히 흐를 수 있도록 길을 열어주자. 모든 조직마다 막힘없이 혈액이 흘러가 세포를 하나하나 정리하는 모습을 상상해보면, 작은 통증이나 상처들은 내 몸이 스스로 해결해 나간다. 온갖 종류의 약을 다루는 약사인 나도 사소한 증상이 있거나 혹은 반대로 복잡하게 증상이 엉겨 있을 경우, 아무도 보지 않는 조제실 안에서 조용히 눈을 감고 몸과 마음에 집중하면서 스스로 치료하며 지낸다는 걸 환자들이 상상이나 할까? 때로는 약보다 더 즉각적으로 회복되는 것을 먼저 경험해보고, 주변에도 권할 수 있는 확신을 가질 수 있기를 응원한다. 자신의 감각과 정서와 사고를 알아차리고, 평소에 지나쳤던 환상이나 선입견을 의식함으로써 자신의 심리과정을 자각하여 치료에 적용한 존 카밧진 박사의 스트레스감소 프로그램(MBSR)이 만성통증이나 스트레스 관련 질환에 심신의학의 일환으로 활용되고 있다. 우리 몸의 면역체계가 뇌와 신경계와 깊이 연관되어 있음을 뒷받침하는 사례이다.

남에게 싫은 소리를 하지 못하고 삭이는 성격 탓에 직장에서의 스트레스가 심해 가까운 사람들에게는 화를 잘 내고 스스로는 기분이 가라앉아 일에 능률이 오르지 않고 대인기피증이 생긴 경우다. 꿈도 많고 열정적으로 일해왔지만 스스로를 잘못된 사람이라고 자책하며 사는 것이 너무 괴롭다고 했다. 이에 비타민B12, 항산화제(설포라판, 커큐민 外), 효소제를 기본으로 덧붙여 홀푸드테라피의 일환으로 음악을 추천했다.

▶ **홀푸드테라피_음악치료** 　음악치료는 동질의 소리를 들려줌으로써 내면의 문제를 끌어내어 장기를 상하지 않게 회복시키거나 증상에 따라 필요한 소리를 들려주어 치료하는 것이다. 기운을 올려주어야 하지만, 기본 원인이 간기울체(肝氣鬱滯)로 인한 우울증과 간신(肝腎)의 음부족으로 허열이 생겨 조증(躁證)을 유발하는 것으로 보고 기혈을 보강하고 가라앉은 기운을 끌어올리고 펼쳐주기 위해 목기(木氣)와 수기(水氣), 토기(土氣)를 조화롭게 할 수 있도록 주변의 음악에서 찾아보았다. 젊은 층이라 탁한 음색에 저음과 고음을 넘나들며 강한 기운과 여운을 주는 서문탁이라는 가수가 부른 동요 〈등대지기〉와 남성중창단의 찬양곡 음악파일을 전송해주고, 잠자기 전에는 더블베이스 연주곡이나 거문고산조(진양조)를 골라 듣기를 추천했다. 일주일 후쯤 그녀가 들뜬 목소리로 '응어리가 풀리는 듯하고 마음이 편안해지고 큰 위로가 되었다'며 인사를 했다. 영양요법을 꾸준히 병행하면서 자신감과

건강을 함께 회복했던 사례다.

정약사 생각 _ 음악

학창시절 나는 공부보다 노래 부르고 음악 듣는 일에 더 심취해 있었다. 그래서 나는 "음악은 또 하나의 언어이며, 음악을 듣는 일은 시간을 기억하는 일"이라고 늘 이야기한다. 시골에 다녀오는 길에 창문을 열고 네 식구가 떼창으로 불렀던 Swingle Singers의 아카펠라곡 <Bella Ciao>가 이태리 노동요이건 파르티잔의 노래이건 상관없이, 나에게는 선창하는 엄마 뒤에서 '오벨라차우 벨라차우벨라 차우차우차우~'라고 외치던 어린 녀석들의 빨간 뺨이 떠오르는 것처럼 말이다.

다양한 장르의 음악을 들어왔지만 시간을 건너뛰면서 여러 가지로 약한 모습의 중년이 되고 보니, 거칠고 애잔하며 먼 나라의 독특한 음률보다 잔잔하고 평화롭고 내 혈액의 흐름에 방해가 되지 않는 음악들이 좋아지는 건 자연스러운 변화다. 국민약골이라 불리는 깡마른 모 개그맨이 Rock 음악을 좋아하는 건 거칠고 단단한 그 소리가 안으로 결(結)해진 열을 풀어주기 때문이고, 우리나라 사람들이 좋아하는 가수 조용필의 목소리나 판소리가 포르투갈의 파두와 정서적으로 유사한 것은 지형적인 공통점과 정상적이지 못한 사회에서 분출되지 못한 채 쌓여 있는 한(恨)을 풀어내주어 마음을 치유하기 때문이 아닐까? 그러므로 어떤 음악을 좋아하는지만 알아도 현재 그 사람의 몸 상태와 내면을 어느 정도 짐작할 수 있다.

음악치료는 정신신경계질환이나 노년기의 건망증, 치매, 청소년기 및 갱년기의 스트레스로 인한 현훈이나 이명, 신경쇠약 등의 증상에 활용할 수 있다. 간기울결(肝氣鬱結) 즉 스트레스를 풀어줄 수 있는 목기(木氣)음악과 위로 치솟는 화기(火氣)를 수렴할 수 있는 금기(金氣)음악, 그리고 화기(火氣)로 인해 소모되는 진액과 정혈을 보충할 수 있는 수기(水氣)음악이 치료에 보조적인 수단이 된다. 목기(木氣)음악은 밝은 음색의 빠르고 경쾌한 장단에 바이올린, 비올라, 가야금으로 기운을 펼쳐주고, 금기(金氣)음악은 수렴하는 기운과 단조의 애조 띤 선율에 바이올린, 가야금, 해금으로 기운을 거두어들이며, 수기(水氣)음악은 내부에 강한 힘을 가지고 있으면서 겉으로 움직임이 크지 않은 응축된 느낌이 있는 오르간, 더블베이스, 거문고, 대금으로 휴식과 생명력을 저장하는 데 활용된다. 또 모든 것의 중심에서 부드럽게 조화를 이루어주는 토기(土氣)음악은 평안하며 안정된 느낌을 주는 첼로, 피아노, 아쟁, 대금 등의 연주나 4분음표가 반복되는 찬송가나 동요 등이다. 생활 속에서 노래를 즐겨 부르거나 악기를 연주하면 뇌를 활성화하고 폐활량을 늘리는 데 도움이 된다.[*]

40세 초등학교 여선생님의 우울증(통통허증)

초등학교 선생님인 미혼의 여성이 우울증으로 직장생활을 그만두어야 할 지경에 이르렀다. 함께 근무하는 학교 선생님들과 잘 어울리지

---

[*]   한방음악치료학(2008년, 이승현) 외 다수 음악치료 관련 논문 참조

못하고 학교 안에서는 왕따와 같은 신세였으며, 결혼을 약속했던 사람과 깨어진 후로 몸과 마음이 모두 바닥인 채로 방문하게 되었다.

▶ **홀푸드테라피_농담과 그림카드** 약을 먹는 것조차 힘겨워했으며 그저 누군가에게 하소연을 하고 싶은 눈빛이었다. 우선 편안하게 말벗이 되어주었는데, 힘이 많이 들 때는 카톡이나 전화로 연락해오곤 했다. 나는 착한사람 콤플렉스를 버리고 뻔뻔해질 필요가 있다며 농담을 건네기도 했고, 저녁 시간에는 평소에 그려놓은 그림에 좋은 글귀를 적어 만든 카드를 사진 찍어 보내기도 했다. 또 직장에서 잠시라도 짬을 내어 자신을 들여다보고 혈액의 흐름을 바로잡는 연습을 하라고 권했다. 차차 자신감을 회복하기 시작하면서 영양요법과 한약(코엔자임Q10함유 오메가3+비타민B12앰플, 가미소요산)을 병행하여 정상적인 직장생활을 이어나갈 수 있게 되었다. 그러나 약보다도 거리낌 없이 주고받는 농담과 그림카드가 더 필요했던 환자였다.

정 약 사 생 각 _ 재건축

이래도 저래도 병이 잘 해결되지 않는 환자를 보면 대부분 비슷한 말을 한다. "도저히 이해가 안 돼요." "어쩌면 그럴 수가 있지요?" "용납할 수 없어요." 젊은 날 나도 속으로 수도 없이 했던 말을 환자들이 쏟아놓는다. 암에 걸려도, 혈당수치가 좀처럼 떨어지지 않아도, 수술한 부위가 계속 재발되어도….

절대로 용납할 수 없다고 버티는 몸은 집 자체가 부실해질 수밖에 없다. 이런 상황이다 보니 좋은 세포는 살아가기에 답답해지고, 유해균이나 나쁜 세포들은 살기 좋은 환경이 된다. "몸은 마음에 복종한다"는 데이비드 호킨스 박사의 말처럼 수치심이나 죄의식, 두려움, 분노, 슬픔 등의 부정적인 마음의 에너지는 용기, 사랑, 기쁨과 같은 긍정적인 마음의 에너지에 비해 바닥에 가까운 수준이다. 항암치료를 하거나 혈압약이나 당뇨약을 먹거나 수술을 하더라도 생각이 부정적인 에너지로 가득 차 있다면 아무 소용이 없다. 무엇보다 그런 생각을 버리고 먼저 우리 몸을 재건축해야 한다.

나는 상담을 통해서 다소 어린 나이에 철들었다고 생각하는 사람들이 위와 같은 말을 더 많이 한다는 것을 알게 되었다. 그럴 때마다 "일찍 철 들면 손해예요"라고 말하곤 한다. 환자들에게 이런 말을 던지면 잠시 침묵하다가도 곧 뜻을 알아차린다. 시기가 조금 다를 뿐이지 사람은 똑같이 어리석은 존재이기 때문이다. 김흥호 선생의 말씀이 떠오른다.

"사람은 강철이 부러지듯 한번 완전히 부러지는 경험을 하거나, 남이 내 목을 자르기 전에 내가 내 목을 자르고 죽어서 사는 인생이라야 새로운 힘을 얻는다"는 말씀이다. "사람이 거듭나지 아니하면 하나님의 나라를 볼 수 없느니라."(요3:3)

그것이 종교일 수도 있고, 자연일 수도 있고, 철학일 수도 있고, 사람일 수도 있다고 했지만, 나는 내가 하는 일 속에서 몸이 무너짐으로 인해 새로운 세상을 살아야 하는 사람들을 수없이 보았다. 그러므로 질병으로 인해 무너지는 것보다 내가 스스로 나를 넘어뜨린다는 것이 어떤 의미인지를 알고 나면 그때부터 재건

축이 시작되어 피가 질서정연하게 흐르고, 림프청소가 되어 필요 없는 노폐물이 쌓일 틈이 없는 자연인의 모습이 된다. 선택은 우리의 몫이다.

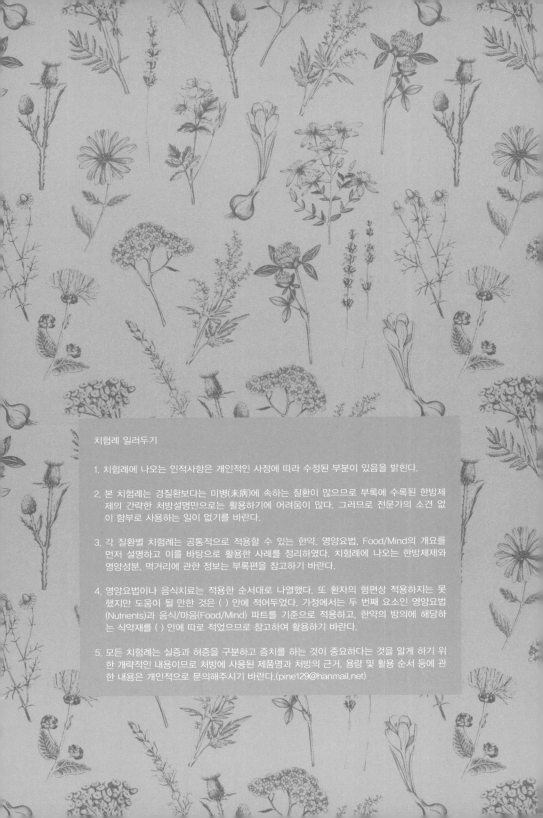

치험례 일러두기

1. 치험례에 나오는 인적사항은 개인적인 사정에 따라 수정된 부분이 있음을 밝힌다.

2. 본 치험례는 경질환보다는 미병(未病)에 속하는 질환이 많으므로 부록에 수록된 한방제제의 간략한 처방설명만으로는 활용하기에 어려움이 많다. 그러므로 전문가의 소견 없이 함부로 사용하는 일이 없기를 바란다.

3. 각 질환별 치험례는 공통적으로 적용할 수 있는 한약, 영양요법, Food/Mind의 개요를 먼저 설명하고 이를 바탕으로 활용한 사례를 정리하였다. 치험례에 나오는 한방제제와 영양성분, 먹거리에 관한 정보는 부록편을 참고하기 바란다.

4. 영양요법이나 음식치료는 적용한 순서대로 나열했다. 또 환자의 형편상 적용하지는 못했지만 도움이 될 만한 것은 ( ) 안에 적어두었다. 가정에서는 두 번째 요소인 영양요법(Nutrients)과 음식/마음(Food/Mind) 파트를 기준으로 적용하고, 한약의 방의에 해당하는 식약재를 ( ) 안에 따로 적었으므로 참고하여 활용하기 바란다.

5. 모든 치험례는 실증과 허증을 구분하고 증치를 하는 것이 중요하다는 것을 알게 하기 위한 개략적인 내용이므로 처방에 사용된 제품명과 처방의 근거, 용량 및 활용 순서 등에 관한 내용은 개인적으로 문의해주시기 바란다.(pine129@hanmail.net)

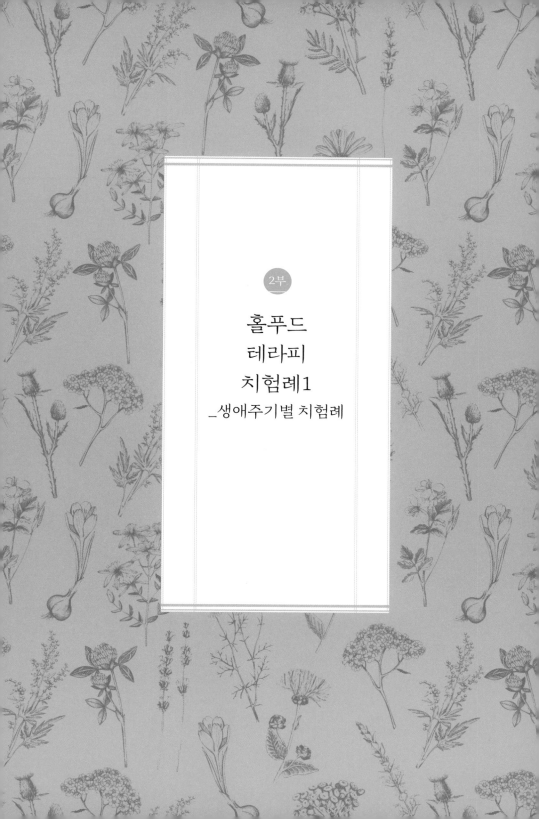

2부

홀푸드
테라피
치험례1
_생애주기별 치험례

1장

성장기(成長期) 및 수험생(受驗生)

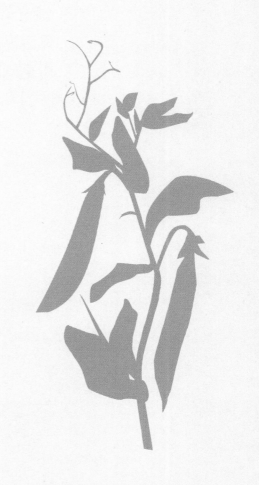

아름다운 무관심

어느 때는 그냥 두세요.

아무 말도 하지 말고

그냥 내버려 두세요.

우리가 힘들어하는 것의 많은 부분은

'관심'이라는 간섭 때문입니다.

홀로서는 아름다움이 있습니다.

외로움의 아름다움,

고난을 통한 아름다움,

눈물을 통한 아름다움이

얼마나 빛나는지 모릅니다.

사람은 성장하면서 스스로 깨닫습니다.

어느 것이 좋은지,

어떻게 해야 할지를 다 알게 됩니다.

또 사람은 누구나 스스로 자라고

열매 맺도록 되어 있습니다.

그저 따스한 햇살로,

맑은 공기로

먼발치에서 넌지시 지켜봐주십시오.

사랑이란 일으켜 세워 주고

붙드는 것이 아니라,

스스로 일어나 자랄 수 있다고

믿는 것입니다.

_정용철

내 자식은 질풍노도의 시기를 거치지 않고 쑥 통과할 거라 믿었던 시절에 이 글을 저장해놓고, 환자들에게 나눠주곤 했다. 어떤 분은 냉장고에 붙여놓고 매일 본다고 했던 기억도 있다.

이 글 탓인가, 얌전한 중년부인이 약을 사러 들어와 의논할 게 있다며 이야기를 꺼낸다. 고등학교 2학년인 아들이 아버지에게 대들고, 친구들과 어울려 돌아다니며 집에 들어오지도 않고, 학교도 가지 않으려고 하는데 도저히 이해할 수가 없고 어찌해야 할지를 모르겠다는 것이다.

부부가 고등학교 교사로서 바르게만 세상을 살아온 모습인데, 엄청난 아픔이 그대로 느껴졌다. 그때 나는 약국에서 늘 나눠주던 그 시 한 편을 프린트해서 드리고 인생을 길게 놓고 보면 1~2년은 절대 길지 않다고, 그러니 실망하지 말고 지켜보시라고 말씀드렸다. 지금 생각해보니 건방진 행동이었다.

어깨를 축 늘어뜨리고 눈물을 머금으며 돌아서던 어머니의 뒷모습이 아직도 눈에 선하다.

수년이 흐른 후 똑같은 어머니가 찾아오셨다. 나도 자녀와 함께 성장하던 시절이었다. 내가 알아낸 것은 모든 어린 것은 실크처럼 부드러우며, 양처럼 순하며 종이 한 장에도 베인다는 사실이다. 그래서 부모는 매일 가슴을 잡으며, 매일 기도하며, 매일 자신의 부모를 떠올리며 부끄러워한다. 이번엔 시 대신 편지를 주었다.

어머니,
여기저기 이름 모를 꽃들이 피어 있는 꽃밭에
꽃들의 성질을 다 알지 못하는 주인이 정성을 다해 물을 줍니다.
그 물이 어떤 꽃에게는 넘치고
어떤 꽃에게는 모자랄 수도 있지요
어떤 꽃은 죽어가고
어떤 꽃은 화려하게 번식하고 자라는 것을 보면서
서서히 주인은 꽃들의 성질을 알아가고 매년 화단이 풍성해집니다.
부모도 자식이 어릴 때는 그 뿌리의
깊이와 너비를 잘 알지 못하지요.

그러니,

정성을 다해 주었던 물이 잘못된 건 아닐까 자책하지 마세요.

어른도 자라고 아이들도 같이 성장하는 게 화단이고 세상이니까요.

아무리 비뚤어지고 죽어가더라도

살리고 싶은 마음을 접지 않으면 생명이 남아

내년엔 반드시 새싹이 돋는다는 걸 화단을 보며 알았습니다.

거센 비바람 번개 천둥 속에서 비틀어지고 넘어져도

바위틈 깊은 곳에 뿌리를 내리고 버틴 나무는 예술작품이 되지요.

제 모자란 기도도 도움이 될지 모르겠습니다.

넘어지지 마세요.

임상에서 자주 활용하는 한약과 Nutrients, Food(Mind) 3요소에 대해 알아보고, 각 증상에 따른 홀푸드테라피 치험례를 살펴보자.

홀푸드테라피의 3요소

一 한약(韓藥)

대입시험에서 수석 합격한 학생을 인터뷰하면 한결같이 교과서 위주로 공부를 했고, 예습·복습에 충실했다는 이야기를 들을 수 있다. 눈빛은 초롱초롱하고 말투는 차분하다.

눈이 빛난다는 것은 총명하다는 것이고 말투가 차분하다는 것은 마음이 안정되어 있다는 뜻이다. 총명이란 귀와 눈이 밝아 잘 보고 잘 듣고 기억을 잘 한다는 뜻이다. 뇌수(腦髓)는 신수(腎髓)와 연결되어 있어 뇌가 활발하고 기가 왕성해야 총명함을 유지할 수 있고, 신수(腎髓)가 충분해야 뇌기능을 올리고 성장에도 도움을 준다.

이를 위해 자녀들의 건강관리도 체질에 따라 달라져야 하는데 활달한 성격의 양증(陽證)인 학생들은 상부로 떠 있는 열을 내려주고, 조용하고 예민한 음증(陰證)인 학생들은 가라앉아 있는 기운을 올려주어 뇌수(腦髓)와 신수(腎髓)를 보강하는 것이 좋다.

최근에 문제가 되고 있는 게임중독증이나 자녀들의 정서적인 문제도 체질에 따라 접근법이 달라진다. 화를 잘 내고 침착하지 못하며 충동적인 자녀는 속에 열이 많은 체질이거나 음이 부족하여 열이 위로 뜨는 음허화동(陰虛火動)의 증세에서 오는 경우가 많다.

반면에 집안에서 나오지 않고 친구 만나기를 두려워하거나 우울증이 있는 자녀는 기운이 너무 떨어졌거나 비위의 기능이 저하되어 담음증(痰飮證)을 형성하였을 때 찾아볼 수 있다.

이러한 문제를 해결하기 위해 전자에 속하는 자녀에게는 열을 내리고 진액을 보충해주고, 후자에 속하는 자녀에게는 넘쳐서 고여 있는 물을 빼주거나 기운을 올려주어 활기차게 해주면 된다. 영양요법도 같은 맥락에서 융합하면 상승효과를 가져올 수 있다.

빈용한약제제

실증 : 대청룡탕, 백호가인삼탕, 황련아교탕, 갈근황금황련탕, 소시호탕, 대시호탕, 사역산, 육미지황탕, 계지복령환 등

허증 : 가미귀비탕, 소건중탕, 황기건중탕, 반하후박탕, 당귀작약산, 당귀사역가오수유생강탕, 보중익기탕, 이중탕 등

— Nutrients

성장기에는 복합탄수화물과 성장호르몬 분비에 도움이 되는 필수아미노산을 포함한 질 좋은 단백질, 불포화지방산 등의 대량영양소(Macro nutrients)와 비타민, 미네랄 같은 미량영양소(Micro nutrients)

를 골고루 섭취하는 것이 중요하다. 그러나 청소년기에는 식이섬유와 비타민, 미네랄이 부족한 고칼로리 음식인 정크푸드(Junk food)와 설탕이 많이 든 음식을 즐겨 먹게 되어 저혈당증이 생길 확률이 높아지고, 혈당수치가 내려가면서 아드레날린과 노르아드레날린이 과잉 분비되어 공격적이 되거나 정서적으로 불안해진다. 이를 예방하려면 탄산음료, 트랜스지방산, 밀가루 음식을 줄이고 발효음식이나 해조류를 자주 섭취하는 것이 좋다.

또 고기만 주로 섭취하는 식습관은 고기 속의 인이 칼슘을 소모시켜 뼈가 약해지므로 칼슘과 비타민D, 오메가3를 적극적으로 섭취하고, 성장기 어린이의 ADHD증상에는 마그네슘과 아연, 비타민B_6를 추가하는 것이 좋다.

여학생의 경우 어지럼증을 호소하면서 빈혈약을 구매하러 오는 경우가 많지만, 한국의 교육현실이 스트레스에 취약한 상황이므로 허증과 실증을 구별하여 혈이 부족하여 온 것인지, 스트레스로 열(熱)이 상승하여 생긴 어지럼증인지를 살펴서 영양소를 선택하는 것이 좋다.

전자의 경우는 조혈제와 아미노산이나 효모, 프로바이오틱스를, 후자의 경우는 미네랄과 간해독영양제와 오메가3가 도움이 된다.

빈용영양제

아미노산 : 호르몬, 신경전달물질(세로토닌)의 원료, 뇌신경세포의 에너지원, 스트레스에 대응, 주의력, 집중력강화, 여드름, 변비, 비만, 글루타

민, 페닐알라닌, 트립토판, 티로신 등

오메가3 : 세포막에 각종 호르몬, 효소, 신경전달물질이 결합하는 수용체의 입체구조를 정상상태로 유지, 뇌세포막, 망막의 구성성분

비타민B군 : B_1, B_2, B_3, B_6, 판토텐산, 엽산, 비오틴, 콜린, 이노시톨 등 10여 종. 뇌, 신경에서 주로 일어나는 당질대사의 필수효소로 작용

맥주효모 : 단백질, 비타민, 미네랄의 공급, 신경, 근육의 만성피로를 개선, 식욕증진, 신진대사, 크롬(Cr), 아연(Zn)-혈당내성인자(GTF)의 주성분

철분 : 산소의 이동과 저장, 효소의 보조인자, 면역, 에너지대사 보조효소. 어지러움증, 식욕부진, 만성피로 개선, 기억력 학습능력 향상, 소화장애 개선

아연 : 과잉행동증후군, 학습장애, 미각상실, 거식증, 폭식증 등 예방. 우울증, 불안증, 학습장애, 광선공포증, 화를 잘 내는 증상에 도움

칼슘 : 골격, 치아, 성장발육, 세포의 증식과 분화, 에너지조절, 신경세포의 정보전달, 신경안정작용(+Mg), 효소활성, 체액의 약알칼리화

레시틴 : 두뇌영양제, 뇌세포막에서 계면활성제 역할, 동맥경화예방. 아세틸콜린의 원료, 기억력증진(+비타민B_{12}가 중요한 활성효소)

프로바이오틱스 : 변비, 과민성대장, 소화장애, 알레르기, 장내 유익균 증가

효능별영양제　　－ 시력감퇴, 안구건조: 비타민A, 결명자, 빌베리, 루테인, 지아잔틴, 오메가3

　　　　　　　　　　－ 각성, 집중력, 건뇌: 과라나, 아르기닌, 칼슘, 마그네슘, 포

스파티딜세린, 레시틴

- 빈혈, 만성피로, 만성두통, 생리통: 헴철, 스피루리나, 엽산, 피리독신, 비타민B12
- 면역력증강 에너지 향상: 발효흑삼, 당귀추출물, 녹차추출물, 버섯추출물
- 기억력 인지력 증진: 원지추출물, 피브로인, 효소가수분해물, 포스파티딜세린

성장기 자녀의 간편 영양요법

자녀들이 잘 먹지 않거나 먹는데도 키가 크지 않는다고 좋은 영양제를 찾는 경우가 많다.

엄마들 사이에 소문난 영양제를 먹고 있지만 크게 변화를 느끼지 못하는 것은 자녀의 체질과 상태에 잘 맞지 않는 영양소를 선택했기 때문이다. 역시 허증과 실증으로 크게 구별하는 것이 좋은데, 아기 때부터 밥을 잘 먹지 않아 성장에 필요한 재료가 부족한 경우와 잘 먹는데도 살이 잘 찌지 않고 성장이 더딘 경우가 있다.

가정에서 영양제를 선택하는 데 참고가 되기를 바라며, 성장기 어린이의 경우에는 성장을 위주로, 수험생의 경우에는 수험생 영양제를 위주로 허실에 따라 필요한 영양제를 분류해보았다.

─ 허증 어린이의 홀푸드테라피

밥을 많이 먹지 못하고 편식하며 토끼똥 같은 대변을 보거나 배 아프다는 소리를 잘 한다. 성격이 소극적이며 부끄럼을 많이 타고 잘 놀라거나 밤에 깨어 울기도 하고 기운이 없어 집 안에서만 논다.

한약 : 소건중탕, 황기, 귀기건중탕, 감맥대조탕, 계지가용골모려탕 등

Nutrients : 비타민B군(+B12), 효모, 실크펩타이드, 홍삼, 초유, 유산균, 철분

Food(Mind) : 바나나조청주스, 미강효소액, 쇠고기부추죽 등

─ 실증 어린이의 홀푸드테라피

밥을 잘 먹는데도 바싹 마르거나 덩치가 있어도 한시도 가만있지 못하고 뛰어다니며 잘 넘어지고 산만하다. 양(陽)이 넘쳐 지칠 때까지 뛰어놀아 진액이 부족해 지구력이 떨어지거나 열이 올라 코피가 잘 난다.

한약 : 백호가인삼탕, 육미지황탕, 사역산, 시호계지건강탕 등

Nutrents : 미네랄(칼슘, 아연 등), 아미노산, 오메가3, 아로니아, 비타민D, 올리브잎, 베리추출물 ★홍삼 주의!

Food(Mind) : 해산물, 채소, 어묵(흑임자소스), 브로콜리전복죽 등

─ 수험생의 홀푸드테라피

여학생 허증(주증상: 생리통, 불안증, 우울감, 시험당일 긴장)

한약 : 가미귀비탕, 시호가용골모려탕, 당귀작약산 등

Nutrients : 철분, 효모, 실크펩타이드, 홍삼, 프로바이오틱스, 미강

여학생 실증(주증상: 집중력저하, 식곤증 , 여드름, 불면증, 생리통)

한약 : 백호가인삼탕, 소시호탕, 황련아교탕, 육미 등

Nutrients : 미네랄, 아미노산, 오메가3, 비타민E, 테아닌 , 효소

남학생 허증(주증상: 소화불량, 불안초조 , 집중력저하)

한약 : 시호계지건강탕, 소건중탕, 반하사심탕 등

Nutrients : 아미노산, 비타민B, C, 가레오, 효모, 프로바이오틱스

남학생 실증(주증상: 집중력저하, 졸림, 피로 , 식곤증, 여드름)

한약 : 백호가인삼탕, 대청룡탕, 대시호탕, 갈근황금황련탕 등

Nutrients : 미네랄, 가레오, 아미노산, 아르기닌, 레시틴, 오메가3

― Food(Mind) 생활요법 및 대체요법

하루 세끼 식사를 규칙적으로 하고 변비예방을 위해 물과 섬유질을 많이 섭취한다. 또 하루에 5시간 이상 숙면을 취하며 간식은 밀가루 음식이나 기름에 튀긴 음식을 피하고 소화가 잘 되는 것으로 하며 실내를 자주 환기시킨다.

틈틈이 가벼운 운동이나 테이핑요법, 볼테라피 등을 활용하여 스트레스근육(교근, 흉쇄유돌근, 승모근, 척주기립근, 중둔근, 대둔근, 요방형근)

을 풀어주면 근육통증을 완화하고, 불면증, 요통, 변비 등의 증상에
도움을 받을 수 있다. 이 외에도 감기, 소화불량, 불안증, 생리통, 피부
질환 등 다양한 질환에 아로마요법을 활용한다.

아로마 에센셜 오일의 활용

살균 방부효과 – 유칼립투스, 라벤더(상처치유), 파인, 로즈마리, 타임, 티트리

통증해소 – 블랙페퍼, 라벤더, 제라늄(신경통), 로즈마리(통풍), 타임, 스페
어민트(두통)

림프흐름개선 – 페널, 주니퍼베리, 레몬, 오렌지 스위트

정신기능강화 – 바질, 페퍼민트, 로즈마리, 타임, 베르가못(불안증), 일랑
일랑(우울증)

소화기장애 – 블랙페퍼, 캐모마일 로먼, 페널, 페퍼민트

생리통 및 기능장애 – 캐모마일 로먼, 클라리 세이지, 제라늄, 라벤더

스트레스해소 – 버거못, 캐모마일 로먼, 라벤더, 오렌지스위트, 일랑일랑

습진, 피부염 – 캐모마일 로먼, 라벤다, 티트리, 몰약, 베르가못(단순포진),
차나무(벌레물림)

기침, 호흡기질환 – 유칼립투스, 페널, 프랑킨센스, 페퍼민트(부비강염), 로
즈마리, 히숍(후두염)

집중력 향상 – 바질, 로즈마리, 유칼립투스

스트레스해소 졸음방지 – 라벤다, 페퍼민트, 유칼립투스

부종 – 주니퍼베리, 페널, 제라늄

복통 – 마조람, 샌들우드

빈혈 – 캐모마일로먼, 라벤다, 제라늄

여드름 – 라벤더[*] 10 방울, 버가못 5 방울[**], 헤이즐넛 25ml[***]

      – 티트리[****] 5 방울, 호호바 15ml[*****]

    캐리어 오일과 에센셜 오일을 섞을 때 에센셜 오일을 먼저 넣은 다음, 캐리어 오일을 넣고 좌우로 원을 그리듯이 섞어준다. 성난 여드름 부위엔 티트리만 직접 발라주고, 전체적인 부위는 캐리어오일과 섞는다.

---

[*]   라벤더 : 상처치유

[**]   버가못 : 지질생성억제, 토닝

[***]   헤이즐넛 : 캐리어오일, 지질억제

[****]   티트리 : 항박테리아, 헤르페스 질환, 무좀, 여드름, 피부궤양 등에 효과

[*****] 호호바 : 캐리어 오일, 항염증 효과(습진, 여드름) 천연 단백질, 미네랄, 콜라겐 성분 함유.

홀푸드테라피(Whole Foodtherapy) 치험례

― 학교만 가면 오전 내내 조는 남학생(고2, 男)

얼굴에 멍게 같은 여드름이 눈에 띄는 남학생이다. 밤에는 학원에서 돌아와 공부를 더 하고 새벽 2시 정도에 잠을 자고, 아침에 억지로 일어나 학교에 가면 오전 내내 잠이 온다.

주말에 하루 종일 자도 피곤하고 밤에는 잠이 잘 오지 않는다. 허리가 아프고 다리를 심하게 떨며 작은 일에도 화를 참기가 힘들어 부모에게 소리를 지르기도 해 부모와 트러블이 잦다. 공부는 꽤 잘하는 편이라 목표는 높은데, 능률이 오르지 않아 학생도 답답해한다. 유명 한의원의 한약과 시중에 유행하는 영양제들을 다 먹어본 상황이라 약국에 왔을 때는 아주 불만스러운 표정으로 억지로 앉아 있는 모습이었다. 학생이 졸리는 건 당연하다는 생각이 들 정도로 빡빡한 일정이라, 일단 학원에 갔다 오면 씻고 바로 자겠다는 약속을 받고 홀푸드테라피를 구성하였다.

▶ 이열(裏熱)이 많은 사람은 에너지대사가 왕성하여 단백질 부족상태가 되므로 피부가 건조하고 염증이 심하다. 수면시간이 부족하면 음(陰)을 보충할 시간이 없어 아침에는 코티졸 분비가 부족해져 머리가

맑지 않고 잠이 온다. 바로 에너지화할 수 있는 과자나 청량음료를 자주 찾으므로 인슐린저항성이 되어 세포의 기능이 나빠지므로 식단조절이 필수다.

이열표실(裏熱表實)의 증세와 심열(心熱)과 신허(腎虛)증상을 해결할 수 있도록 한방제제를 선택하였으며, 간해독제로 청혈하고, 진액공급을 위해 미네랄을 먼저 사용하였고 단백합성과 염증억제, 세포막의 정상화를 위해 아미노산과 오메가3, 항산화제를 장복하였다.

약을 복용한 지 일주일도 되지 않아, 학생이 아침에 머리가 맑아지는 것을 느끼고 약을 계속 먹어보고 싶다고 하여 수능날까지 투약한 케이스다.

얼굴도 말끔해지고 원래 예상하던 학교보다 한 단계 업그레이드하여 진학하게 되었다.

◎ 학교만 가면 오전 내내 조는 남학생 WFT / 뚱뚱실증

한약 : 대청룡탕, 갈근황금황련탕, 육미지황탕 外(갈대뿌리차, 메밀, 칡, 녹두죽, 은교산 활용)

Nutrients : 간해독제(밀크씨슬, VtB, C, 아르기닌), 미네랄액제

　　→ 아미노산, 항산화제(포도씨, 소나무추출물, 설포라판), 오메가3 장복

Food(Mind) : 해독죽, 토마토아보카도 샌드위치(오메가3, 천연비타민), 식용유에 튀긴 음식, 청량음료제한, 라벤더, 캐모마일(가습기)

— 생리통이 공포인 여학생(16세, 女)

얌전하고 예쁘게 생긴 여학생이 생리통이 너무 심해 엄마와 함께 찾아왔다. 얼굴색은 누런 편이며 아랫배가 냉하고 가스가 잘 차고 소화가 안 되면 꼭 머리가 아프다.

등 뒤가 늘 결리고 뻐근한 것이 잘 낫지 않는다. 피로감이 심하고 잘 지친다.

꼼꼼하게 공부하기에 늘 시험공부를 다 마치지 못하고 시험을 친다. 겁이 많아 하나라도 놓치면 다음 페이지로 넘어가질 못한다. 추위를 많이 타며 몸이 무겁고 어른처럼 흐린 날에는 더 피곤함을 느낀다.

생리통이 심해서 시험시기에 따라 결과가 판이하게 다르다.

▶ 혈(血)부족과 아랫배가 냉한 상태, 그리고 담음(痰飮)을 해결하기 위해 한방제제를 사용한 결과, 살도 빠지고 얼굴이 아주 예뻐졌다고 좋아했다. 혈이 부족한 여학생들에게는 효모제가 몸을 따뜻하게 하는데 도움을 주어 페리친철과 함께 사용하여 상승효과를 보았다.

로즈마리 오일을 목걸이와 마사지에 활용하게 하여 생리통이 빨리 호전되었으며, 어혈증과 보혈작용, 미세순환을 위해 정혈우미단과 오메가6를 장복하여 생리통으로부터 해방되었다.

⟳ 생리통이 공포인 여학생 WFT / 통통허증

한약 : 당귀사역가오수유생강탕 반하후박탕 外(가물치, 대추, 하수오 활용)

Nutrients : 아미노산(효모, 비타민B), ferritin철 → 오메가6, 정혈우미단

Food(Mind) : 바나나조청주스, 파래초무침, 로즈마리 오일-목걸이 활용

(+주니퍼베리, 제라늄) 생리통에 마사지

─ 집 안에서만 과격한 중학생(15세, 男)

인상은 얌전해 보이는데 체격이 단단해 보이는 중학생이다. 몸에 열이 많아 늘 옷을 벗고 잠을 자고 집 안에 있는 걸 답답해한다.

학원갈 때 얼음을 입에 물고 나가며 잘 때도 에어컨 없이는 잘 수가 없다.

턱에서 사각사각 소리가 잘 나서 신경이 쓰일 정도다. 작은 말에도 상처를 잘 받아서 말을 할 때 항상 조심해야 한다. 남 앞에서 부끄럼도 타는 편인데, 집 안에서는 소리를 지르고 동생을 괴롭히며 과격하여 부모가 노심초사다. 식사는 잘 하고 땀을 많이 흘린다.

▶ 이열(裏熱)의 체질과 담음(痰飮)이 겹쳐 섬세함과 과격함을 때에 따라 표출하므로 이에 따라 한방제제를 선택하여 화를 버럭 내고 과격한 행동을 하는 습관이 많이 개선되었다. 얼음물을 마시지 않게 되었으며 동생에게 하는 행동이 훨씬 달라졌다고 엄마가 고마워한다. 그러나 집에서는 밥을 잘 먹지 않고 바깥에서 맵고 달고 짠 음식들을 사 먹으니 절대적인 생리활성물질이 부족하므로 밖에서 사 먹는 음식과

밀가루음식을 줄이고 집밥을 먹도록 당부했다.

식생활개선은 오래 걸리겠지만 조금씩 변화가 있을 것이다. 보리새싹과 케일분말을 여러 가지 방법으로 꾸준히 섭취하도록 하여 비타민 C와 항산화제역할을 대신하였다.

○ **집 안에서만 과격한 중학생 WFT / 빼빼실증**

한약 : 백호가인삼탕, 반하후박탕, 육미지황탕 外(메밀, 우엉, 구기자 활용)

Nutrients : 미네랄, 항산화제(포도씨유, 소나무껍질) → TNG(hematoporpy-rin + 비타민B$_{12}$), 아미노산(신경계, 결합조직강화)

Food(Mind) : 복합과일탕(바나나, 양배추, 토마토 등), 보리새싹, 케일, 파래초무침 콩나물무비빔밥(간장, 들기름, 파)

— 밤에 소변을 못 가려요(7세, 女)

단골의 딸이 밥을 잘 먹지 않아 영양제를 사러 왔다. 전형적으로 얌전하고 부끄럼 많은 여자아이다. 문제는 밤에 소변을 못 가려서 더 긴장하고 자다가 일어나서 울고 앉아 있다고 한다. 편식이 심해 밥을 쫓아다니면서 떠 먹여야 조금 먹고 짜증을 잘 내고 신경질적이다. 아이가 너무 예민해서 작은 소리에도 잘 놀라고 엄마만 따라다닌다. 늘 피곤해하며 잘 때 식은땀을 흘린다.

▶ 기혈(氣血)부족으로 모든 조직에 영양이 충분하지 못하여 짜증을 잘 내고 편식이 심하다. 기충(氣衝)으로 인해 잘 놀라고 식은땀을 흘리며, 하초(下焦)가 허해져 오줌을 싸게 되므로 그에 맞는 한방제제와 함께 성장기에 필요한 아미노산과 철분이 함유된 비타민 시럽에 유산균을 추가하여 15일 복용 후 소변을 가리기 시작했다. 정서적으로 안정감을 주고 사소한 소리에 적응이 될 때까지 음악을 틀어놓고 엄마와 함께 자도록 했는데 밥 먹는 양이 많이 늘었고, 혈색이 좋아지고 아이가 편안해졌다고 한다. 실크펩타이드와 프로바이오틱스(+미네랄)를 6개월 이상 복용하고 키도 훌쩍 자라 의젓하게 초등학교에 입학했다.

◯ **밤에 소변을 못 가려요**(7세, 女) WFT / 빼빼허증

한약 : 귀기건중탕, 계지가용골모려탕 外(바나나밥, 바나나식혜 활용)

Nutrients : 비타민시럽(+Fe), 아미노산 → 실크펩타이드, 프로바이오틱스 (+미네랄)

Food(Mind) : 엄마와 함께 잘 것, 잘 때 음악 틀어놓기

지인 중에 공부도 잘하고, 겸손하고, 심성도 착해 남을 배려할 줄 아는 자녀를 두어 자식 키우는 입장에서 부럽기만 한 어머니 두 분이 계신다.

한 분에게 자식을 어떻게 그렇게 키우셨냐고 물어볼 때마다 한결같이 "나는 아무것도 한 것이 없다. 마음만 편하게 해줬을 뿐이다"라고 하신다.

뇌수(腦髓)와 신수(腎髓)는 함께 흐른다는 것과 HPA축(Hypo-thalamo-Pituitary-Adrenal(시상하부-뇌하수체-부신))을 공부하면서 뇌와 부신이 동시에 작동한다는 것을 알고 있기에 자녀의 마음을 편하게 해주었을 뿐이란 말이 그저 인사치레로 하는 말이 아니라 솔직한 대답이며 진리라는 생각을 하게 된다.

마음이 편해야 뇌수(腦髓)와 신수(腎髓)가 마르지 않고, 총명한 두뇌와 사고력, 그리고 체력까지 얻을 수 있으니, 그저 자녀를 사랑하는 마음이 그것을 자연스럽게 했을 것이다.

또 한 분의 어머니에게 물었다.

"행복하시겠어요. 보기만 해도 흐뭇하시죠?"

반은 부러움으로 반은 인사말로 건넸더니, 이런 대답이 돌아왔다.

"저는 자식은 제가 키우는 게 아니라, 우연히 좋은 자식을 배정받은 거라고 생각해요. 그래서 감사해요." 이 역시 오래 남는 말씀이다. 마음을 편하게 해주는 것, 부족한 대로 꽉 찬 대로 내게로 와준 것에 감사하는 것, 그리고 미숙함과 보편적이지 않은 개성을 존중하는 것. 이것이 질풍노도의 시기를 지나는 청소년기의 자녀들에게 가장 좋은 처방이자 선물이다.

2장

갱년기(更年期)

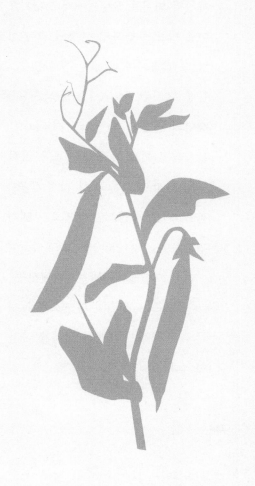

들어가기

The turn(change) of life

갱년기란 문자 그대로 다시 한 번 거듭난다는(年을 更고치다)
뜻입니다.
사전적 의미는 장년기에서 노년기로 접어드는 시기이지만 이를
다른 말로 표현하면 사람이 보다 성숙하게 변화하는 시기라고
할 수 있습니다.
몸을 고치고(更身), 마음을 고치고(更心), 삶을 고치는(更生)…
장년의 건강한 몸은 약하게 되고,
탐욕과 혈기로 가득한 마음은 비워지고,
근심 걱정으로 가득 찬 거친 삶은
관조의 삶, 자연스런 삶으로 바뀌는 시기입니다.
껍질을 깨고 나가려면 고통과 노력이 따릅니다.
이러한 고통을 극복하기 위해서는
운동과 좋은 음식과 영양소를 통해 몸을 튼튼하게 유지하고,
하루를 살아도 세상의 이치를 아는 사람으로 나이 들어가야
합니다.

250

병으로부터 자유로워지고,

죽고 사는 일이 두려운 일이 되지 않게 될 때,

죽지 못해 살아 있는 노년이 아니라,

매일 죽음 앞에서 다시 태어나는 아름다운 노년을

맞이하게 됩니다.

갱년기를 The turn of beautiful life 로 삼아야 합니다.

40대 이후의 얼굴은 스스로 책임을 져야 한다는 말이 있다. 공부를 하면서, 그리고 환자를 많이 만나면서 그 말의 깊은 뜻을 알게 되었다.

허증체질은 혼자 속앓이를 하거나 매사에 노심초사하며 살아와 얼굴이 누리끼리 하면서 힘없이 주름진 얼굴이거나 반대로 부어 있는 경우가 많고, 실증체질은 성공을 위해 돌진하면서 앞뒤를 가리지 않고 살아와 공격적이며 얼굴이 벌겋게 상기되어 있거나 반대로 직선적이고 예민한 사람은 수분기 없는 마른 얼굴이 많다.

모두 자신의 체질대로 성격대로, 혹은 체질에 거슬러 살아온 모습들이다.

그러나 남의 잘못도 자신의 잘못으로 돌리며 전전긍긍하며 소극적이었던 허증체질이 자신을 돌보고 사랑하면 힘없이 말랐던 얼굴에 살이 붙기 시작하고 남에게도 마음을 터놓고 지내다 보면 얼굴의 붓기가 빠질 것이다. 또 후자의 실증체질은 지나친 자신감과 일에 대한 욕심을 내려놓고 내가 가질 수 있는 정도만 하루하루 소중히 누리며 지내다 보면 얼굴이 맑아지고 마른 얼굴에도 수분이 차 오르기 시작할 것이다.

몸은 마음이 만들고, 마음은 몸으로 인해 무너지기 때문이다.

갱년기 여성들이 기운이 없다는 것은 호르몬이 부족해지면서 양(陽)의 기운이 떨어져 상대적으로 음(陰)이 많아지는 상태다. 그래서 갱년기가 되면 활발하던 사람이 체력도 자신감도 떨어져 우울증에 빠지기도 하고 매사에 소극적이 되는데 한방적인 용어로 수습담(水濕痰)의 상태와 비슷한 개념이다.

중년을 떠올리면 연상되는 모습이 바로 이 수습담(水濕痰)의 상태인데, 호르몬뿐 아니라 대사에 필요한 여러 가지 효소가 부족하거나 교감신경 흥분형인 사람이 몸과 마음을 지나치게 혹사시켜 부신호르몬이 부족해져 부종이 되는 경우가 있다.

그러므로 중년 남성과 중년 여성들의 비만은 호르몬의 균형을 맞추고, 식생활개선을 통해 몸의 신진대사가 정상적인 상태가 되어야 해결할 수 있는 어려운 숙제다.

이런 관점에서 보면 중년의 여성이나 남성에게 생기는 얼굴의 주름살은 건강한 아름다움이다.

최근에는 40대 초반에도 이런 저런 불편한 증상이 나타나면 모두 '갱년기라서'라고 말하면서 어쩔 수 없다는 식의 반응을 많이 보인다. 그러나 각자가 가진 기혈(氣血)의 정도와 생활습관과 지내온 시간들을 살펴 헤진 옷을 깁듯이 보강하면 모든 증상이 사라진다.

이제 갱년기의 의미를 한방적, 영양학적 관점에서 이해하고, 그에 따라 각 증상에 따른 홀푸드테라피 치험례를 살펴보자.

— 한약(韓藥)

한방에서 간(肝)은 혈해(血海)이고 자궁(子宮)은 혈실(血室)이라 말한다. 그만큼 혈(血)과 밀접한 관계를 갖고 있다는 뜻이며, 호르몬대사도 간에서 이뤄지므로 간과 자궁 간의 관계를 동일선상에서 보는 것이 한의학적 개념의 핵심이다.

간은 우리 몸에서 혈액을 화학적으로 맑고 깨끗하게 해독하고, 소설(疎泄)작용을 통하여 음식을 소화시키고 찌꺼기를 배설하는 작용을 한다. 또 근육과 혈관벽, 내장에도 영향을 미치며(肝主筋腱), 눈으로 연결되므로 간열(肝熱)이 생기면 눈이 마르고 뻑뻑해지고, 간혈이 부족해지면 시야가 흐려지고 시력이 떨어지는 등 여러 가지 증상이 나타난다.

갱년기에 스트레스를 받게 되면 간기울결(肝氣鬱結)이 되어 비위의 소화기능과 운화(運化)기능에 지장을 주어 식욕이 없어지고, 속이 더부룩하며 설사를 하는 과민성 대장증후군이 되는가 하면, 짜증을 잘 내거나 가슴이 답답하며 어지럽고 옆구리가 결리는 등의 증상이 생긴다.

뿐만 아니라 간(肝)은 생식기와 연관되므로 간의 기능 이상으로 해독되지 않은 노폐물이 하복(下腹)에 어혈(瘀血)로 쌓여 자궁이나 소변의 이상, 성기능저하, 치질 등으로 이어지기도 한다. 즉 소변을 자주 보거나 야간에 소변을 보기 위해 일어나거나 웃거나 뛸 때 소변이 나오기도 하고, 질점막이 얇아져 성교통이나 질건조증, 위축성질염, 방광염이 잦아지며, 남성들은 전립선비대증, 발기부전, 성욕감퇴 등의 비뇨생식기계에 이상이 온다.

호르몬 부족 현상은 생로병사에 따른 노화와 스트레스로 인한 간화(肝火)와 심열(心熱)에 의해 간과 신(腎)의 음(陰)부족으로 이어져 갖가지 증상이 나타나게 된다. 간신(肝腎)의 음(陰)부족은 심열(心熱)을 제어하지 못하므로 손발이 화끈거리거나 갑자기 열이 오르면서 땀이 나고 가슴이 두근거린다.

또 상열감(上熱感)으로 인해 혈액과 진액이 마르므로 얼굴이 건조하고 탄력성이 없어지고, 모근으로의 혈액 공급이 원활하지 않아 모발이 가늘어지고 탈모로 이어지거나 시력에도 이상이 생긴다. 허열이 상승하면 호흡기계의 진액을 소모시켜 폐음허를 유발하므로 호흡이 짧아지고 숨이 차는 천식증세나 만성기침이 발생한다. 허열이 아래에 영향을 주면 비허로 습담이 발생하므로 몸이 무거워지거나 행동이 느려지거나 우울증에 빠지기도 한다. 습담이 관절에 쌓이면 관절조직으로의 영양공급에 차질이 생겨 관절염의 원인이 된다.

갱년기의 열은 실열(實熱)과 허열(虛熱)로 구분하여 실열(實熱)은 청열법(淸熱法)으로, 허열(虛熱)은 음(陰)을 보충하는 한방제제를 선택하여 활용한다. 그러나 호르몬 부족은 우리 몸의 생리활성물질의 재료가 소진된 것이므로, 실열(實熱)이라 하더라도 실열(實熱)을 끄는 한방제제와 함께 음(陰)부족을 보충해줄 수 있는 홀푸드테라피로 균형을 잡는 것이 좋다.

빈용한방제제

실증 : 대시호탕, 소시호탕, 시호가용골모려탕, 사역산, 가미소요산, 계지복령환, 갈근황금황련탕, 삼황사심탕, 황련아교탕, 백호가인삼탕, 대황목단피탕, 저령탕 등

허증 : 감초사심탕, 치자시탕, 감맥대조탕, 가미귀비탕, 반하후박탕, 온경탕, 당귀작약산, 당귀건중탕, 궁귀교애탕, 인삼탕, 사물탕, 향사평위산, 향사육군자탕 등

--- **Nutrients & Food**

갱년기에 이르면 여성뿐 아니라 남성도 간의 호르몬 조절작용이 원활하지 않게 되어 남성에게는 여성화가 오고 여성에게는 남성화가 오는 등 여러 가지 변화가 일어난다. 그런데 청소년기에도 호르몬 조절작용이 원활하지 않으면 갱년기증상이 올 수 있다.

여성호르몬의 부족과 불균형은 인슐린저항성이나 갑상선기능이

상, 간기능저하와 연관이 있으므로 에스트로겐과 프로게스테론의 역할을 대신할 수 있는 천연물(대두이소플라본, 승마제제)과 항산화제와 간해독제, 미네랄, 황체호르몬크림과 함께 한방제제를 병행하여 치료하는 것이 효과적이다. 그리고 에스트로겐우세증과 인슐린저항성을 해결할 수 있도록 환경독소를 피하고 과도한 스트레스로 부신을 고갈시키는 생활습관과 과자, 빵, 케이크, 국수 등 밀가루음식을 배제한 식단을 유지하는 것이 가장 중요하다.

남성 갱년기의 증상은 무기력증, 우울증, 탈모, 소변이상 등 다양한 증상으로부터 시작되어 대체로 정력감퇴로 이어지므로 많은 사람들이 보양식과 정력제, 발기부전치료제 등을 찾아다닌다. 그러나 사회생활을 하는 중년 남성들은 대부분 술과 스트레스환경에 노출되어 있으므로 흉부(胸部)의 열을 해결하지 않은 상태에서 보양식이나 보약류를 상용하는 것은 간열(肝熱)를 더 부추기는 일이므로 조심해야 한다.

갱년기 증상을 지혜롭게 넘기지 못하고 만성으로 진행하게 되면 뇌졸중이나 동맥경화증과 같은 심혈관계 질환을 유발하며, 갑상선 기능저하와 철분수치감소 등의 영향으로 혈액순환장애가 생겨 손발이 차거나 다리에 부종이 생기고 저리는 증상이 생긴다.

혈액과 진액의 부족은 뇌로 공급되는 산소와 영양소의 감소로 이어져 건망증과 집중력장애와 같은 증상도 흔히 경험하게 된다.

갱년기의 여성들과 남성들에게 흔히 오는 우울증은 허약한 신체로부터 오는 경우가 많은데, 이럴 때 대개 운동으로 극복하려고 한다. 운동을 통해 울체된 기운을 풀어주려고 하는 인체의 면역작용으로 해석할 수 있는데, 적당한 운동은 득이 되지만, 과한 운동은 과산화지질이나 활성산소가 많이 생길 뿐 아니라, 인체효소 및 에너지 등을 모두 근육운동에 소모하므로 면역기능이 약해지고 건강에도 이상을 초래할 수 있다.

갱년기에 가장 좋은 운동은 스트레칭과 걷기이며 가라앉은 기운을 풀어주는 데는 양적인 에너지가 강한 콩나물국과 청국장이 좋다.

여성갱년기 질환에 필요한 영양성분과 음식

식물성에스트로겐(phytoestrogen) : 폴리페놀류;에스트로겐 작용, 항염증, 항암, 골다공증 예방, LDL저하, HDL증가, 이소플라본(콩류);안면홍조, 질건조 등의 증세 완화, 제니스테인(genistein), 다이드제인(Daidzein), 글리시테인(glycitein)

승마(Black Cohosh) : 갱년기여성들을 위한 대표적 허브물질, 에스트로겐 효과, 부작용이 없다. 골다공증예방, 안면홍조, 부종, 질건조증, 발한, 우울증, 의욕저하, 신경과민, 불면 등의 자율신경장애에 효과

황체호르몬 크림 : 야생참마(wild yam)로 천연크림. 여성호르몬 과다로 인한 난소물혹, 자궁근종, 월경전 증후군, 고혈압, 부종, 칸디다질염, 방광염, 만성피로, 스트레스에 유효

유산균, 비타민C : 질과 요도 점막의 유익균을 증가시키고 점막을 튼튼하

게 한다. 질염, 요실금에 효과, 혈액순환을 원활하게 하여 감염균으로부터 보호

아마씨 : 리그난 함유, 항암, 안면홍조, 유방통, 생리전증후군, 폐경기증세 완화, 전립선건강. 지방세포에서 에스트로젠을 생산하는 아로마타제 차단, 식이섬유풍부-변비개선

감마오리자놀 : 곡물에서 발견되는 성장촉진물질(쌀겨유에서 분리). 천연진통제인 엔돌핀분비 증가, 안면홍조, 위축성질염 등 완화

미나리 : 에너지대사향상, 부종과 소변불리, 혈전에 사용, 비타민C로 혈관보호, 청열효과, 피부진정, 식물성어혈제, 캠페롤-면역증가, 항산화, 홍화, 콩과 함께 뇌질환에 장복

요오드 : 갑상선, 유방의 건강유지, 암위험성 감소, 독소배출, 담즙분비

칼슘 VitD : 골다공증, 근육통, 골밀도보강, 체중감량(렙틴정상화), 녹색채소, 생선, 콩으로 섭취

오메가-3 : 코큐텐, 비타민E, 낫토키나제, 청국장-고지혈증 치료약과 병행, 혈액점도변화, 눈건강, 정신신경계증상개선.

크렌베리 : 항균 항산화 항바이러스. 소변을 산성으로 만들어 세균번식억제, 방광염, 요실금에 효과

홍화씨 : 골다공증, 치아건강, 고지혈증에 효과, 혈액순환

어성초, 알로에 : 과도한 열반응을 조절하고 순환을 정상화

낫토키나제 : 안시오텐신전환효소억제, 혈압강하, 혈액순환, 어혈증상완화

양파사과즙 : 혈관강화, 피를 맑게, 항산화, 통통실증의 부종과 혈액순

환에 도움(+파인애플식초)

파래생감자주스 : 바나나와 함께 갈아서 먹으면 오줌소태, 방광염에 도움

기타 : 셀레늄, 마그네슘, 비타민B$_6$, 아연, 바이오플라보노이드 外

food : 양배추, 우엉차, 청국장, 브로콜리, 케일, 민들레, 청경채, 컬리플라워, 양파, 건자두

생활요법 : 유방검사와 유방자가진단, 골반검사, 혈액검사, 콜레스테롤검사, 갑상선기능검사, 골밀도검사를 규칙적으로 한다. 운동을 꾸준히 하고 스트레스 요인을 줄이고 충분한 휴식을 취한다.

실내온도를 높이거나 뜨거운 음료나 매운 음식의 섭취를 줄인다.

피부로 흡수되는 독을 유발하는 화장품, 세제, 치약, 샴푸 등에 함유된 화학물질사용을 줄인다.

남성갱년기 질환에 필요한 영양성분과 음식

비타민C : 유해산소를 제거, 감염증과 암에 대한 면역력 증강, 스트레스 해소-뇌에서 세로토닌 합성촉진, 부족하면 우울증, 피로감 심장판막, 동맥, 모세혈관을 보호, 천연 콜레스테롤 저하제로 작용

아연 : 불임, 전립선비대증예방, 성기능개선효과, 테스토스테론의 원료, 5-알파-reductase작용억제

낫토키나제 : 안지오텐신 전환효소(ACE)를 억제하는 기능, 혈액순환개선, 항고혈압

쏘팔메토 : 5-알파-reductase억제, DHT의 androgen recepter 결합억제,

잔뇨감, 야간뇨개선, 속쓰림, 소화불량등의 부작용-복용 시 다량의 물섭취, 병원처방과 병행주의

마카 : 고에너지 및 고단백식품-아미노산, 요오드, 철 및 마그네슘 등. 성기능활성화, 부신기능강화, 스트레스반응 억제로 성기능 개선

굴 : 여성의 피부미용, 대하증, 정력 강화, 강장, 간기능 강화, 신경쇠약 등에 효과, 비타민(A, B₁, B₁₂), 철, 망간 및 아연 등이 풍부

마늘 : 알리신-혈액순환, 세포활력, 생식샘자극, 성호르몬분비촉진, 동맥경화예방, 음경의 혈류증가, LDL-cholesterol 농도를 감소시켜 심장질환에도 도움. 양증환자는 장복 주의

수박탕 : 수박껍질(Citrulline)을 끓여서 껍질째 짜서 즙을 내어 소금을 곁들여 마신다. NO의 활성화로 세동맥확장, 간해독, 전립선질환, 방광염, 요도염, 발기부전에 활용

비타민D, 칼슘 : 골밀도개선, 면역증강-녹색 채소와 생선, 콩 섭취

L-아르기닌 : 성적기능 강화, NO생성촉진, 혈관이완, 음경으로의 혈류증가(+인삼, 은행잎), 질벽예민

셀레늄 : 전립선 보호, 강력한 항산화, 면역계유지, 항암작용, 갑상선호르몬 생성

비타민E : 세포막 유지, 항산화, 항암, 심혈관계 질환예방, 성기능개선

바나나콩파래두유 : 콩의 레시틴, 바나나, 파래의 마그네슘으로 고혈압 고지혈증에 도움

우엉차 : 아르기닌성분이 NO를 활성화하고 모세혈관을 확장하여 천연

의 비아그리효과 혈액순환

생활요법 : 저지방, 고단백질 섭취, 신선한 야채와 과일을 섭취, 음주 및 흡연을 삼가고, 인스턴트식품은 가능한 한 섭취하지 않는 것이 좋다. 규칙적인 운동과 충분한 수면으로 음경으로 가는 혈관과 하체로 가는 혈관의 흐름을 원활하게 해주고, 관절과 근육의 탄력과 유연성을 유지하는 것이 중요하며 평소에도 적당한 정도의 성생활을 유지하는 것이 좋다. 일상생활을 늘 활동적이고, 긍정적으로 생활하도록 노력하여 심인성 발기부전의 원인인 스트레스와 우울증을 근본적으로 제거하려고 노력해야 한다.

정약사 생각 _ 야관문

남성 성기능개선제품으로 야관문이 인기다. 야관문(夜關門)은 콩과에 속하는 여러해살이 풀인 비수리의 생약명으로 야간에 부인이 방문을 열어놓고 남편을 기다린다는 뜻에서 붙여진 이름이라고 한다.

예전에 정력제라고 하면 한약재 중에서는 주로 두충, 파고, 속단, 녹용 등의 보양제가 주를 이루었는데, 비아그아, 시알리스, 팔팔정 등 발기부전 치료제를 넘어 최근에 갑자기 왜 야관문이 정력제로 각광을 받게 되었을까?

중년 남성들은 다른 질환 때문에 약을 지어간 후에 원래 있던 증상뿐 아니라 미처 말하지 못했던 정력이 좋아졌다는 소리를 자주 한다. 이처럼 중년남성들은 성기능의 문제를 건강의 지표처럼 여기는 경우가 많다.

심장, 폐, 간이 분포돼 있는 흉부가 스트레스로 열을 받으면 상하로 열과 수분이 고루 분포가 되지 않으면서 하체 쪽으로 혈액순환이 원활하지 못해 발기부전이 된다. 반대로 기가 허하여 기충(氣衝)이 되면 조루증이 되는데 우리 몸은 하나로 된 유기체이므로 다른 질병으로 이런 현상을 발견하여 치료를 하면 정력감퇴는 자연히 따라 좋아지는 것이다.

야관문의 성질은 서늘하고 쓴맛과 신맛을 갖고 있으며 간과 폐에 귀경한다. 서늘하고 쓴맛이 심폐간의 열을 꺼주고, 위로 뜬 기를 아래로 내려주어 하체 쪽으로 혈류가 좋아질 것이고, 베타시토스테롤이라는 기능성물질 외에 칼슘과 아미노산, 플라보노이드 함량이 높아 호르몬의 재료가 될 뿐 아니라 신허(腎虛)로 인한 양기(陽氣)와 음혈(陰血)의 부족을 정상화시킨다.

따뜻한 성질의 두충, 파고, 속단, 녹용, 사슴피, 불도장이 가고, 서늘한 성질인 야관문의 시대가 온 것은 열증(熱證)의 시대에 당연한 결과다. 그렇다면 혈액을 탁하게 하는 육류를 줄이고, 우리가 먹는 약초나 나물 중에서 이러한 성질을 찾아 먹어도 좋은 효과를 거둘 것이다.

　*정약사 추천 강장음식
　민들레김치, 백김치, 재첩진액, 고들빼기김치

홀푸드테라피(Whole Foodtherapy) 치험례

─ 내 몸에 있는 모든 물이 말랐어요(57세, 女)

질 분비액이 전혀 나오지 않아 부부관계를 할 때 몹시 아프다고 살려달라고 한다. 대부분 이런 경우 러브젤 같은 용품을 부끄러워하면서 사 가는데, 고통이 심하긴 한가 보다.

얼굴 피부도 악건성에 가까워 주름이 깊이 패어 있고, 눈이 뻑뻑하고 눈뜨기가 힘들다고 한다. 소변도 하루에 2~3회밖에 보지 않으며 소변량도 적고 시원하지 않다. 밥은 잘 먹는데 대변도 시원하게 나오지 않는다. 마른 낙엽이 연상될 정도로 수분기가 없다.

▶ 환자의 말대로 몸속에 있는 모든 물이 마른 상태다. 그러나 젊었을 때 활발하게 활동했던 것으로 미루어 양증의 열조(熱燥)가 심해져 기혈이 손상되어 조직이 건조해진 것으로 해석하고 한방제제를 선택했다. 에너지생산과 단백합성, 해독을 위해 글루타민, COA앰플과 장점막과 질점막의 재생을 위해 실크펩타이드와 프로바이오틱스, 콜라겐 생성을 돕기 위해 북어머리미역국을, 해독과 항산화를 위해 야채전복죽, 토마토바나나주스를 식단에 추가하여 여러 방향으로 건조해진 세포의 복구를 도왔다. 성교통뿐 아니라 피부주름도 개선이 되었고, 대소변도 원활해지고 기력이 회복되었다.

◎ **내 몸에 있는 모든 물이 말랐어요 WFT / 빼빼실증**

한약 : 길경석고탕, 맥문동탕, 사역산 外(구기자, 검은콩, 맥문동, 메밀 활용)

Nutrients : 글루타민, COA 앰플, 실크펩타이드; 간해독, 세포재생

프로바이오틱스(+크랜베리);질점막강화, 장점막복구로 수분공급

Food(Mind) : 북어머리미역국, 야채전복죽, 과일탕(토마토, 바나나, 양배추,

당근) *튀긴 음식, 밀가루 금지

— **버스를 타면 쓰러져요 공황장애(52세, 男)**

지인의 가족이다. 사업실패 이후에 가슴이 뻐근하게 아프고 갇힌 공
간에 가면 숨을 쉴 수가 없어서 약 없이는 외출하기가 겁이 난다고 한
다. 사람 만나기가 겁이 나고, 버스를 타면 어지럽고 쓰러질 것 같아서
간신히 손잡이에 의지하여 가며, 사람이 너무 많이 타는 날에는 갑갑
해서 내렸다가 다시 탄다고 한다. 잠이 잘 오지 않으며 명치와 가슴
부분이 늘 답답하여 누가 손을 얹기만 해도 깜짝 깜짝 놀란다.

대변을 보면 개운하지 않고 변기 위에 변이 둥둥 뜨며, 화장실에
오래 앉아 있어 부인에게 싫은 소리를 듣는다. 식욕은 좋고 항상 찬물
만 마시며 추위를 탄다.

▶ 사업실패로 인한 충격과 대인관계 속에서 받은 스트레스가 체질적
인 이열(裏熱)과 합해져 열결(熱結)이 되어 순환이 정체된 상태다. 그로

인해 상부에 정상적인 혈액과 산소가 공급되지 않아 어지럽고 가슴이 답답하다. 또 그 열이 상부로만 올라가고 기(氣)가 아래로 잘 내려가지 않아 후중기 있는 대변과 불면증 등의 증상이 생긴 것으로 해석하여 한방제제를 선택하였다.

술자리를 줄이고, 걷기나 자전거 타기를 규칙적으로 하고, 시간이 허락하는 한 잠을 많이 자기를 권했다. 잠자는 동안 부신이 회복되고, 내일 사용해야 할 호르몬과 정(精)이 생성되기 때문이다. 복용 후 일주일도 되지 않아 어지러움증이 줄어들고, 다리에 힘이 생기기 시작했으며, 한 달 후부터는 가슴이 답답하고 뻐근한 증세를 느끼지 않게 되었다. 미네랄제와 간해독제, 오메가3를 장복하면서 간간이 증세가 심해질 때마다 한방과립을 복용한다.

공황장애라는 병명 안에 갇혀 많은 사람들이 신경안정제에 의존하는 일이 많지만 증상만 일시적으로 완화될 뿐, 삶의 질은 떨어지고 신경계와 혈관의 노화를 부추기므로 만성병으로 이어질 가능성이 높다.

◎ 버스를 타면 쓰러져요 공황장애 WFT / 뚱뚱실증

한약 : 백호가인삼탕, 황련아교탕, 육미 外(여주, 어성초, 노근, 구기자, 돼지감자 활용)

Nutrients : 아미노산, 밀크씨슬 등, Ca/Mg(1:1) → OPC, 오메가3(+phos-phatidylserine P.choline) 유지

Food(Mind) : 유기농생식(민들레, 케일, 보리새싹 外), 산야초식초(비타민, 미네

랄, 아미노산) *가슴스트레칭-베개를 등 가운데 대고 편안하게 누워 팔을 뻗어 동그란 원을 그린다(쿠룬타 활용-근골격계 질환 참조).

— 부부관계를 전혀 못하고 의욕이 없어요(55세, 男)

조용히 들어와 영양제를 찾는데 말을 하면서도 눈은 먼 곳을 보는 듯 하다. 그냥 영양제만 한 통 팔고 만다면 꽤 긴 시간 저 눈빛이 크게 달 라지지 않을 거라는 생각에 몇 마디 말을 건넸다. 오랜 직장생활 끝에 은퇴한 이후로 부부관계를 전혀 못 하며 일에 의욕이 없고 모든 일에 자신감이 떨어지는데 말할 사람이 없다고 한다. 소변이 시원하지 않아 병원 진단을 받았으나 결과는 이상이 없으며 변비가 심하다.

　머리에는 기름기가 많고 체취가 심하며 얼굴이 거무스름하고 과묵 해 보인다. 건장한 체격이라 남들은 자신의 고통을 알아주지 않아 주 변에서 좋다고 하는 영양제는 모두 구입하여 복용 중인데 소용이 없 다. 몸이 무겁고 잘 움직이지 않으며 의외로 추위도 타고 잘 붓는다.

▶ 몸속에 열이 많은 사람이 수분대사가 잘 되지 않은 상태로 과로 와 스트레스가 겹쳐 기능이 저하된 상태에 이른 것으로 보고 한방제 제를 선택하였다. 이와 함께 간해독과 세동맥확장을 위해 아르기닌앰 플과 민들레김치를, 해독과 정력보강을 위해 아미노산(+마카)과 바지 락마늘탕, 그리고 오메가3와 단백보충을 위해 아보카도견과류 주스

를 권했다. 사소한 이야기까지 아내와 나누는 습관을 들일 것을 권유하여 부부관계를 회복함은 물론이고, 얼굴이 맑아지고 소변이 시원해지면서 아침이 예전과 다르다며 좋아했고 우울한 기분도 줄어 활기찬 생활을 할 수 있게 되었다.

○ **부부관계를 전혀 못하고 의욕이 없어요 WFT / 뚱뚱실증**

한약 : 월비가출탕, 육미지황탕, 대시호탕 外(칡, 팥, 갈대뿌리, 민들레, 돼지감자 활용)

Nutrients : 베타인, 아르기닌앰플, 아미노산末(+마카);해독, 지방대사

Food(Mind) : 바지락마늘탕, 민들레김치, 아보카도견과류주스, 스쿼트운동, 아내와 대화하기

정 약 사 생각 _ 은퇴한 중년남성들에게

'전문가란 아주 좁은 분야에서 가능한 모든 실수를 저질러 본 사람이다.'

덴마크의 물리학자 닐스 보어의 말이다. 사실상 은퇴한 모든 중년남성들은 이런 자원을 보유한 전문가다.

자존감이 무너질 이유가 전혀 없다. 아낌없이 돌려주고 가고자 하면 나도 세상도 풍요롭게 변한다.

중년남성들에게 자주 들려주는 말이다.

─ 침 삼키기 힘들고 어깨가 아파서 잠들기 힘들어요(43세, 女)

몸은 마른 편이며 얼굴에 핏기가 없고 말소리도 가늘고 기운이 없어 보이는 직장여성이다.

불편한 증상은 목이 아파서 침 삼키기가 힘들고 심할 때는 목에서 따각따각 소리가 난다.

오른쪽 어깨가 유착성피막염(오십견)으로 신경을 눌러 아파서 편하게 잠을 못 자는데 넘어져서 깁스까지 했다. 손가락 발가락이 수시로 비뚤어지면서 쥐가 잘 난다. 손가락 끝이 말라 갈라지고, 갱년기증세로 땀이 훅 날 때가 많고, 잘 때는 더 심하다.

밥맛이 별로 없고, 아랫배가 차다. 현재 혜모글로빈 수치가 오르지 않아 당귀복합추출물인 건식과 경옥고를 꾸준히 복용하고 있다.

▶ 음증(陰證)으로 영양이 결핍된 사람이 과로와 스트레스로 에너지를 소모하여 정혈(精血)이 부족해져 목이 아프고 따각따각 소리가 나며 손가락 발가락 끝까지 영양이 공급되지 않은 상태다.

간열(肝熱)로 인한 진액부족과 기충(氣衝)으로 인한 상열감, 소변불리, 허증의 어혈에 대해 한방제제를 선택하고, 장의 수분대사와 세포재생을 위해 유산균과 실크펩타이드, 염증완화 결합조직강화를 위해 MSM을 병행하였다. 목이 아픈 증상과 목에서 나는 소리가 먼저 없어지고 땀이 훅 나거나 잘 때 심하게 땀 흘리는 증상이 완화되었다. 어깨통증은 3개월 이상 투약 후 90% 이상 통증이 줄고, 근력이 회복되었다. 유기농주스와 아미노산(돈태반) MSM을 장복하였다.

○ **침 삼키기 힘들고 어깨가 아파요 WFT / 빼빼허증**

한약 : 시호계지건강탕, 길경탕, 영계미감탕 外(뽕잎, 모링가, 미강, 노니, 스
   피루리나 활용)

Nutrients : 유산균, 실크펩타이드, MSM(+커큐민, 식물성호르몬)

Food(Mind) : 유기농주스(보리새싹, 무청, 발아현미효소 등), 감식초

정약사 생각 _ 약국 참 좋다

가끔
밤잠 안 자고 놀아서 피곤하다며
청심원 물약 사러 오는 또래 주부가 있다.
오늘도 청심원 달라기에 소시호탕 한 숟갈 떠서 같이 줬더니
새로 붙인 눈썹을 껌벅거리며 한참을 먹는다.
"밖은 아직 덥죠?" 하니
"이제 선선해요. 여름이 다 갔어요" 한다.
"너무 빨라."
"그렇죠?"
"너무 빠르죠?"
주거니 받거니 .
어느 방송에서 봤는데
갈수록 세월이 빠르게 느껴지는 건

기억력이 떨어지기 때문이라고 하더란다.

젊을 땐 사소한 걸 다 기억하니, 시간이 주는 느낌이

더 두터운 것이라고.

맞다, 그렇겠다, 맞장구치니

밤새워 논다던 씩씩한 그 여자가

눈물 글썽이며 하는 말

"잊어야지. 지나간 걸 다 기억하면 어떻게 살겠어요?"

약국 참 좋다!

골목대장 같은 그녀에게

이렇게 멋진 고백을 듣다니

그래 그래

잊어야지

― 입술이 붓고 아파 잠을 못 자고 화가 나요(54세, 女)

얌전하게 보이는 평범한 주부가 입술 주변이 퉁퉁 붓는다고 연고를 사러 왔다. 입술 때문에 병원에도 가봤지만 원인을 알 수가 없다고 한다.

언뜻 보기에는 평범한 인상이었는데, 자세히 보니 얼굴에 붉게 상열감이 있고 말투가 아주 급하다. 몸이 무거워 계단을 조금만 올라가도 숨이 차고, 오후에 다리가 몹시 붓는다.

오랜 시간 남편 일로 스트레스를 많이 받고 나서 살이 찌고 부종이 생겨 체중이 20키로가 늘었다. 조용한 성격이었는데 과거의 사소한 일이 생각나면 화가 치밀어 과격해진다고 한다.

잠을 자도 기운이 없고 매사에 자신감이 떨어지고 살기가 싫다고 한다.

▶ 이런 주부가 한둘인가? 심열(心熱)이 오래 진행되어 대사기능이 저하된 부신피로와 우울증이 겹친 상태인데 남의 일로도 한숨이 절로 난다. 사소한 일에도 자제력이 없어지며, 습담(濕痰)이 입술과 사지(四肢)에 쌓여 붓고 아프며 몸이 무거운 것으로 해석하여 한방제제와 영양소를 선택하였다. 림프순환과 혈관탄력성회복을 위해 OPC제제, 세포막강화와 미세순환을 위해 오메가3, 6을, 간해독능력저하로 오는 가려움증과 에스트로겐우세증을 정상화하고 간신(肝腎)의 회복을 위해 콩물화채, 밀크씨슬과 커큐민복합제를 활용하였다.

복용한 지 며칠 내로 입술의 통증은 사라졌으며 오래된 부종과 무기력증, 제어되지 않는 감정 등을 회복하기 위해 수개월 복용하고. 그 후에는 가정에서 식단조절과 생활습관교정으로 건강을 회복하게 되었다.

○ **입술이 붓고 아파 잠을 못 자고 화가 나요 WFT / 통통허증**

한약 : 갈근황금황련탕, 방기황기탕, 시함탕 外(어성초, 율무, 미나리, 울금, 케일 활용)

Nutrients : OPC추출물, 오메가3, 6(+CoQ10), 간해독제(밀크씨슬, 커큐민)

Food(Mind) : 콩물화채(+오이, 토마토), 산야초식초, 해독죽(양배추, 당근, 브

로콜리, 단호박) *가슴스트레칭(폼롤러, 테라피), 하루 1시간 이상 걷기

가슴을 열어주는 스트레칭 : 스트레스로 인한 갱년기질환에 모두 활용할 수 있고 순환을 돕는다. 베개나 폼롤러를 브래지어 지나가는 부위에 놓고 똑바로 누워서 손등을 마주한 상태로 만세를 부르고 숨을 들이쉬었다가 원을 그리며 천천히 숨을 내쉰다.

정약사 생각 _ 갱년기

엄마는 쌀을 씻을 때

쉬이 쉬이

소리를 내며 씻더니

나는 조제실에서

휴 휴

한숨을 내쉬며 약을 짓는다.

짬이 날 때 엄마는 신문지에 꽃을 그리고

눈 뜨기도 힘든 날엔 나도 꽃을 그린다.

어떤 식으로든 우리는

견딘다.

꽃이 핀다.

3장

노년기(老年期)

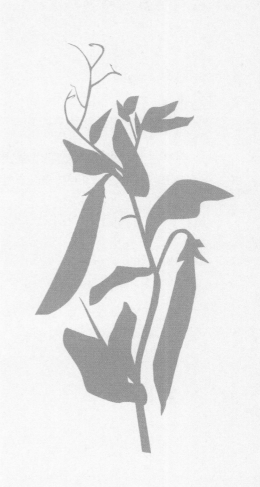

들어가기

전순자(가명) 할머니 부부는 병아리약사 시절부터 나를 딸처럼 여기며 포근한 목소리로 이런 저런 안부를 물어주시던 고마운 분들이다.

이제 자녀들은 모두 외국에서 살고 있고 두 분만 남아 아플 때마다 자식들한테는 말하지 않고 이 병원 저 병원을 다니며 스스로 해결해보려고 애쓰신다. 이런 모습을 보면서 가정에서 노년기 부부가 건강한 생활을 유지할 수 있도록 기본적인 방법이라도 알려드리면 좋겠다는 생각으로 글을 시작해본다.

정약사 생각 _ 노인

시간이 조금만 흐르면 중년인 나도 곧 듣게 될 단어이며,
현재 노인이라고 불리는 어르신들도 마음은 청춘이기에 적응이 되지 않다가도
몸의 이곳저곳에서 나타나는 이상한 반응들을 보면서 서서히 받아들이게 되는 단어.

요즘은 약국 전산시스템에 DUR이라는 것이 있어서 환자들이 어

디서 처방을 받아 약을 먹었는지를 알 수 있다. 중복 체크가 가능한 것이다. 그러므로 성인병이나 치매, 혈관계질환들로 인한 어지럼증이나 거동장애 등의 이유로 환자나 자식들이 장기처방전을 들고 올 때면 가슴이 답답해진다.

세포가 산화되고, 혈관이 노화되면 여러 가지 질환이 생길 수밖에 없다. 우리 몸이 그것을 복구하려고 애쓰는 과정에서 통증과 불편함을 느끼게 되는데, 필요 없이 과한 약들을 보물처럼 끼고 사는 건 아닌가 싶어서다.

온몸이 아파 파스로 도배하는 어르신들을 본 적은 없는가? 허약할수록 그리고 노년기에 가까운 연령일수록 근육이 약화되고 예민해져 통증을 이겨내기가 힘이 들어 진통제를 끼고 살게 된다. 그러나 진통제는 혈관을 좁게 만들어 혈액의 순환을 더디게 하므로 궁극적으로는 만성적인 통증을 유발시키고 위장장애를 가져온다.

이하 노년기 치험례에 나오는 모든 환자들의 증상은 다르지만 통증은 공통사항이라 생략되었다. 그러므로 호소하는 증상이 개선되면서 통증이 함께 줄어드는 것은 당연한 결과다.

노인들의 위장병은 어떤가?

노년기에는 소화효소가 부족해지고 위산이 줄어들면서 속이 더부룩하고 꺼끌꺼끌하다고 호소하는 경우가 많다. 또 신경성 위염이나 약물부작용 등으로 속 쓰림을 호소하면 제산제와 산분비 억제제를 처방받는 경우가 많은데 잠시 증상을 완화할 수는 있지만 위산이 더 부족해져 음식을 버무리고 소화살균시키는 능력이 떨어지므로 위장이 약하다는 생각에 사로잡혀 식사를 소홀히 하게 된다.

그러므로 노년기에는 특히 홀푸드테라피가 중요하다. 똑같은 증상이라 하더라도 체질마다 환경마다 접근해야 하는 방법이 다른데, 마음이 급해 몸에 좋다는 것을 따라 먹다가 낭패를 보는 일을 막을 수 있기 때문이다.

임상에서 자주 활용하는 한약과 Nutrients, Food 3요소에 대해 알아보고, 각 증상에 따른 홀푸드테라피 치험례를 살펴보자.

홀푸드테라피의 3요소

― 한약(韓藥)

생로병사의 흐름에 따라 건강했던 사람도 나이가 들면 혈(血)과 정 (精), 진액(津液)의 생산이 줄어들어 대사기능이 저하된다. 따라서 예상 치 못했던 증상들이 계속해서 생겨나 그 증상마다 병원을 다니다 보 면 한 주먹씩 약을 복용하게 되는 일이 허다하다.

그러나 동양의학의 원전인 『황제내경(黃帝內經)』에서 밝힌 대로 인 간은 태어나고 자라고 늙고 병들고 사멸하는 과정 즉 자연의 원리에 순응하며 조화롭게 살아가는 것이 순리라는 사실을 먼저 인식하면 노년기를 받아들이는 자세가 조금은 달라질지 모른다.

여든이 넘으신 분들이 병원에서 처방전을 들고 와서 이걸 먹어도 왜 이렇게 안 낫는지 모르겠다며 다급히 또 다른 병원을 찾아가기도 하는가 하면, 또 어떤 분은 '나이 들면 다 그렇지' 하며 어느 정도 아 픈 부분을 감수하고 하루하루를 부지런히 사는 분도 계시니 선택하 기 나름인 것 같다.

얼마 전 오래된 단골 어르신의 전화를 받았다.

갑자기 모기에 물린 것처럼 팔목과 목 주변이 빨갛게 붓고 간지러워서 긁었더니 상처가 낫다는 것이다. 약을 좀 보내달라고 해서 예전에 손주 아토피 때문에 가져갔던 기능성비누가 있냐고 물어보니 아직 남았다고 한다.

그것으로 마사지하듯이 피부를 씻어내고 며느리에게 주었던 생약성분의 질 세정제를 흠뻑 바르고 따뜻한 물 한 잔과 유산균을 두 배로 드시고 푹 쉬시라고 했다.

며칠 걸리긴 했지만 달걀 같은 살결로 돌아왔다고 인사를 하신다.

노년기질환의 가장 핵심적인 원인은 세포의 건조다.

건조해서 피부도 가렵고, 여성들은 질점막이 약해지고 가려우며, 조금만 신경을 쓰거나 먹는 음식이 부실해도 마른 낙엽에 불이 붙듯이 피부에 문제가 오거나 입안이 헐고 잠을 설치기도 한다.

피부병이 생겼다고 하면 대체로 항히스타민제나 스테로이드제를 일차적으로 투여하는데, 이들 약물은 알레르기 반응을 억제하는 효과는 뛰어나지만 조직액을 말리는 효과가 있다. 그러므로 일시적으로는 덜 가려울지 모르나 시간이 지나면 세포의 메마름 즉 조증(燥證)현상이 더욱 심해져 입이나 혀가 마른다든가 불면증까지 이어지기도 하는데, 환자들은 그런 흐름을 잘 인식하지 못한다.

그런 맥락에서 세포의 건조로 인한 질환에 자주 사용하는 한방제제로는 실증은 소음병열증의 처방 중에서 황련아교탕, 사역산, 그리고 양명이열증의 처방인 죽엽석고탕에서 주로 찾고, 허증은 소음병한증(少陰病寒證)과 허로병(虛勞病)의 처방 중에서 진무탕(眞武湯), 인삼탕(人蔘湯), 자감초탕(炙甘草湯) 등에서 찾을 수 있다.

따라서 노인성질환은 비위의 소화흡수기능을 올려 수분의 정상화를 돕고, 혈(血)과 진액(津液)을 공급하여 원기를 회복시킬 수 있도록 한방제제로 증치하여 영양요법을 융합하면 병명에 관계없이 대부분의 질환들이 해결될 수 있다.

빈용한방제제

실증 : 황련아교탕(黃連阿膠湯), 죽엽석고탕(竹葉石膏湯), 소시호탕(小柴胡湯), 사역산(四逆散), 시호가용골모려탕(柴胡加龍骨牡蠣湯), 시호계지건강탕(柴胡桂枝乾薑湯), 팔미환(八味丸) 등

허증 : 진무탕(眞武湯), 인삼탕(人蔘湯), 자감초탕(炙甘草湯), 반하백출천마탕(半夏白朮天麻湯), 가미귀비탕(加味歸脾湯), 십전대보탕(十全大補湯) 등

― Nutrients

나이가 들면 성장호르몬이 감소되므로 신진대사가 저하되고 근육량이 줄며 비만이 되기도 한다. 또 성호르몬이 감소되면서 당뇨나 고혈

압, 골다공증의 발병이 늘어난다. 그 외 각종 호르몬과 생리활성물질의 양이 절대적으로 부족해지므로 불면증과 피부건성화, 식욕감퇴, 피로, 탈모, 변비 등의 증상과 함께 면역기능이 약해져 감염질환에 노출되면 이겨내기 힘들어진다.

그러므로 소장을 정상화하고 심장의 기능을 도와 영양흡수와 세포의 에너지생산을 높이고, 호르몬의 재료가 될 수 있는 음식과 영양소를 선택하는 것이 우선이다.

성인병으로 병원치료를 꾸준히 하고 있는 경우에는 활성산소로부터 세포를 보호하는 항산화제와 효소제를, 폐경기 이후에 헤모글로빈 수치가 낮으면 철분 영양제를, 혈전의 위험성이 있을 때에는 낫토키나제, 은행잎추출물이 사용된다. 이 외에 심장의 기능을 올려주고 에너지대사를 활성화시킬 수 있는 비타민과 부자정제, 카르니틴, 죽염소금을, 전립선비대증과 안과질환, 시력저하, 안구건조 등의 안과질환과 치주질환에는 오메가3, 6, 베리추출물, 루테인, 지아잔틴, 아연, 소팔메토, 포도씨추출물 등이 다양하게 활용된다.

또 노년기에 접어들면서 피부 곳곳에 나타나는 검버섯으로 인해 건강에 두려움을 느끼고 우울해하는 경우가 많은데, 검버섯은 과산화지질이 단백질과 결합하여 만들어진 리포푸친(Lipofuscin)이라는 물질이다. 피부뿐 아니라 인체 내부에 발생하면 치매나 파킨슨 증후군 등의 원인이 되므로 시술을 하기보다는 셀레늄을 포함한 항산화제나 오메가3, 비타민B, 마늘, 양파, 브로콜리 등을 섭취하고 보습, 항산화효능이 뛰어난 천연오일을 꾸준히 바르는 것이 좋다.

뿐만 아니라 노화는 간혈(肝血) 부족으로 인해 간해독 능력이 떨어지므로 항산화제영양소가 뇌에 충분히 공급되지 못하면 신경세포가 손상되어 알츠하이머나 파킨슨이 발생하기도 하므로 생리활성물질이 충분한 자연식 식사를 하는 것이 좋다.

체질에 상관없이 노년기에 도움이 되는 영양소

질 좋은 단백질의 공급을 위해 효모제, 누에고치추출물(실크펩타이드), 아미노산(쌍별귀뚜라미분말)이 도움이 되며, 프로바이오틱스, 필수지방산, 삼채추출물 등의 유황함유식품을 꾸준히 복용하여 점막의 영양상태를 개선하고 면역력을 올린다. 또 노년기에는 신경초가 튼튼하지 못하여 통증에 취약하므로 소염진통제보다는 활성비타민과 마그네슘, 파래죽을 활용해도 좋다.

실증체질의 노년기 영양제

비타민C, 오메가3, 낫토키나제, 은행잎엑스, 아르기닌, 밀크씨슬, 민들레분말, 어성초, 몰약, 솔잎, 삼채, 노근추출물, 미네랄, DDE(가레오) 등

허증체질의 노년기영양제

초유, 실크펩타이드, 프로바이오틱스, 유산균생성물질, 효모, 노니, 로열제리, 구운마늘, 죽염, 태반추출물, 아미노산액제, 철분제, 홍삼, 꿀,

엽산 등

노년기에 필요한 영양성분의 기능 및 활용

아연 : DNA합성, 뇌신경세포재생, 정자생성, 콜라겐생성, 전립선비대증
에 효과. 노인들이 신의 양기저하로 맛을 잘 모르고 식욕을 잃을 때
도움

콜린 : 알츠하이머치매, 알콜성치매, 노인성치매 등에 신경합성물질인
아세틸콜린 공급. 뇌세포손상과 알콜축적에서 보호

베타인 : 간내 지방침착 방지, 간해독, 항지방간(메틸기), 성장호르몬 분비
로 비만예방. 아세틸콜린을 보호, 베타인염산염-위산부족에 따른 소
화불량개선, 알코올분해

타우린 : 간기능개선, 해독, 혈당조절, 콜레스테롤조절, 수면조절, 면역증
강, 심장기능강화, 피로회복, 담즙분비촉진, 신경안정

아르기닌 : 면역기능증진, 근육조직강화(노인기의 근육량 증가). 암모니아
해독(우레아사이클 필수성분), 성장호르몬분비, 지방을 에너지화

비타민B12 : 신경계이상, 뇌기능저하에 도움(+엽산). 적혈구생성에 관여,
악성빈혈 예방, 신경관계의 형성 및 유지

비타민B군 : 부신기능향상, 에너지대사, 소화기능개선, 노인들 우울증에
도움, 통증감소면역세포들의 조효소로 작용-면역기능강화, 지질대사,
동맥경화증 예방

가레오 : 담즙분비촉진, 지방소화 촉진, 콜레스테롤 배출, 간기능정상화

오메가3 : 전립선비대증에 1000~2000mg, 염증억제, 안구건조증, 두뇌 영양제로 활용

철분 : 산소공급, 면역시스템개선, 호르몬 신경전달물질 생성, 수술 후 회복

효모 : 효소와 아미노산의 재료, 비타민, 미네랄 공급, 소화와 대사기능 증강

초유 : 면역시스템강화(IgG, IgA, IgM, IgD, IgE), 성장발육, 소화기능개선, 조직재생

실크펩타이드 : 조직재생 및 수술후 회복, 피부·모발·혈액생성, 인슐린저 항성개선, 면역증강

프로바이오틱스 : 장내유익균증가, 장점막 강화로 흡수율증가, 면역력향상, 정장, 장관순환

은행잎제제 : 뇌의 신경전달에 도움 1일 240~320mg

낫토키나제 : 혈전을 해결하여 조직손상을 방지하고 어지럼증에 도움

─ Food(Mind)

노년기 질환일수록 소화력이 떨어지고, 대사기능이 저하되어 있으므로 영양제를 한 주먹씩 복용하는 것은 무리가 있다. 음식으로 대용할 수 없는 한두 가지 기능성분을 영양제로 선택하고, 그 외에는 음식으

로 치료하는 것이 훨씬 효과적이다.

소화력이 약한 허증의 노년기에는 야채과일탕을 기본으로 하여 한약이나 영양제는 필요에 따라 최소한으로 사용하는 것이 좋다. 또 소화력이 좋은 실증의 노년기에는 주로 안구건조증이나 장질환, 녹내장, 고혈압, 동맥경화 등의 질환이 빈발하는데 이는 세포막의 산화와 혈관의 경화, 그리고 콜라겐의 부족으로 일어난다. 이를 위하여 당근, 단호박, 감자, 양배추, 양파 등을 활용해 주스나 수프로 만들어 비타민 A와 베타카로틴을 공급함으로써 점막을 강화하고 식초와 함께 보리새우나 건버섯으로 키토산과 비타민D를, 그 외에 보리새싹, 생감자즙, 마늘, 양파, 조개류를 통해 콜라겐의 원료를 꾸준히 공급하면 난치성 질환이라도 얼마든지 좋아질 수 있다.

노년기에는 위산이 부족하여 단백질이나 철분의 흡수가 방해되므로 매실액이나 비타민C과립, 홍초, 천연발효식초 등을 식탁 위에 두고 음식을 먹을 때마다 곁들이는 것이 좋다.

NTF푸드파마, 한방음식요법 참조

바나나 조청주스	바나나를 끓여 믹서에 갈아서 뜨거운 김이 날아간 뒤 조청을 타서 마신다. 노인들의 보약, 신경안정, 불면증, 치매예방에 도움이 된다.
복합과일탕	사과, 바나나, 당근, 단호박, 양배추, 양파를 동량으로 끓여서 갈아먹는다. 안구건조증, 장무력증, 식욕저하, 피부질환 등에 베이스로 활용한다.
바나나단호박 사과식혜	노인들의 모든 소화불량, 속쓰림, 위장질환에 활용한다. 바나나 사과 단호박 양배추를 활용하여 식혜물과 함께 삭힌다.
무청파래분말 감식초주스	무청분말과 파래분말, 감식초를 섞어 주스를 만들어 1일 2회 마신다. 피를 만들어주고 정서적으로 편안하게 하며 근육을 부드럽게 한다.
시금치약죽	시금치와 흰쌀로 죽을 쑤어 소금으로 간을 한다. 혈과 진액을 보충한다. 무청분말주스와 함께 마시면 좋다.
맥문동약죽	맥문동을 끓인 물에다 흰쌀로 죽을 쑤어 조청이나 무엿을 넣어 먹는다. 허증의 마른기침이나 입안이 마르고 목이 마른 폐음(肺陰)부족에 좋다.
쇠고기 부추약죽	쇠고기를 잘게 썰어 흰쌀과 함께 죽을 쑤어 마지막에 부추를 잘게 썬 다음 한소끔 끓여 먹는다. 기혈이 튼튼하지 못한 허증체질의 신경통이나 관절통에 도움
간장게장	노인들이 입맛이 없을 때 식욕촉진제로 사용한다. 발효식품인 조선간장 속의 다양한 효소가 껍질 속의 키토산성분을 추출하므로 고혈압, 고지혈증, 면역저하, 근골계질환, 급격한 체중감소에 도움
마죽	생마나 건조된 마분말과 백미를 3:2정도의 비율로 죽을 쑤어 먹는다. 아미노산, 미네랄을 보강하여 호르몬의 재료가 되며 기운을 올리고 면역에 도움을 주므로 상복하는 것이 좋다.
산조인생지황 약죽 (실증)	초산조인40g과 생지황60g에 물 3리터를 부은 냄비에 넣고 1리터로 되게 달인 다음 그 물에 흰쌀100g을 넣고 죽을 쑤어 하루에 2~3번 나누어 먹는다. 실증의 음허로 인한 불면증이나 가슴이 답답하고 입안이 마를 때 도움을 준다. #허약체질은 주의한다.

운동요법

인체는 심(心)에서 발생한 열(熱)이 신(腎)을 데워주고, 신(腎)에서 생산된 수(水)가 심(心)의 열을 제어하는데, 나이가 들어가면서 서로 교류가 되지 않아 심화(心火)가 심해지거나 신수(腎水)가 부족해지면 이명이나 기억력감퇴, 불면증, 기억력감퇴, 치매, 탈모 등의 상부의 증상과 요통, 습진, 관절염, 야뇨증, 빈뇨, 절박뇨 등 하부의 증상이 나타난다.

그러므로 상부의 열이 잘 순환될 수 있도록 경동맥마사지, 가슴을 펼쳐 호흡하기, 머리 두들겨주기, 귀마사지 등을 자주 해야 한다. 복부가 냉하면 상부의 열이 아래로 내려가기 힘들고 장에서 소화되지 못한 노폐물이 독소로 작용하여 장점막이 약해지므로 감염에 취약해진다. 배를 따뜻한 손으로 마사지하거나 온열기나 스팀타올 등으로 따뜻하게 하는 것이 좋다. 또 하부의 순환이 잘 될 수 있도록 까치발서기나 복부마사지, 걷기, 붕어운동, 합장합척운동 등을 생활 속에서 꾸준히 실천하도록 한다.

정약사가 제안하는 노년기 추천제품

설사 : 프로바이오틱스, 흑과립

변비 : 실증-프로바이오틱스+다시마, 함초, 알로에

　　　　 허증-프로바이오틱스+바나나+천연식초

각종 염증 : 프로바이오틱스+흑과립+배농산급탕(일반의약품)

속쓰림, 위장질환에 식사대용;찹쌀마죽(허증), 생감자주스(실증)

소화불량, 식욕부진 : 효소분말, 미강효소액, 청국장분말

알러지, 두드러기, 장염 : 흑과립+프로바이오틱스

가슴이 답답할 때, 두통, 어지러움 : 치자분말, 청국장가루, 우황청심원

두통, 몸살, 각종 통증 : 소염진통제(덱시부프로펜, 나프록센), 바르는 소염겔(추천:스피드겔), 온수찜질기

불면증 : 천왕보심단, 바나나조청주스

기타 : 소리대장간(노인성 이명, 난청에 도움), 몸살림운동(자세를 바르게 함으로 건강증진)

필수영양제 : 오메가3, 효모, 흑삼(진생바이팜), MSM, 프로바이오틱스

노년기에 도움이 되는 쉬운 운동 5가지

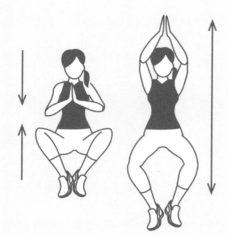

합장합척운동
천정을 보고 바로 누워 양 손바닥과
양 발바닥을 서로 맞댄 상태에서
팔과 다리를 위아래로 펼쳤다
오므렸다를 반복하는 운동으로
상부로는 심장과 폐를 활성화시키고
하부로는 간기능과 비뇨생식기의
기능을 활성화하며 자율신경계의
회복이 가능하다.

누워서 자전거 타기
누워서 두 다리를 들고 양 손으로 엉덩이
고관절 부위를 받치고, 발바닥은 11자로 하여
자전거 페달을 밟듯이 양 다리를 돌려준다.
복부에 힘이 생기고 요통과 혈액순환에 도움이
된다.

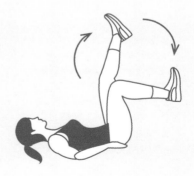

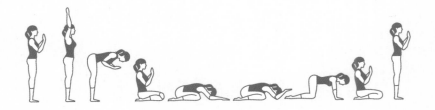

절운동

온몸의 근육신경을 움직여주는 전신운동으로 허벅지와 엉덩이의 균형을 잡아
하체의 근력을 유지해 주고 자연스럽게 복식호흡을 가능하게 하는 운동법이다.

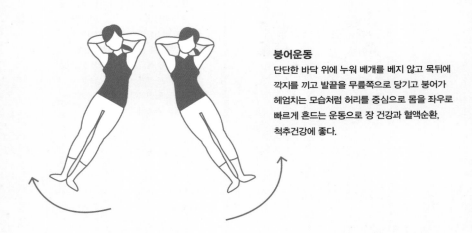

붕어운동

단단한 바닥 위에 누워 베개를 베지 않고 목뒤에
깍지를 끼고 발끝을 무릎쪽으로 당기고 붕어가
헤엄치는 모습처럼 허리를 중심으로 몸을 좌우로
빠르게 흔드는 운동으로 장 건강과 혈액순환,
척추건강에 좋다.

발끝치기

누운 상태에서 양쪽 다리를 쭉 펴고
가지런히 모아 발 뒤꿈치를 붙인 채
로 양발을 바깥쪽으로 벌렸다가
오므리면서 발끝을 서로 부딪치도록
힘을 준다. 3–5분 정도 반복하면
혈액순환이 되어 체온이 오르고
시력저하나 불면증에 효과적이다.

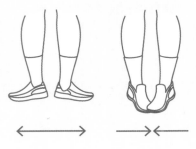

홀푸드테라피(Whole Foodtherapy) 치험례

── **이틀을 넘기기 힘드시겠어요(90세, 女;시어머니 경험사례)**

작년 12월 중순경, 시골에 계시는 시어머니께서 밤중에 응급실로 가셨다는 연락을 받고 급히 내려갔다. 가슴이 아파 입원하셨다고 하니 걱정이 많았는데, 심장의 문제가 아니라 대상포진이라는 진단을 받았다 하여 안심하고 건강하신 모습을 보고 서울로 올라왔다.

그런데 올라온 지 하루 만에 상태가 나빠지셨다고 해서 대상포진에 효과가 좋은 영양제와 앰플을 챙겨갔는데, 처음 병원에 입원했을 때보다 완전히 환자의 모습이 되어 계셨다.

평소 위장이 약해 양약을 거의 못 드셔서 한약과 영양제를 챙겨드려 건강을 유지하고 계셨는데, 처음으로 양약 중에서도 젊은 사람도 먹기 힘들어하는 대상포진치료제와 소염진통제를 드시고는 매일 토하고 설사하고 잠을 못 주무시고 탈진해버린 것이다.

가져갔던 약과 함께 과일을 끓인 과일탕과 영양죽으로 회복하셨는데, 빨리 나아서 자식에게 걱정을 끼치지 말아야겠다 생각하시고 다시 대상포진치료제를 드신 후에 복통과 설사로 또 탈진하였고 가슴 부위의 통증은 더욱 심해져 중환자실로 가시게 되었다.

다시 일반실로 오셨을 때 문병오신 분이 녹두죽과 포도를 사 오신 것을 보고 어머니가 입맛이 당겨 드시고는 또 상태가 악화되었다. 노인들이 완전히 음증으로 빠지게 되면 허열이 생겨 시원하고 찬 것이 입에 당기며 덥다고 할 수가 있는데 이것을 진열가한(眞熱假寒)이라고 한다(녹두죽과 포도는 찬 성질의 식재료이다).

입으로는 원하지만 비위(脾胃)에서 받아들이지를 못해 신진대사를 더 못하게 된 데다 몸을 데워 양기를 올려야 하는데 차가운 링거가 들어가 더욱 힘들게 했을 것이다. (중략) 링거를 계속 맞아도 통증은 차도가 없고 혈압이 200 가까이 오르며 호흡이 힘들어지니 병원에서는 자식들에게 이틀을 넘기기 힘드시겠다고 하며 종합병원으로 옮기길 권했다.

종합병원으로 옮겨 폐에 고인 물을 빼내고 관을 꽂아 소변을 나오게 하면서 바로 호흡할 수 있었는데 그때 어머니가 숨이 쉬어지지 않다가 '이제 살았구나' 싶었다고 하셨다.

자세한 과정은 생략하고 중환자실에서 일반실로, 일반실에서 다시 시골병원으로, 시골병원에서 서울로 오실 수 있을 정도로 기운을 차리게 되어 집으로 모셨다. 집으로 모시고 온 지 25일 만에 완전히 회복하여 시골에 내려가셨고, 현재 발병 이전보다 훨씬 건강하게 생활하고 계신다. 완벽한 홀푸드테라피로 회복하신 어머님의 치험례를 소개한다.

▶ 먼저 과일탕과 유산균생성물질을 섞어서 드시게 하여 영양을 흡수할 수 있게 되었을 때, 글루콤, 실크펩타이드를 추가하여 장과 폐기운을 살려 양기를 올리고, 차례로 한방제제로 증치하였다. 비위기능을 도와 수분대사를 조절하게 되면서 소변이 정상적으로 나오게 되었고, 호흡이 안정되어 180mmhg 이상이었던 혈압이 150mmhg 정도로 떨어지기 시작했다.

집으로 모셨을 때에도 거의 누워 계시다가 기운이 조금 회복되어 앉아 계실 수 있게 되었을 때, 해독과 순환을 위해 대구탕(미나리, 마늘)을 시원하게 끓여 드렸더니 땀을 조금 내며 맛있게 드시고는 붓기가 빠지면서 몸이 훨씬 가벼워지셨다며 좋아하셨다.

이후에는 낙지, 바지락, 부추, 마늘을 넣고 푹 고아서 국물을 조금씩 마시도록 하였고, 불면증에 바나나조청주스와 토노겐(VtB12, 헤마토포르피린)앰플을 드렸다. 2주일이 지난 후에는 빨래를 개면서 거동하기 시작하셨고, 3주째에는 교회에 가고 싶다고 하시고 남편에게 나물하는 법을 전수하기 시작하셔서 지금은 나물의 고수가 되었다.

한 달을 채우기도 전에 교회에도 가고 집에 할 일이 많다며 한사코 내려가셨는데, 집으로 모셔온 지 25일 만이다. 내려가셔서도 계속해서 과일을 끓여 드시고 영양제와 한약으로 수개월 동안 관리를 잘하셔서 현재 아흔이신 어머님은 중년인 우리보다 정신력도 건강하시고 말소리도 크고 우렁차며 매일 일기도 쓰신다.

○ **대상포진과 설사와 탈진, 호흡곤란과 고혈압 WFT / 빼빼실증**

한약 : 진무탕, 인삼탕, 오수유탕 外(생강대추즙, 하수오대추죽, 꿀인삼차)

Nutrients : 토노겐(비타민B12, 헤마토포르피린), 초유분말, 흑삼(면역기능강화, 補氣), 글루콤, 유산균생성물질(소화흡수, 면역기능강화, 장점막재생), 실크펩타이드(간신(肝腎)의 혈, 진액보충, 단백합성, 해독)

Food(Mind) : **복합과일탕** – 세포막 정상화, 유익균증식(바나나와 제철과일, 즉 사과 딸기 토마토 양배추 등을 끓여서 갈아 먹는다)

바나나조청주스(야간) – 불면증 신경안정에 도움

죽(흰죽, 쇠고기죽, 야채죽) – 기본 세포영양재료

낙지탕(통마늘, 부추, 대파, 양파, 바지락) – 보기혈(補氣血)보양(補陽)

생대구탕(미나리, 쑥갓, 마늘)-해표, 보양, 해독, 순환

카레(+과일야채분말, 표고버섯분말) – 이담, 식욕촉진, 면역, 항산화

유기농죽(클로렐라, 마늘, 더덕, 쥐눈이콩, 찹쌀, 표고버섯, 신선초 등)

아흔이 되신 어머니가 호흡곤란으로 사망하셨다 한들, 병원에서도 주변에서도 호상이라 하지 않았을까? 그러나 부모라는 존재는 아무것도 하지 않아도 계시는 것과 계시지 않는 세상은 천지차이다. 이렇게 노인들의 사소한 증상은 질환으로 이어지고, 이겨내지 못할 약을 복용하거나 심한 경우 수술도 하는데 기본적인 건강이 바탕이 되지 않는 분들은 혹독한 시간을 보내며 병원생활을 해야 한다. 노인과 허약자들의 면역증강을 위해 오메가3, 베타글루칸, 비타민C, 홍삼 등을 습

관적으로 떠올리기보다는 소화흡수와 대사의 문제를 고려하여 어린 아이를 케어하듯이 정성을 다해야 할 일이다. 약국에서는 부모님이 병환으로 쓰러졌을 때 자식들이 번갈아가며 어디로 모실지, 어느 병원이 유명한지, 어떤 약이 효능이 좋은지를 두고 서서 옥신각신하는 모습을 자주 본다. 그러나 가장 먼저 해야 할 일은 따뜻한 죽을 끓여드리는 일이다.

평상시 약국에서 임상을 통해 가져왔던 생각들이 어머니를 통해 구현된 것은 내게 확신을 가지라는 깊은 뜻이 아닐까?

― 귀가 어두워지고 허리가 아파요(82세, 女)

단골의 어머니께서 귀가 갑자기 어두워져 집 밖을 못 나가신다고 어쩌면 좋을지 문의해왔다. 간단히 해결하기를 원하지만 진통제를 먹듯이 그리 쉬운 일이 아니라 하니 생각해보겠다며 돌아갔다. 몇 달이 지난 후에 이제는 어머니가 허리가 아파서 돌아눕지도 못하시고 소변도 제대로 못 가리게 되셨다고 하소연을 한다.

한방적인 표현으로 신양(腎陽)도 신음(腎陰)도 모두 떨어진 결과다. 신(腎)은 생명의 근원이자 호르몬의 재료인 정(精)을 주관하고, 골수에서 혈액을 생성하게 하며 수분조절과 소변과 대변을 원활하게 하며 뼈를 튼튼하게 한다. 또 척수와 뇌수 골수를 생성하므로 정신신경과

지능과 수면의 질에도 관계한다. 또 신(腎)은 귀를 주관하므로 이명이나 귀와 관련된 질환에 신(腎)을 가장 먼저 살펴볼 필요가 있다. 그러므로 맨 처음 귀가 갑자기 어두워졌을 때 체력을 보강하지 못한 것이 소변의 문제와 요통까지 이어졌을 것이다

▶ 귀가 어두운 것, 요통이 심한 것, 소변을 조절하지 못하는 것 모두 신(腎)의 기능이 저하된 증상이므로 신(腎)의 양기(陽氣)를 올려 수분대사를 조절해주고, 비위의 기능을 돕고 기운을 위로 끌어올려 혈과 진액을 공급하도록 한방제제를 선택했다. 이에 허증의 신진대사를 도울 수 있는 프로바이오틱스와 효모, 그리고 결합조직의 탄력성을 높이는 동시에 허증의 어혈제 개념으로 MSM을, 이후에 실크펩타이드와 조혈비타민 액제로 조직과 신경재생을 도왔다.

너무 소극적인 분이어서 조금 호전된 이후에는 외출을 하지 않아 오래 치료하지 못했지만, 요통과 소변의 문제가 많이 호전되면서 잠을 편히 주무시게 된 것으로 매우 만족하였다. 손상된 청각유모세포를 자극하여 난청과 이명에 유효하게 도움을 주는 소리대장간을 추천하였는데 이상의 처방과 병행하여 꾸준히 치료하면 도움이 되리라 생각한다.

○ **귀가 어두워지고 허리가 아파요 WFT / 빼빼허증**

한약 : 진무탕, 보중익기탕 外(마죽, 대추, 잣, 호두, 닭곰탕, 민어탕 활용)

Nutrients : 프로바이오틱스, 효모, MSM → 실크펩타이드, 비타민B_{12} + Fe

Food(Mind) : 바나나조청주스(취침전), 마늘죽염환

*소리대장간추천;역치요법(TSC기술)

─ 눈에 날파리가 떠다녀요(80세, 女)

눈에 날파리 같은 것이 날아다니며 눈뜨기가 힘들다고 한다. 밤에 잠도 편하게 들지 못하고 한 번 깨면 다시 오지 않는데 최근에 심하게 자식문제로 신경을 많이 썼더니 더 심해졌다.

현재는 식사를 덜 하시지만 원래는 잘 드셨고 외형은 여든이 넘으신 편인데도 체력도 좋은 편이며 인지능력도 뛰어나신 편이다.

▶ 비문증(飛蚊證)은 눈에 먼지나 날파리 같은 벌레가 떠다니는 것 같은 증상을 말하는데, 안구의 염증이나 노화로 눈 속 유리체가 투명하지 못하고 부유물이나 덩어리 등으로 인해 망막에 그림자가 고이는 현상이다. 신경을 많이 써서 눈으로 열이 오르고 노화로 인한 어혈증세가 겹쳐 눈으로 가는 모세혈관이 건조해지고 영양공급을 받지 못하는 것으로 해석하여 홀푸드테라피를 구성하였다.

초기에 한약과 식물성 항산화제만을 복용하고 며칠 되지 않아 잠이 잘 오고 눈이 편안해지기 시작했고 보름 정도 되었을 때에는 비문증 증상도 호전이 되기 시작했다.

혈관벽강화와 어혈증에 OPC추출물, 간화(肝火)로 인한 눈의 건조

297

증과 피로에 사유함유 눈영양제를 사용하고, 수생목(水生木)하여 눈으로 오르는 열을 내리기 위해 미네랄과 비타민C, E를 유지요법으로 사용했다. 오메가3를 보충하기 위해 들기름을, 신경안정과 해독을 위해 바나나조청주스와 바지락미역국을 드실 것을 권했다. 증상이 거의 호전된 후에 오메가3와 OPC, 고본환정환을 장복하도록 했다.

◎ 80대 여성의 눈에 날파리가 떠다녀요 WFT / 빼빼실증

한약 : 황련아교탕, 시함탕, 팔미(구기자결명자차 국화차 생지황죽 활용)

Nutrients : OPC(소나무, 포도씨추출물), 눈영양제(사유·빌베리·오메가3)

　→ 고본관정환, 미네랄, 비타민C, E 유지

Food(Mind) : 바나나조청주스(취침 전), 들기름, 바지락미역국(해독, 혈관탄력
　회복)

—— **땡볕에 탈진 머리가 아파요(75세, 男)**

병원 처방전을 들고 가끔 오시는 분인데, 늘 한약에 관심을 갖고 질문을 하신다.

하루는 약을 좀 지어달라고 하시는데, 얼굴이 평상시와 딴판이다. 연세에 비해 늘 활발하고 걸음걸이도 젊은 사람처럼 건강하셨는데, 갑자기 혈색이 좋지 않아 여쭤보니 여름에 전원주택에 내려가 열흘가

량 땀을 뻘뻘 흘리며 농사를 지었더니 그 이후로 좋지 않다는 것이다. 식욕도 없어지고, 어지럽고 피로하며 갈증이 나고 편두통이 가장 심하다.

▶ 이열(裏熱)이 많은 분이 뜨거운 햇볕 아래에서 지나치게 땀을 흘려 체액이 소모되어 탈진한 것으로 해석하여 열을 식히고 진액을 보충할 수 있도록 한약제제를 선택하였다. 또 간해독과 장의 회복, 에너지 활성을 위해 아미노산앰플을 병행하고, 체액의 정상화를 위해 미네랄 액제를, 간대사, 진액생성, 미생물조성을 위해 물김치를 계속 드시라고 하였다.

며칠 후에 오셔서 원래의 건강하던 모습으로 돌아왔다고 인사하고 가신다. 말라 있는 나뭇가지에 붙은 불을 꺼주고, 물을 촉촉이 넣어준 결과다. 노년기의 대증치료는 질병을 악화시키고 노화를 앞당기기 쉽지만, 적절한 홀푸드테라피의 적용은 질병과 노화로부터 점점 멀어지게 할 수 있을 것이라 확신한다.

◎ **땡볕에 탈진 머리가 아파요 WFT / 빼빼실증**

한약 : 길경석고탕, 맥문동탕, 팔미지황탕(갈대뿌리, 맥문동, 쥐눈이콩, 구기자 활용)

Nutrients : 글루타민(+비타민B12), COA, 미네랄액제

Food(Mind) : 물김치(사과, 미나리, 오이), 고로쇠수액, 감식초

— 노인성 변비

노인이나 허증의 변비환자들이 변비약을 장복하거나 관장약을 상습적으로 사용하면 장의 탄력성이 떨어져 배변활동이 느려지므로 증세가 더 심해지고 나아가 회복 불가능한 상태가 되므로 주의해야 한다. 허증은 장점막의 진액을 보충해주고, 실증은 위장과 간담의 열을 내려 장을 정상화시켜야 한다. 또 간기능 저하나 담즙배출 이상으로 소화되지 않은 지용성 영양성분이 대장의 수분을 빼앗아 변비를 일으킨다. 그러므로 이담제인 DDE(상품명:가레오)를 병행하면 지방소화에 도움을 주고 담즙자체가 장을 자극하여 배변을 촉진하므로 노인성 변비도 해결되고 지용성 영양성분의 흡수를 도와 피부의 건조현상에도 도움을 준다.

실증과 허증에 상관없이 바나나, 식초, 청국장을 장복하는 것이 좋다.

허실에 따른 노인성 변비의 WFT

허증변비 : 마자인환, 자감초탕, 당귀건중탕+프로바이오틱스, 유산균생성 물질, 푸룬주스, 마늘효소, 바나나, 죽염, 청국장, 식초, DDE 활용

실증변비 : 삼황사심탕, 죽엽석고탕, 조위승기탕+프로바이오틱스(비피더스), 어성초환, 쇠비름, DDE(담즙분비, 지방소화, 독소배출), 여주환 활용

두 어른이 계신다.

한 분은 어머니, 한 분은 스승님이다.

아흔 되신 어머니는

처음 배운 한글로 매일 일기를 쓰시고

아침저녁 기도로 자식을 위해 모든 시간을 내어주는 것이

최고의 사랑임을 가르쳐주시고

여든 다섯, 소녀 같은 스승님은

매일 사랑하며 연구하고 나누어주심으로

기도는 삶 속에서 드리는 것이 진짜임을 알게 하신다.

반이라도 얼추 따를 수 있을까

턱도 없다.

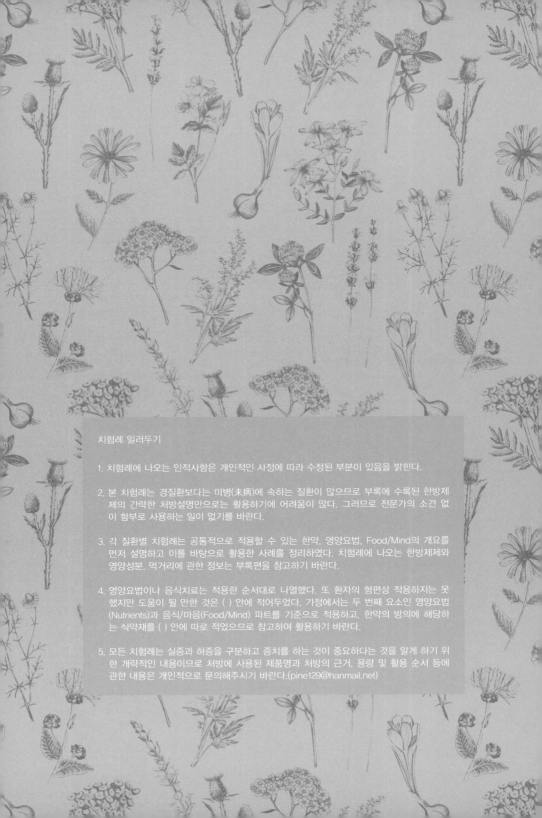

치험례 일러두기

1. 치험례에 나오는 인적사항은 개인적인 사정에 따라 수정된 부분이 있음을 밝힌다.

2. 본 치험례는 경질환보다는 미병(未病)에 속하는 질환이 많으므로 부록에 수록된 한방제제의 간략한 처방설명만으로는 활용하기에 어려움이 많다. 그러므로 전문가의 소견 없이 함부로 사용하는 일이 없기를 바란다.

3. 각 질환별 치험례는 공통적으로 적용할 수 있는 한약, 영양요법, Food/Mind의 개요를 먼저 설명하고 이를 바탕으로 활용한 사례를 정리하였다. 치험례에 나오는 한방제제와 영양성분, 먹거리에 관한 정보는 부록편을 참고하기 바란다.

4. 영양요법이나 음식치료는 적용한 순서대로 나열했다. 또 환자의 형편상 적용하지는 못했지만 도움이 될 만한 것은 ( ) 안에 적어두었다. 가정에서는 두 번째 요소인 영양요법(Nutrients)과 음식/마음(Food/Mind) 파트를 기준으로 적용하고, 한약의 방의에 해당하는 식약재를 ( ) 안에 따로 적었으므로 참고하여 활용하기 바란다.

5. 모든 치험례는 실증과 허증을 구분하고 증치를 하는 것이 중요하다는 것을 알게 하기 위한 개략적인 내용이므로 처방에 사용된 제품명과 처방의 근거, 용량 및 활용 순서 등에 관한 내용은 개인적으로 문의해주시기 바란다.(pine129@hanmail.net)

3부

홀푸드
테라피
치험례2
_증상별 치험례

1장

감기 및 호흡기계 질환

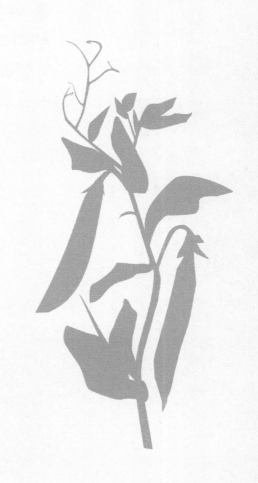

들어가기

"콧물이 나고 머리가 아픈데 약 좀 주세요."

환자들이 약국을 들어서며 이렇게 재촉하면 머릿속이 복잡해진다. 그 뿐인가. 나열하는 증상과 환자의 얼굴을 번갈아 보며 열심히 생각하고 고민해서 약을 주려고 하면 본인이 아니라 가족 중 다른 사람이 아프다는 경우도 많다.

환자들은 단순하게 생각하지만, 실제로 남자인지 여자인지, 몸무게가 어느 정도인지, 밥을 잘 먹는 사람인지 못 먹는 사람인지, 나이가 어느 정도인지, 콧물이 나면 콧물이 맑은지 뻑뻑한지, 코가 막히는지, 언제부터 아팠는지, 어떤 증세로 시작하여 어떻게 변해왔는지 등등 헤아려야 할 부분이 너무도 많다는 것을 환자들은 알고 있을까?

감기 하나에 이렇게 많은 노력과 시간을 들인다면 심한 환자는 어떻게 고치겠냐고 반문할 수 있지만, '만병의 근원은 감기'라는 말처럼 호흡기 계통의 질환들이 거의 대부분 감기로부터 시작되고 그 증상들이 제대로 해결되지 못하면 만성적인 염증질환과 대사질환으로 이어지는 경우가 많기에 감기를 잡기 위해 들이는 정성은 결코 아깝지가 않다.

현대의학에서는 바이러스나 세균 등을 감기의 원인으로 보지만,

한방에서는 바람도 찬 기운도 더운 기운도 습한 기운도 뜨거운 기운도 모두 원인이 될 수 있으며, 그 기운들 속에 세균도 바이러스도 섞여서 들어올 수 있다고 본다. 또 100여 가지 종류의 바이러스가 환자의 기도 분비물에 의해 대기 중에 퍼져 있거나 기침이나 재채기를 할 때 호흡기를 통해 전염되는데, 모두 환자의 면역력에 따라 감기로 진행하기도 하고 이겨내기도 한다.

즉 대기의 어떤 기운이든 우리 몸의 상태와 조화를 이룰 때에는 병이 되지 않지만, 우리 몸의 상태와 부조화를 이룰 때 병이 생기는 것이므로 단순하게 판단해선 안 된다(한약 파트의 태양병(太陽病) 참조). 몸속으로 들어온 나쁜 기운의 성질과 조화를 이루지 못한 내 몸을 잘 살피기만 하면 세균이나 바이러스의 이름, 병명을 몰라도 건강을 회복할 수 있다(한약 파트의 질병의 원인 참조).

감기는 우리 몸의 기(氣)를 다스리며 호흡과 체액대사, 그리고 몸의 외곽을 방어하는 기능을 담당하는 폐와 관련이 있다. 또 체액의 산포배설을 담당하는 방광과도 연관이 있어 감기를 치료할 때 땀이 적절히 조절되고, 소변이 순조롭게 나오면 회복되어가는 것으로 보면 된다.

감기의 증상들은 모두 외부환경의 변화나 감기바이러스에 대해 인체가 방어하는 과정에서 일어나는 변화라고 할 수 있으므로 지나치게 열을 떨어뜨린다거나 기침이나 콧물 등의 증상을 없애는 약을 쓰는 것보다 면역계를 강화할 수 있도록 인체방어기전을 올려주는 것이 좋다. 하던 일을 내려놓고 쉰다거나 충분한 수면을 취하고, 수분섭취를 늘려 감염으로부터 보호하는 것이 우선이다. 또 당분이 많은 청량음료를 피하고 비타민C와 천연야채과일주스를 섭취하는 것이 좋다.

임상에서 자주 활용하는 한약과 Nutrients, Food(Mind) 3요소에 대해 알아보고, 각 증상에 따른 홀푸드테라피 치험례를 살펴보자.

― 한약(韓藥)

_이도상한론 강좌, 한약임상의 실제, 한약제제 활용을 위하여 참조

초기감기

초기감기(감기 걸린 지 1~3일)는 태양병(太陽病)에 해당하며, 으슬으슬 춥고, 열이 나고, 머리가 아프고 삭신이 쑤시는, 이른바 감기몸살 증상이 주로 나타난다. 주리(腠理)의 상황에 따라 허증과 실증으로 나누어 처방을 생각해야 하는데, 한방은 이 대목에서 감기를 치료함에 있어 조금 더 과학적이라고 할 수 있다.

'비주기육(脾主肌肉)'이라는 한방용어가 있다. 우리가 음식을 먹으면 소화흡수가 되어 피부와 근육을 형성한다는 말로서 소화기능이 좋은 사람이 피부와 근육도 튼튼하다는 뜻이다. 즉 밥을 잘 먹는 사람은 신진대사가 활발하여 외부로부터 들어오는 병사(病邪)에 방어하는 힘도 좋고, 밥을 못 먹는 사람은 방어할 힘이 없으므로 같은 감기 증상에도 허증과 실증에 따라 약을 다르게 써야 한다는 말이다.

허증은 이(裏)가 허(虛)해서 표(表)도 허(虛)하고, 실증은 이(裏)가 실(實)해서 표(表)도 실(實)하다.

주리가 튼튼한 건강한 체질은 사우나를 하여 땀을 내거나 해열제를 먹어 발산시켜주면 사기(邪氣)를 쫓아내고 몸을 회복할 수 있지만, 주리가 튼튼하지 못한 허증 체질은 신체 외부의 방어력을 높이면서 소화기능을 올려 적당하게 땀을 조절하는 것이 면역력회복에 좋다. 허증 체질은 사우나를 하면 오히려 양기를 해친다.(한약편 육경병 中 태양병 참조)

초기감기의 빈용한방제제

실증 : 마황탕(麻黃湯), 대청룡탕(大靑龍湯), 갈근탕(葛根湯), 은교산(銀翹散), 소청룡탕(小靑龍湯), 소청룡가석고탕(小靑龍加石膏湯), 갈근탕가천궁신이(葛根湯加川芎辛夷), 구미강활탕(九味羌活湯), 패독산(敗毒散)
*가정에서는 갈근탕+아스피린 500~1000mg을 복용하고, 이불을 덮고 땀을 낸다.

허증 : 계지탕(桂枝湯), 삼소음(蔘蘇飮), 향소산(香蘇散), 계지인삼탕(桂枝人蔘湯), 인삼패독산(人蔘敗毒散), 쌍화탕(雙和湯), 곽향정기산(藿香正氣散)
*가정에서는 쌍화탕+이부프로펜 200mg을 복용하고, 따뜻한 죽, 생강차를 먹는다.

감기에 걸린 지 3~5일이 지난 후 비염, 인후통, 기침감기

감기를 초기에 해결하지 못하고 바깥인 표(表)의 부위를 지나 조금 더 안쪽으로 들어오면 객담이 끈끈해져서 배출이 어려워 컹컹 소리가 나는 기침을 한다거나 진액이 말라 마른기침이 나기도 한다. 시간이 더 경과하면 양약으로는 증상만 조금 완화될 뿐 코가 뒤로 넘어간다 거나 막히고 비염이나 축농증, 편도선염 등 항생제를 써야 하는 염증 상태가 된다. 이런 단계일 때 병원에서는 폐렴이나 뇌수막염 등의 증 상으로 발전할 것을 우려해 수액제를 맞거나 입원을 권하기도 하는데 소양병(少陽病)의 처방으로 해결하면 잘 듣는다.

고한약(苦寒藥)인 황금(黃芩), 황련(黃連), 치자(梔子), 시호(柴胡) 등 청열약(淸熱藥)과 신량해표제(辛凉解表劑)로 허실을 구분하여 치료한다.

비염, 축농증, 기침감기의 빈용한방제제

실증 : 소시호탕(小柴胡湯), 소함흉탕(小陷胸湯), 시함탕(柴陷湯), 마행감석 탕(麻杏甘石湯), 대청룡탕(大靑龍湯), 소청룡가석고탕(小靑龍加石膏湯), 소청룡탕(小靑龍湯), 죽엽석고탕(竹葉石膏湯), 청폐탕(淸肺湯), 청상보 화환(淸上補火丸), 자음강화탕(滋陰降火湯) 등

허증 : 계지가후박행자탕(桂枝加厚朴杏子湯), 반하후박탕(半夏厚朴湯), 맥 문동탕(麥門冬湯), 마황부자세신탕(麻黃附子細辛湯), 자감초탕(炙甘草 湯), 삼소음(蔘蘇飮), 시호계지건강탕(柴胡桂枝乾薑湯), 시호계지탕(柴 胡桂枝湯) 등

*그 외 알러지비염이나, 축농증, 독감, 신종플루 등의 원인과 기전 에 대한 내용은 치험례 참고

감기에 걸렸을 때는 우선 인체가 병사와 싸우는 데 에너지 소모가 많으므로 단백질, 미네랄, 비타민 등이 풍부한 식품을 섭취하고, 최대한 안정을 취하면서 수분섭취를 많이 하는 것이 좋다. 먼저 면역력 증강을 위한 영양소를 실증과 허증으로 구분하여 살펴보자.

실증 : 레스베라트롤(오디, 아로니아), 아라비녹실란, 엉겅퀴추출물, 유산균생성물질, 비타민C, A, 아연, 셀레늄

허증 : 프로폴리스, 버섯균사체, 마늘엑기스, 에키나신, 프로비오틱스, 효소제, 글루타민, 비타민B, C

다음으로 각 기능별로 적합한 영양소를 보면 아래와 같다.

폐조직강화, 가래배출, 면역능력향상 : 오메가3(+비타민C, E), N-아세틸시스테인

점막강화, 항바이러스 : 글루타민, 비타민A, L-라이신

이열(裏熱)자의 glutathione구성물질, 콜라겐 구성 : 실크펩타이드, 아미노산

이열자(裏熱者)의 미네랄공급, 진액보충 : 미네랄수액, 고로쇠수액

단백소화, 항염, 점액분비억제 : 망고, 파파야, 파인애플(브로멜라인)

이담작용을 통해 지질대사, 상부의 압력을 내려 마황제의 상승효과 : DDE

항알러지, 히스타민분비억제제, 기관지평활근이완 : 비타민B6, 비타민C

기관지평활근이완, 천식예방치료 : 마그네슘

기관지과민성감소 : 다래추출물

기관지점막안정화, 산화방지, 기관기확장제, 흡입기사용자 : 비타민B₁₂, CoQ10

천연항생제 : 백년초, 치자, 황금함유 효소제품, 프로폴리스, 올리브잎추출물, 보스웰리아.

감기예방 : 아연+비타민C 섭취, 실증 : 아연(30~40mg/110)+비타민C(500mg-1000mg), 허증 : 아연+프로폴리스 유산균

이 외에도 감기가 깊어져 허증의 담음(痰飮)이 된 경우에는 흑삼, 옥타코사놀, 비타민B, C 등이 함유된 영양제와 아라비녹실란제제, 유산균생성물질(프로바이오틱스)을 장복하는 것이 도움이 되며, 단백부족으로 인한 허증의 비염이나 코감기에는 아미노산과 철분이 유효하다.

— **Food(Mind)**

일반적으로 감기는 열로 인해 탈수현상이 일어나기 쉬우므로 물이나 천연과일주스를 자주 마시고, 단백질 손실이 많으므로 어패류를 이용한 고단백식사를 하는 것이 좋다. 유제품이나 설탕, 밀가루음식은 피하고, 충분한 휴식을 취하며 객담이 많을 때에는 배출을 쉽게 하기 위해 콩나물국이나 야채스프를 섭취하면 도움이 된다.

그러나 실제로 가정에서 치료를 위해 적극적으로 활용할 수 있는 식품을 실증과 허증으로 구분하여 살펴보면 다음과 같다.

실증

민들레분말(苦寒/肝胃熱), 신선초분말(肺熱 肝熱, 비타민B₁₂) : 활성산소 억제

보리새싹분말 : 위열, 폐열, 대장열을 내리고 천연비타민C 공급

전복죽, 콩나물국밥 : 항산화, 해독, 해열, 비타민C, 아미노산 공급

죽순(竹筍)과 죽엽(竹葉)을 활용한 요리 : 위·폐·심의 열을 내리고 담을 없애며 대소변을 소통

갈대뿌리차 : 갈대뿌리(노근)를 20-30g씩 다려서 하루에 세 번 우려먹는다. 갈대뿌리(甘, 凉/肺, 胃)는 폐·위의 열을 내리고 진액을 보충하며 번조증을 해결한다.

한방제제 중 석고증(石膏證)에 해당하는 질환에 응용

야채즙(양배추, 오이, 딸기, 시금치) : 백호가계지탕, 은교산 병행

전복미역국, 칡즙, 황태콩나물국, 양파스프, 페퍼민트, 유칼립투스, 도라지진액 : 진액보충, 해독, 해열, 면역증강, 기관지강화

허증

총백죽 : 파의 흰뿌리 부분을 잘게 썰어 죽이나 스프를 만들어 먹는다.

부추죽 : 쌀죽을 쑤어 잘게 썬 부추를 넣고 끓여 먹는다.

감초길경차(甘桔飮) : 길경 6g과 생감초 3g을 굵게 빻아서 끓는 물을 넣고 우려내어 1일 2회 마신다(인후종통에 유효).

배밀고(秋梨蜜膏) : 배 1500g을 껍질과 씨를 제거하여 즙을 내고, 생강 250g도 즙을 내어 냄비에 배즙을 넣고 강한 불로 끓이고 끓기 시작하

면 약한 불로 걸쭉해질 때까지 끓인 후 꿀과 생강즙을 넣고 약한 불로

끓여서 고(膏)의 상태가 되면 불을 끈다(해수(咳嗽), 담황(痰黃), 후통(喉痛)).

그 외에는 **생강귤피차, 총백차, 유자차** 등이 효과가 있다.

공통

아연(Zn) : 갓, 굴, 달걀노른자, 미역 등 해조류,

마그네슘(Mg) : 파래분말, 동치미

비타민C : 양배추, 베리류(레스베라트롤), 키위, 브로콜리, 파인애플

오메가3 : 항염, 운동으로 인한 천식에 비타민C, E와 병용(들깨, 들기름)

면역증강스프 : 황기, 표고버섯, 영지버섯, 우엉뿌리, 생강, 닭고기, 양파,

    마늘, 삼채

※ 아로마요법

티트리, 라벤더, 로즈메리, 유칼립투스, 페퍼민트 등 아로마오일을 1방

울씩 섞어서 뜨거운 물(500cc정도)에 넣고 증기를 마시거나 그중 2방

울 정도를 거즈나 마스크에 떨어뜨린다.

마른기침이나 컹컹 거리는 기침에는 유칼립투스 5방울, 라벤더 5방울 정

도를 캐리어오일에 혼합해 등과 가슴부위에 마사지한다(임신 중에는 주의).

홀푸드테라피(Whole Foodtherapy) 치험례

— 감기몸살

평소에 식욕이 없는 허약한 체질의 감기몸살(30대, 女)

밥을 하루에 한 공기 정도밖에 못 먹는다는 중년 여성이 몸살에 걸렸
다면서 감기약을 사러 왔다. 평소에 말소리도 기어들어갈 듯 조용한
데 코가 맹맹하면서 콧물이 나고, 머리가 묵직하게 아프고 힘이 없다
고 한다. 이마에 손을 대보니 촉촉한 느낌이 든다.

○ 허약체질의 감기몸살 WFT / 빼빼허증

한약 : 계지탕(桂枝湯);비위(脾胃)를 보(補)하면서 한기(寒氣)를 발산

Nutrients : 글루타민, 프로폴리스;피로회복 장기능개선 항바이러스

Food(Mind) : 부추죽(멥쌀죽에 잘게 썬 부추와 마늘을 넣고 끓여 집간장으로 간
을 함)

가정에서 : 일반의약품으로 쌍화탕+이부프로펜 200mg, 에키나포스(노
약자의 면역증강)와 따뜻한 생강귤피차, 유자차를 마시고 이불을 덮
고 충분한 수면을 취한다.

건축업을 하여 평소에 술도 많이 마시고, 조기축구를 매주 하여 장딴지와 온몸의 근육이 단단한 마음씨 좋고 건장한 체구의 50대 남성이다. 갑자기 온몸이 쑤시고 추워 죽겠다며 빨리 낫는 약을 달라고 한다. 아직 콧물 기침은 없지만 목은 아프다. 하루도 안 된 초기감기다.

◎ 근육형체질의 감기몸살 WFT / 뚱뚱실증

한약 : 마황탕(麻黃湯);비위가 튼튼한 실증체질의 감기약

Nutrients : 아르기닌, 비타민C 1000mg;혈류개선 해독 항산화

Food(Mind) : 양파브로콜리스프, 버드나무식혜

가정에서 : 갈근탕 or 패독산+아스피린 500mg/덱시부프로펜 300mg

　(실증몸살에 활용), 이불을 덮고 땀내기, 금주, 금연, 운동은 당분간

　쉬고 휴식할 것

체격도 크고, 얼굴도 붉은 편이며, 체열이 많아 성격도 불같다. 잘 아프지 않던 사람이 감기몸살 기운이 있다며 약을 사러 왔는데 어찌할 바를 모를 정도로 괴로운 모습이다. 빨리 살려달라며 제일 센 약을 달라고 재촉한다.

▶ 속에는 열이 있는데 감기로 표(表)가 막혀 피부로 발산조차 할 수 없으니 온몸이 아프고 두통과 열도 심할 수밖에. 평소에는 밥을 하루

네 끼 먹고 찬물을 좋아하고 열을 빼내느라 땀을 많이 흘린다. 혼자 생활하면서 식사를 해먹을 상황이 안 되어 한 끼는 생식을 주었다.

◎ 열이 많은 건장한 체격의 감기몸살 WFT / 뚱뚱실증

한약 : 대청룡탕(大靑龍湯);속에 열이 많은 건장한 실증체질의 감기약

Nutrients : Mg앰플, 비타민C;근이완, 항산화, 항바이러스

Food(Mind) : 유기농생식(보리새싹, 파래 등), 백김치, 물김치 국물

가정에서 : 갈근탕, 은교산(한방제제)+아스피린 500mg-1000mg+오이미역냉국/메밀국수, 이불 덮고 땀내기, 육식금지, 금주, 환기 중요(淸氣), 보리새싹(위, 폐, 대장열), 파래(해독, 마그네슘), 백김치(진액보충)

이열(裏熱)이 심하여 찬물을 좋아하는 야윈형의 감기몸살(20대, 男)

키가 크고 호리호리한 남자가 얼굴에 핏기가 없이 들어와서 종합감기약을 달라고 한다. 얼핏 보면 허증처럼 보이지만 광대뼈와 골격이 발달하고 눈매가 매섭다. 밥은 잘 먹는지 물어보니 두 그릇씩 먹는단다. 그런데 머리도 목도 아프고 열이 나서 회사도 못 나갔다고 한다.

▶ 종합감기약에 들어 있는 항히스타민제나 진해거담제 등이 더 어려운 상황을 만들 것 같아 찬물을 평소에 좋아하는지, 땀을 많이 흘리는지 등 이열(裏熱)의 상태를 물어보고 약을 지어줬더니, 다음날 퇴근길에 문을 열고 인사를 하고 간다.

◎ **평소에 열이 많아 찬물을 좋아하는 야윈 형의 감기몸살 WFT / 빼빼실증**

한약 : 백호가계지탕;이열(裏熱)이 있는 실증체질의 감기약

Nutrients : 비타민C, 마그네슘(앰플);항산화 근육이완 긴장완화

Food(Mind) : 감잎차 콩나물전복죽 백김치나 물김치

가정에서 : 갈근탕, 은교산(약국한방제제) + 이부프로펜 200mg (일반의약품),
육식 금지, 가공식품 금지, 환기 중요(淸氣). [갈대뿌리, 구기자, 계
지 녹두활용], (*비타민C: 기관지점막 강화, 백혈구 이동 원활)

— **기침감기, 비염, 축농증, 천식**

오래된 기침, 식욕부진, 피로(70대, 男)

환자와 상담을 하고 있는데 옆에서 가만히 지켜보던 어르신이 당신의
오래된 목감기와 기침에 대해 이야기를 털어놓았다. 알고 보니, 오래
전 교회 목사님이셨던 그분의 기침을 치료해드린 이후 자주 왕래하셨
던 분인데 어느 순간 소식이 없었다가 시간이 한참 흐른 후에 그때처
럼 증세가 악화되었다고 오신 것이다. 양약을 너무 오래 드셔서 입맛
도 떨어지고, 설교 때문에 목을 많이 써 목소리도 편하게 나오지 않고
통증이 있다고 했다. 목에 무엇이 걸린 듯한 불편한 느낌도 있었고, 오
목가슴부위가 뻐근한 증세와 가슴이 답답한 증세도 있었다.

▶ 원래 체질은 빼빼실증에 속하는 분이나 오래된 기침으로 허증이 혼재되어 있었다. 목소리도 갈라지지 않고, 설교 후에도 피곤함이 없어졌다고 좋아하셨다.

   ⚬ **오래된 기침, 식욕 부진, 피로 WFT / 빼빼실증**

한약 : 시함박탕, 맥문동탕, 길경석고탕 外(더덕, 뽕잎, 구기자, 노근추출액)

Nutrients : 실크펩타이드＋미네랄 수액;조직복구, 해독, 점막재생

Food(Mind) : 들깨미역국(해독온보, 점막강화), 시래기된장무침(폐대장열 해소, 청열조혈), 더덕효소 장복, 하모니카 불기(폐활량 증가)

가정에서 : 시함탕＋거담제＋은교산(일반의약품), 육식과 매운음식 금지, 환기 중요(淸氣)

환절기만 되면 수돗물 같은 콧물이 줄줄 나와요(40대, 男)

제약회사 직원인 그는 봄가을만 되면 휴지를 코에 꽂고 올 정도로 콧물 때문에 직장생활이 힘들다며 하소연을 한다. 평소에 냉한 음식을 즐기고 땀을 많이 흘리며 식욕이 아주 좋은데 비해 살이 찌지 않는다. 소화도 잘 시키며, 체력도 좋은데 봄가을에는 알레르기약이 없으면 불안해서 외출을 못 한다. 매운 음식을 생각만 해도 땀이 나고, 대변을 보고 나도 시원하지가 않으며 항문이 따끔거린다(熱痢). 명치 아래가 늘 답답하며 코가 막힐 때도 있고, 줄줄 흐를 때도 있다.

▶ 속에 열이 많은 사람이 과로와 스트레스, 그리고 열담(熱痰)으로 인

해 점막이 말라 생리적인 진액이 조직으로 흡수되지 못하고 콧물처럼 흘러버리는 상태다. 점막의 상태를 생리적으로 건강하게 만들어주어 면역력을 회복할 수 있게 하였다. 10년 이상 복용해왔던 알레르기약이 효과가 없어져 사회활동을 하면서 노이로제였던 콧물 재채기가 약을 먹은 지 며칠 만에 콧물이 줄어들기 시작해 한 달여 치료로 나았다는 걸 믿을 수가 없다면서 신기해했다. 이후로 환절기가 되면 열흘 정도 약을 복용하고 계절을 나곤 하는데, 비염만 좋아지는 것이 아니라 컨디션도 좋다고 한다.

○ 환절기만 되면 수돗물 같은 콧물이 줄줄 나요 WFT / 빼빼실증

한약 : 백호가계지탕, 소함흉탕, 갈근황금황련탕 外

Nutrients : 실크펩타이드(폐, 대장열로 인한 조증(燥證)),

유산균 생성물질(면역활성)

Food(Mind) : 조개미역국(해독청혈), 산야초식초(비타민, 미네랄, 아미노산),

유칼립투스5방울＋라벤다5방울 증기요법 추천

가정에서 : 칡, 갈대뿌리, 울금, 말린 무, 어성초를 끓여 마시거나 분말이나 추출액으로 활용할 수 있다. 여기에 조개버섯미역국과 천연발효식초로 점막을 보강하고 면역을 높인다. 이런 환자가 콧물이 흐를 때 대증치료로 항히스타민제 같은 일반의약품을 계속 복용하면 코가 마르고 숨을 쉬기 힘든 상태가 되므로 매일 코를 세척하거나 치료해야 하는 상황이 된다. 이럴 때에는 알레르기비염이라

하더라도 비타민C, 쓴나물(고들빼기, 민들레김치 등), 이담제와 간해독제 등을 복용하고, 비강에 뿌리는 코점막 보습 스프레이를 사용하는 것이 좋다.

목사님의 알러지비염(50대, 男)

건장한 체격의 목사님이 찬 기운만 닿으면 재채기와 콧물, 눈물이 심하게 나오며 잘 때는 코가 막혀서 입으로 숨을 쉰다고 한다. 찬물이 닿거나 차가운 데 손이 닿기만 해도 바로 콧물이 나온다. 식사는 양호하다. 몇 년간 스테로이드주사를 맞으며 설교를 하며 억지로 버티셨다고 한다. 소변을 자주 본다. 땀은 나지 않고 사우나를 즐기며 발이 시려 이불을 덮고 잔다. 왼쪽 가슴이 아프고 불편해 눕기 힘들며, 오목가슴 아래 묵직한 통증이 있다. 뒷머리가 자주 아프고 피로하며 의욕이 없다.

▶ 운동선수를 할 정도로 실증이었으나 오랜 과로와 여러 가지 어려운 여건들로 인해 부신피로에 이르러 알레르기 상태가 해결되지 않는 것으로 해석하였다. 수습열(水濕熱)과 간심열(肝心熱), 신허(腎虛)증세를 한방제제로 해결하고, 호르몬의 원료와 진액의 정상화를 위해 아미노산과 미네랄을 활용했다. 허증과 실증 사이에서 고민되었지만 며칠 만에 콧물이 줄어들고 다리가 덜 시리며 숨쉬기가 편하다고 하셔서 계속 투약하였다. 오래 투약하진 못해 아쉽지만 온몸의 수습열이 오풍(惡風)으로 이어져 찬 것에 손이 닿으면 알레르기가 유발됨을 확인했

다는 데 의미를 둔다.

○ **목사님의 알러지비염 WFT / 뚱뚱실증**

한약 : 시함탕, 월비가출탕, 팔미지황탕 外(칡, 미나리, 민들레, 팥)

Nutrients : 아미노산, 미네랄, 비타민C, B;부신회복

Food(Mind) : 생식(삼채, 보리새싹, 파래 등;해독, 면역, 점막강화), 들깨미역국

코를 골아서 출장을 못 가요(39세, 男)

중소기업에 다니는 직장인인데, 한 달에 두세 번은 지방으로 출장을 가야 하는 직종이다. 그런데 동행한 직원과 같은 방을 쓸 수가 없을 정도로 코골이가 심해 노이로제다. 성격은 매우 급하고 밥을 한 끼에 두 그릇씩 먹는데 비대하다는 느낌은 없다. 찬물을 계속 들고 다니면서 마시고, 소변을 자주 보는데 양은 적고 시원하지 않다. 코가 막혀 자다가도 숨이 안 쉬어져 깰 때가 있고, 자다가 잘 깬다. 수술을 고려 중이다.

▶ 이열증(裏熱證)과 심열(心熱)을 해결하는 한방제제와 이담제와 지방대사를 위주로 한 간해독제를 병행하여 약을 먹은 지 열흘이 채 안되어 숨소리가 작아지고 호흡이 고르게 되어 좋아했는데, 열담(熱痰)과 간열(肝熱)을 없애는 한방제제를 추가하면서 많은 양의 코가 쏟아져 나왔고, 2~3개월 복용 후에는 90%가량 개선되었다.

술을 마시고 육식을 할 때마다 증상이 조금 생기지만 예전 같지

는 않다. 밥 먹는 양도 줄어들어 세포가 제 기능을 찾은 것으로 해석하였고, 피로감도 줄어들고 소변도 정상이 되었다. 수술을 하지 않게 되었다고 좋아했다.

○ 코를 골아서 출장을 못 가요 WFT / 뚱뚱실증

한약 : 백호탕, 갈근황금황련탕, 시함탕 外 (갈대뿌리, 칡, 어성초, 민들레, 도라지 활용)

Nutrients : DDE(이담), 간해독제(밀크씨슬, 아르기닌, 콜린)

→ 오메가3, 미네랄 장복

Food(Mind) : 밀가루음식, 기름에 튀긴 음식, 매운 음식 주의, 금주, 백김치

어린이 비염(5세, 男)

젊은 주부가 며칠에 한 번씩 약국에 와서 1000ml짜리 식염수를 3통씩 구입해 갔다. 처음엔 집에 누군가가 렌즈를 사용하나 보다 생각했는데, 너무 자주 구입하기에 무엇에 쓰는지 물어봤더니, 5살짜리 어린 아들의 코를 세척한다고 한다.

　의사선생님의 지시라 열성부모인 그녀가 하루에도 몇 번씩 아이의 코를 식염수로 씻어내고 있었던 것이다. 아이는 얼마나 괴로웠을까? 코가 막혀서 병원에서 항생제가 포함된 약을 처방 받아 6개월 이상 먹었는데, 계속 입을 벌리고 자며 밥을 먹이기가 너무 힘들고, 밤에 잘 때 식은땀을 흘리며 또래보다 작아 고민이라는 것이다.

▶ 실증감기를 적절히 처리하지 못하여 오래 병을 앓으면서 허증으로 빠진 상태였다. 먼저 비위를 튼튼하게 하여 영양결핍으로 인한 조직의 건조증을 해결하고 나니, 아이가 밥을 먹기 시작하고 잘 때 흘리는 식은땀이 없어지면서 코로 호흡하는 것이 훨씬 부드러워졌다. 비염증세가 좋아지면서 몸 상태도 달라졌는데 나중에는 실증처방인 백호가인삼탕, 육미지황탕과 아미노산과 프로바이오틱스, 미네랄을 병행하면서 키도 크고 비염은 완치되었다. 이후에도 홀푸드테라피를 수년 간 지속하여 초등학교에 입학할 때는 또래에 비해 키가 가장 크고 의젓한 모습이었다.

○ **어린이 비염 WFT / 빼빼실증**

한약 : 소건중탕3, 시강계탕1.5 外, 백호가인삼탕, 육미지황탕 활용

Nutrients : 프로바이오틱스 산제 1일 1포, 아미노산, 베타글루칸

Food(Mind) : 쇠고기육전샐러드(참깨소스), 해물완자

— **독감 신종플루**

신종플루는 한방에서 말하는 온병(溫病)에 해당되는 경우가 많은데, 주로 열이 많은 사람이 과로나 스트레스, 혹은 더운 환경에서 일하여 진액부족 상태가 될 때 취약해진다.

일반 감기에 비해 독감은 인플루엔자바이러스(Influenza virus)에 의해 발생하며 몸살증세가 더욱 심하고 고열에 시달리는 경우가 많다. 바이러스는 끝없이 변형되어가므로, 앞으로 어떤 변종 바이러스가 나타날지는 아무도 모를 일이지만 내 몸을 바이러스가 살 수 없는 곳으로, 즉 순환이 잘 되고 건강한 점막상태로 만들어주면 스스로 떠나가게 된다.

독감이나 신종플루에 대해 불안감이 많으나 한방으로 증치(證治)하고, 적합한 영양요법을 병행하면 쉽게 해결되는 경우가 많아 활용사례를 올린다.

독감으로 고열이 심하고 목이 아파요(26세, 女)

단골의 딸이 독감에 걸려 타미플루 처방을 받아 복용했는데, 속이 울렁거리고 배가 아파 먹지를 못한다고 한다. 고열이 심하고 목도 아프고 온몸이 아파서 출근도 못하고 있다.

위장장애가 무서워 약을 먹지 않으려고 하여 잘 설득해서 한 포라도 먹여보라고 한방과립을 하루 분 지어서 주었다. 조금 있다 전화하니, 한 포를 먹고 조금 안정되고 있다 하여 하루 분을 다 먹고 오라고 했다. 하루 만에 많이 좋아졌다고 와서 영양제와 함께 3일분을 더 주었는데, 완쾌하여 출근할 수 있었다고 인사를 한다.

▶ 백호가계지탕으로 이열(裏熱)을 청열(淸熱)시키면서 표증의 발열상태를 해결하였다. 영양요법으로 체력보강과 진액보충, 해독작용을 병

행하여 한방의 청열작용을 도움으로써 양약과 달리 위장 장애 없이 고열과 신체통이 줄어들고 얼굴이 편안한 상태가 되었다.

　면역기능을 올리고 몸 상태를 회복시키기 위해 미네랄액제와 아미노산 앰플을 열흘 분 더 먹으면서 휴식을 취하도록 하였다.

◯ 독감 고열이 심하고 목이 아파요 WFT / 빼빼실증

한약 : 백호가계지탕(갈대뿌리, 구기자, 녹두죽, 은교산 활용)

Nutrients : 마그네슘＋COA 앰플, 미네랄액;근이완 면역 해독 진액보충

Food(Mind) : 휴식, 수분섭취, 밀가루·기름진 음식 금지

신종플루 의심환자(18세, 男)

지인의 아들이 신종플루가 의심된다고 하여 학교에서 조퇴했다고 연락이 왔다. 역시 고열에 기침가래, 콧물, 몸살증세까지 겹쳐 꼼짝을 못하고 누워 있다고 한다. 85킬로그램이 넘는 거구에 본인의 표현으로 '눈알이 빠질 것 같다'고 한다. 얼굴이 벌겋게 되어 열이 40도 가까이 된다고 엄마의 걱정이 태산이다. 평소에 약을 먹던 환자라 체질을 알기에 약을 지어 보냈다. 3일 만에 정상을 되찾았다.

▶ 이열(裏熱)이 있는 사람이 한사(寒邪)에 감염되어 열이 발산되지 못하고 갇혀 번조증(煩躁證)과 고열에 시달리는 경우다. 표(表)를 열어주고 이열을 해결하는 대청룡탕을 선택하고, 비타민C, 보스웰리아 추출

물로 항산화, 림프순환을 정상화시키고, 메이플수액으로 수분을 보충하였다. 하루 만에 눈을 뜨고 일어나서 밥을 먹기 시작하여 3일 후에 열이 정상이 되었다. 해열제만으로는 열이 조금 내리지만 이열로 인한 대청룡탕의 번조증(煩躁證)은 해결되지 않아 환자는 너무 고통스러웠을 것이다.

○ **신종플루 의심환자 WFT / 뚱뚱실증**

한약 : 대청룡탕;이열이 심한 건장한 실증체질의 감기약

Nutrients : 비타민C +보스웰리아 등, 메이플수액(항산화 림프순환 면역 진액 보충)

Food(Mind) : 기름진 음식과 밀가루 음식 주의, 환기, 백김치, 감식초

가정에서 : 갈근탕, 은교산+이부프로펜 400mg/덱시부프로펜 300mg과 오이미역냉국, 메밀국수, 녹두죽 등을 활용한다. *인플루엔자는 아스피린 주의

신종플루 후 여열(25세, 男)

이열(裏熱)이 있는 환자가 고열에 시달리다가 신종플루 판정을 받고 치료 후에 열이 38도 전후에서 떨어지지 않는다. 오랫동안 혼자 살면서 밥을 챙겨먹지 않고 과로하여 허증의 진액부족 상태가 되어 밥맛이 없고 얼굴이 누리끼리 하며 윤기가 없다. 잘 때 식은땀을 흘리고 입이 마르고 쥐가 잘 나며, 자다가 발가락이 잘 꼬인다.

▶ 이열(裏熱)과 진액부족, 기충(氣衝)을 해결하기 위해 한방제제를 활용하고, 메이플수액, 아미노산제제로 진액을 보충하여 체온도 정상이 되었고, 얼굴색이 좋아지고 제반 불편한 사항이 개선되었다. 그러나 오랜 기간 섭생이 좋지 않아 생식을 단기간 병행하도록 하고, 아미노산 항산화제(커큐민, 실리마린), 프로바이오틱스로 해독과 면역력을 보강하였다.

◎ **신종플루 후 여열 WFT / 빼빼실증**

한약 : 맥문동탕, 길경석고탕, 시호계지건강탕(더덕, 뽕잎, 맥문동, 구기자, 노근추출액)

Nutrients : 글루타민+COA 앰플, 메이플수액 ▶ 아미노산(돈태반), 항산화제(커큐민, 실리마린), 프로바이오틱스 유지

Food(Mind) : 유기농생식(보리새싹, 파래, 모링가 등), 기름에 튀긴 음식과 밀가루 음식 주의, 환기, 집밥 챙겨먹기

2장

피로와 대사질환, 암

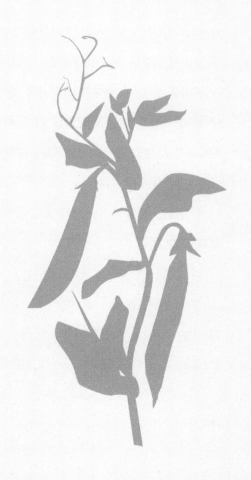

나의 병원체험기

암이려니 했다.

몇 년 동안 일반인들이라면 겁낼 만한 증세가 많았지만 질기게 종합병원이던 내 몸을 두드려가며 고쳐 썼던 것은 내 몸의 역사를 알기에 증(證)을 찾아 수정해왔기 때문이다.

암일지도 모른다고 생각했다.

이번엔 올 것이 왔다고 생각하며 약국 문을 닫고 병원에 갔다. 몇 년 전 정기검진 때 위암일지도 모를 무언가가 발견되었다며 가족을 진료실로 부르고 간호사의 표정이 예사롭지 않았을 때에도 나는 그런 상황이 심각하지 않았다.

이번에는 유방암 자궁내막암을 의심하고 재검을 받았다. 뇌 MRI 검사도 받았다.

내 증세는 이랬다.

유방에서는 젖이 나올 때가 있고, 통증이 심하고, 왼쪽가슴과 연결된 팔 안쪽은 저리고 둔탁한 통증이 있어 기분이 계속 안 좋았다. 컴퓨터처럼 좋다는 소리를 듣던 기억력은 언제부터인가 줄어들기 시작해서 그즈음에는 제로가 되어버린 듯했고, 무릎이 좋지 않아 좌식으로 된 식당에 가는 것이 남몰래 신경 쓰였다. 복약지도 할 때 길지 않은 몇 마디도 여러 번 나눠서 해야 할 만큼 숨이 찼고, 즐겨 부르던 잔잔한 노래를 시험 삼아 불러 보면 호흡이 짧아 힘들었다. 처방전을 받아 조제실로 걸어 들어가면 어지러워 눈을 감았고, 무엇보다 가장 두렵게 느껴졌던 증상은 조금만 피로해져도 팔을 뚝 떨어뜨려야 편하며 내 힘으로 내 팔을 다시 들어올리기가 힘든 것이었다.

꾸준히 지속되어온 여러 가지 상황과 나이 들어가면서 맞닥뜨린 체력감소와 운동부족 등이 겹쳐져 한꺼번에 밀려온 결과라고 어렴풋이 짐작했지만, 한 번은 제대로 알고 넘어가야 할 시점이었다.

검사결과는 모두 '이상 없음'이었다.

일반 환자들에게 '이상 없음'이라는 결과는 병에서 완전히 벗어난 것처럼 해방감을 주는 일이겠지만, 내게는 심각했다. 몸은 그대로인데 기계가 '이상 무(無)'라고 확인해주었다고 해서 내 몸이 다른 몸으로 순간이동한 것은 아닐 테니 말이다.

아무 이상이 없다고 하면서도 다시 친절한 간호사가 나타나 다음 예약을 잡아드리겠다고 하는 말을 정중히 거절하고 조금은 명확한 검사결과를 기준으로 내 몸을 위한 홀푸드테라피를 하기로 마음먹었다(치험례 1번 '미병(未病), 병과 병 사이' 참조).

결론부터 말하면 나는 석 달가량을 한약과 건강기능식품, 그리고 유기농 먹거리와 생식을 병행하여 복용하면서 생활습관을 조금 수정하고, 좋지 않은 음식을 먹는 일을 줄여 현재는 갱년기여성들이 대부분 겪는 사소한 증상 외에는 이상이 없고, 얼굴이 예전보다 좋아졌다는 소릴 자주 듣는다.

생활하는 데 활력이 더 생긴 것을 느끼고, 가볍고 피곤하지 않은 몸으로 약국을 지킨다는 것에 대해 새삼 감사함을 느낌과 동시에 그동안 나를 챙기지 못한 게으름과 무지함을 반성하게 되었다.

만약에 내가 그저 3개월이나 6개월에 한 번씩 병원에서 오라는 날짜에 맞추어 검진을 받으러 다니고, 내 마음과 환경은 돌아보지 않고, 내 몸이 원하지 않는 대증요법의 약들만 복용했다면 언젠가는 실제로 암이나 난치성질환으로 진단을 받았을지도 모른다.

내가 해왔던 일과 내가 먹은 음식과 내가 가졌던 마음이 그대로 기록된 내 몸이 검진만 하면서 아무 조치도 취하지 않은 채 병원만 오가며 지낸다면 수개월 혹은 수년 후에 병이 오지 않는다고 누가 장담할 수 있을까? 어느 시점에 어떤 질병을 발견하면 기계가 위대한 일을 해낸 것이 되고, 나는 그 병원에 모든 것을 맡기고, 두려움에 떨며 아픈 몸으로 드나들어야 할 것인가?

이러이러한 증상을 고쳤다는 이야기를 하려는 것이 아니다.

병원이라는 거대한 시스템 속에 내 몸과 마음을 맡긴 채로 드나들면서 지옥과 천국을 오가며 두려움에 떨 것이 아니라, 현대의학적인 진단치료와 더불어 병명에 구애받지 않고 내 몸을 지켜내기 위한 최소한의 노력을 해보려는 사고의 전환을 하자는 것이다. 우리 스스로 내 몸의 주인이 되어보자는 얘기다.

오랫동안 환자들을 지켜보면서 대사질환이나 암은 어느 날 우연히 내게로 오는 것이 아니라는 것을 알게 되었다. 사소한 증상들을 간과하고 넘어갔기 때문이다.

다소 무거운 이름의 고혈압, 당뇨, 암, 고지혈증, 통풍, 파킨슨, 갑상선기능저하증과 항진증, 베체트증후군 등 대사질환들의 시초는 모두 잦은 피로와 불편한 증상들과 맞닿아 있으므로 이런 증상을 해소하는 것으로 여러 가지 질병을 예방할 수 있다.

여기에는 스트레스가 직접적인 영향을 미치는데, 최근에 자주 접하는 스탠트시술이라던가 유방암이나 자궁근종, 다낭성 난소증후군 등이 쉽게 말해 '홧병'이라고 하는 지속적인 스트레스 상태에서 비롯된다고 할 수 있다. 이러한 스트레스 상태는 호르몬을 부족하게 만들고, 우리 몸은 억지로 호르몬을 만들어내려고 하는 과정에서 조직이 과부하가 걸려 커지거나 종양이나 암이 되기도 한다.

임상에서 자주 활용하는 한약과 Nutrients, Food 3요소에 대해 알아보고, 각 증상에 따른 홀푸드테라피 치험례를 살펴보자.

홀푸드테라피의 3요소

— 한약(韓藥)

최근에 현대인의 질병으로 중요하게 다루고 있는 만성피로증후군을 소홀히 했을 때 대사질환이 나타나고, 대사질환을 앓으면서 대증치료에 의존하며 똑같은 일상생활을 반복할 때 난치병인 자가면역질환이나 암이 발생할 수 있다. 그러나 대사질환이나 암은 얼마나 심각하게 DNA에 손상을 입었나 하는 정도의 차이므로 한방제제로 증치(證治)를 하는 데에는 큰 차이가 없다.

허증(虛證)에서는 병후에 기혈(氣血)이 아직 회복되지 않았거나 기혈(氣血)이 쇠하여 허열(虛熱)로 피부가 건조하거나 손발이 후끈거리며, 비위허약(脾胃虛藥)으로 소화력이 떨어지거나 기운이 없는 경우가 많다.

실증(實證)에서는 주로 스트레스의 원인인 간화(肝火)로 인해 간의 대사기능이 저하되어 호르몬의 조절이 되지 않을 뿐 아니라, 근육을 약하게 만들고, 입이 텁텁하거나 몸이 따끈따끈하며 피로를 느끼게 된다. 바로 소양병(少陽病)의 단계인데, 간(肝)은 생식기와 연관이 많아 주로 여성들에게는 대하로, 남성들에게는 치질증세로 나타나기도 한다. 또 양명이열증(陽明裏熱證)의 열로 인해 진액이 고갈되어 기운이 없고 잔기침이나 헛구역질을 하는 등 음증과 비슷한 증상을 나타내는 경우가 있다. 또 담음(痰飮)이나 어혈(瘀血)로 인해 기혈수의 순환에 장애가 오면서 몸이 무겁고 신체통이 있거나 호흡곤란, 피로감, 알레르기나 마른기침, 번조증 등의 복잡한 증상을 호소하기도 한다.

그러나 대사질환은 대부분 신허(腎虛)증상에 해당되는 부신피로증후군과 연계되어 모든 호르몬의 대사에 장애를 받아서 오는 경우가 많은데, 대체로 소양병(少陽病)을 처리하지 못하여 시간이 경과하면서 소음병열증(少陰病熱證), 궐음병열증(厥陰病熱證)으로 진행하여 불면증, 섬유근통, 망막질환, 자가면역질환 등이 발생한다.

빈용한방제제(한약 파트 처방해설 참조)

실증 : 소시호탕(小柴胡湯), 황련아교탕(黃連阿膠湯), 갈근황금황련탕(葛根黃芩黃連湯), 사역산(四逆散), 시함탕(柴陷湯), 월비가출탕(越婢加朮湯), 죽엽석고탕(竹葉石膏湯) 등

허증 : 자감초탕(炙甘草湯), 팔미환(八味丸), 당귀사역가오수유생강탕(當歸四逆加烏茱萸生薑湯), 인삼탕(人蔘湯) 등

원인질환 없이 작업 능력이 저하되고, 자·타각적으로 쉽게 지치며 몸이 나른해지는 등의 여러 가지 피로 징후가 6개월 이상 지속되거나 반복적으로 나타나 일상생활에 심각한 장애를 받는 상태를 만성피로증후군(Chronic Fatigue Syndrome)이라 한다.

만성피로는 에너지대사에 관여하는 효소의 부족과 간기능 이상으로 인한 해독능력저하, 혈관과 심근의 노화로 인한 세포의 산소공급부족, 뇌세포의 노화와 장 흡수기능의 저하가 주된 원인이다. 모두 한방적 개념으로 볼 때, 소양병, 양명병을 거쳐 소음병, 궐음병으로 진행한 상태다.

현대인들의 피로는 불규칙적인 생활습관과 과도한 업무와 인간관계로부터 오는 스트레스, 수면부족, 성공만이 가치로 인정받는 사회의 시선 등으로부터 오는 경우가 많다.

이렇게 스트레스를 받게 되면 뇌하수체에 있는 부신자극호르몬(ACTH)이 분비되면서 부신에서는 코티졸, DHEA 등의 호르몬이 생산되어 면역계, 혈관, 혈당유지 등을 담당하며 스트레스에 대처한다.

그러나 지나치게 교감신경이 자극되면 과립구가 증가하여 활성산소가 세포를 산화시키고 조직의 점막을 파괴하며, 상대적으로 림프구는 감소하여 바이러스나 자가면역질환, 암 등에 취약해진다.

과도하게 코티졸이 분비되면 갑상선 자극호르몬(TSH)의 생산을 차단하거나 활성형 갑상선호르몬인 T3로의 전환을 못하게 하여 갑상선기능저하증이 되어 추위를 타는 체질이 되는데 이는 한방에서 소양병열증에서 시작하여 소음병열증, 궐음병열증으로 진행하는 과정과 유사하다고 볼 수 있다.

스트레스가 오래 지속되면 부신에서 생산하는 호르몬이 고갈되므로 코티졸이 혈당조절과 항염증작용, 면역반응조절작용 등을 수행하지 못하여 염증체질로 변한다거나 저혈당이 되기도 하므로 만성병의 원인이 된다.

또 부신의 호르몬인 알도스테론의 농도가 떨어져 혈액 속의 물이 조직으로 빠져나가 저혈압과 함께 부종이 생기는데, 임상에서는 기(氣)부족으로 인해 혀의 가장자리에 이빨자국이 찍히는 치흔설(齒痕舌)이 나타나는 경우가 많다.

이렇게 현대인들의 만성피로증후군은 부신의 항진상태를 거쳐 부신피로증후군에 이르는 경우가 대부분이다.

책임감이 강하고 매사에 완벽주의적 성향이 있는 사람이 나이가 들어가면서 몸이 무거워지고 체력이 떨어지면서 성인병이 발생하는 경우가 많은데 대부분 이런 이유에서 비롯된다.

한방에서 난치병의 원인으로 주로 언급하는 고질적인 담음(痰飮)은 비위의 기능이 허약한 허증의 체질보다는 호르몬의 고갈단계에서 체액조절이 되지 못한 빼빼한 실증의 부신피로증후군이 현대인들에게는 더 많다고 볼 수 있다.

그러므로 스트레스 환경으로부터 벗어날 수 있도록 생활습관을 교정하고 충분한 휴식을 취해야 한다. 또 탄수화물의 섭취를 줄이고 외부독성물질이나 환경오염에 의한 손상을 보호해줄 수 있는 베타카로틴, 라이코펜, 비타민C, E, 양배추 브로콜리와 같은 십자화과채소 등의 자연식품과 비타민B군과 미네랄, 은행잎추출물, 흑삼과 같은 영양보충제를 활용하면 도움이 된다.

실제로 부신피로단계에 속한 환자들에게는 적어도 일주일가량 아무 일도 하지 말고 먹고 자고 쉬라는 말을 많이 한다. 특히 이런 상태의 환자들은 대부분 급한 마음에 헬스, 요가, 수영 등 운동을 하기로 맘먹고 등록을 하고 오는 경우가 많은데, 몸이 회복될 때까지 쉬는 것이 좋다. 잠시라도 남으로부터 오는 스트레스에서 벗어나 오직 자신만을 위하는 시간을 주기 위함이고 또 잠자는 시간을 통해 해독과 호르몬의 생산, 그리고 세포의 복구를 유도하기 위해서다.

빈용영양제;오메가3, 비타민B, C, 미네랄, 항산화제(OPC, 커큐민)

부신기능활성화 : 비타민B5, C, E, 비타민P, 실크펩타이드, 아미노산, 태반추출물, 홍삼, 흑삼 등;단백질 섭취시 소화효소제와 천연식초활용

해독작용 : Phase I(1단계) 해독영양소;NAD효소, Glycine, 비타민B군, 비타민C, 비타민E, 셀레늄, Ornithine, Citrulline, Arginine

Phase II(2단계) 포합영양소;Glutathione, Glutamic acid, Taurine, Asparagine, Polyphenol, 비타민B군, 아미노산, 맥주효모, 항산화제

(설포라판, 커큐민 등)

뇌세포재생, 신경전달, 에너지대사 : Phosphatidylseine, 은행잎제제, Lecithin, 비타민B_1, 비타민B_{12}, 비타민B_6

항산화, 심근의산소공급;녹차추출물, 글루코사민, 오메가3

장흡수불량개선 : Probiotics, Biogenics－유익균과 유해균의 밸런스가 적절할 때 항염작용과 면역기능을 도와 피로를 개선한다. 장내 세균총의 이상은 비만, 당뇨, 대장암, 궤양성대장염 등 유발

정약사 Tip_혈관과 전깃줄

대사질환은 해독되지 않은 중간대사물질이 염증을 일으키고, 혈관이 산화되어 문제를 일으키는 경우가 많은데, 마치 쉬지 않고 기계를 돌리면 여기저기 찌꺼기가 쌓이고 때가 끼는 것과 같은 이치다. 그러나 기계가 튼튼하면 닦아서 다시 가동할 수 있는 것처럼 혈관이 튼튼하면 우리가 걱정하는 큰일은 일어나지 않는다. 최근에는 혈관이 막혀서 스탠트를 했다고 안심하거나 무용담처럼 말하는 사람들을 자주 보는데, 가슴속에 들어 있는 화열(火熱)이 해결되지 않으면 혈관은 여전히 너덜너덜한 상태라 안심할 수 없다. 혈관을 전깃줄과 비교하면 이해가 쉽다. 좋은 전깃줄은 두께가 두껍고 말랑말랑해서 누전이 잘 되지 않아 안심할 수 있지만, 저렴한 전깃줄은 얇고 탄력성이 없어 작은 자극에도 잘 찢어지는 것과 같다. 혈관을 튼튼하게 하기 위해서는 비타민C와 MSM, 아미노산이 적절하게 조화를 이루어야 한다. 음식으로는 햇볕을 잘 받고 자란 녹색잎들, 양배추, 양파, 브로콜리, 삼채 등의 유황함유식물, 조갯살, 해조류를 골고루 먹으면 된다. 혈관이 튼튼하면 잇몸도 관절도 눈도 모두 같이 건강해진다.

채소(30~40%), 곡류(30~40%), 콩과류(10~15%), 과일(5~10%), 육류(10~20%) 등 탄수화물, 지방, 단백질을 균형 있게 섭취하는 것이 좋다. 통곡물과 같은 복합탄수화물의 섭취를 늘리고, 올리브, 아보카도 오일, 들기름 등 필수지방산과 채소를 함께 먹는 식습관을 갖는다. 패스트푸드, 초코음료, 카페인음료, 술, 탄산음료를 피하고, 녹차, 물, 녹즙 등을 자주 마신다.

부신피로에 빠지게 되면 부신호르몬의 원료가 되는 천연식초를 기본으로 나트륨의 함량이 높은 다시마, 올리브, 빨간고추, 당근, 샐러리, 비트 등의 채소와 천일염, 죽염을 섭취하고, 신장과 갑상선의 기능을 올릴 수 있도록 일광욕과 함께 비타민D를 복용하는 것이 좋다.

또 저산증으로 인해 단백질의 소화가 되지 않으므로 펩신, 트립신, 파파인 등 소화효소가 들어간 소화제와 천연식초를 복용하여 단백질의 소화를 돕는다. 야채와 과일을 끓여서 만드는 복합과일탕은 장점막을 개선하고 신경전달을 용이하게 하므로 대사질환에 널리 활용할수 있으며, 가정에서는 매실액에 천연식초를 타서 꾸준히 섭취하면 피로에서 해방될 수 있다.

※ 아픈 사람들을 위한 행동지침

잠자는 시간 늘리기, 걷기, 햇볕 쬐기, 규칙적으로 식사하기, 밀가루 인스턴트음식 줄이기, 야채 과일 먹기, 집밥 먹기, 용서하기, 사람 만나기, 화낼 일 있을 때 화내기, 하소연 할 사람 만들기, 싫은 사람 보지 않기, 기도하기, 나쁜 장면 나쁜 소리 피하기, 노래 부르기 등이 다. 부신피로에 시달리는 직장인들에게는 점심식사 후 5분 정도의 쪽잠자기를 꼭 추천한다.

대사질환의 홀푸드테라피(Whole Foodtherapy) 치험례

— 미병(未病), 병과 병 사이(50대 중반, 女/필자 치험례)

호흡이 짧아지고 수시로 어지러우며 생리양이 많아지고 유방통, 피로, 기억력저하, 시력감퇴 등의 불편한 증상들 때문에 하루하루를 보내는 일이 고행과도 같았지만, 내심 가장 겁이 났던 증상은 내 팔을 내가 들어올리기 힘들다는 것이었다.

큰맘 먹고 병원에 갔을 때, 유방은 조직검사를 했고, 파킨슨, 치매 전문인 신경과에서 여러 가지 반응테스트와 뇌MRI검사를 했다. 다행히 조직검사에서 암은 아닌 것으로 결과가 나왔고, 뇌MRI에서도 이상 소견이 없었다. 과하게 스트레스를 받으면 몸에서 이상반응이 나타나는 현상이라고 하였다.

넉넉하진 않았지만 사랑받는 막내딸로 자라서 살림이 빠듯한 시골집의 맏며느리가 됐다. 젊은 날은 챙겨줄 사람이 많아 내 몸을 못 챙겼고, 나이가 들어가면서는 내 몸 챙기는 일에 게으르기만 했다. 역설적이지만 환자들이 아파서 올 때 어찌 살아왔는지가 눈에 훤히 보이는 능력 아닌 능력을 갖게 되었다.

자신을 사랑하라고 이야기하는 목소리에 환자들이 눈물을 쏟아내기 시작하는 것은 그저 형식적인 인사가 아닌 것을 알아준 것이라 믿고 싶다.

나는 과로와 스트레스로 인해 생긴 현상을 약으로 해결하고, 좋은 말씀이 적힌 책 몇 권을 간간이 읽고 그림을 그리면서 과감히 치유여행을 시작하기로 결심했다.

▶ 소양병에서 시작하여 소음병열증으로 진행되어 심신(心腎)의 교류가 되지 않아 진행된 부신피로의 상태다. 따라서 세포의 진액부족상태로 뇌수(腦髓)와 신수(腎髓)가 말라 기억력 저하와 어지럼증, 그리고 관절의 이상과 요통, 발의 이상감각 등의 증상으로 표출된 것이다.

30년 가까이 약국을 하는 동안 운동량이 부족해 림프순환의 문제로 독소가 쌓였을 것이다. 그로 인해 조직이 약화되고, 스트레스와 과로, 노동량에 비해 생리활성물질이 부족한 식사로 인한 간기능저하와 호르몬 불균형으로 인해 유방통과 만성피로, 말초순환장애가 생긴 것이다. 여기에 체질적인 어혈과 제왕절개, 스트레스, 충실하지 못한 식생활로 인해 2차적인 어혈증세가 겹쳐 순환을 방해했을 것이다.

한약은 소음병열증 처방에서 소양병, 어혈, 습담에 해당하는 처방으로 차례로 증치해갔고, 간해독기능과 장건강을 염두에 두면서 홀푸드테라피를 구성했다.

어릴 때부터 장이 약한 편이어서 장점막재생과 미생물환경의 개선을 위해 유산균생성물질과 복합과일탕, 그리고 에너지생산과 혈액정화, 조혈작용을 위해 유기농생식과 산야초식초, 미네랄을 한약과 융합하였다.

소음병열증 단계에서는 단백질공급과 콜라겐합성을 위해 실크아미노산, 비타민C, E, MSM을, 어혈증에는 낫토키나제, 은행잎ex, 그리고 혈관벽강화를 위해 OPC추출물을, 소양병단계에서는 간해독과 세포막의 정상화를 목표로 오메가3와 간해독영양제와 대사효소제를 차례로 활용했다.

먼저 왼팔은 의식을 하지 않아도 되는 원래의 상태로 정상이 되었고, 무엇보다 숨쉬기가 훨씬 수월해져서 여러 가지 변수에 대해 두려움을 없앨 수 있었다. 동시에 어지럼증과 피로감이 해소되었으며 머리가 맑아지고 기억력이 살아나는 기분을 느낄 수 있었다. 그 외 불편했던 증상들도 함께 해결되었고, 얼굴이 좋아졌다고 하니 건강을 되찾은 것이다. 스테로이드제, 진통제, 어지럼증에 먹는 진토제나 신경안정제와 우울증 약을 먹었다면 이렇게 새롭게 태어날 수 있었을까? 홀푸드테라피의 목표는 증상의 완화가 아니라 몸의 재건(再建)이다.

◎ **미병(未病), 병과 병 사이 WFT / 통통허증**

한약 : 황련아교탕, 시함탕, 백호가인삼탕, 방기황기탕, 갈금황금황련탕 外

Nutrients : 실크펩타이드, 유산균생성물질, 오메가3(+CoQ10), MSM 낫토/은행잎ex, 프로바이오틱스, 아미노산 OPC 대사효소제(설포라판, 브로멜라인)

Food(Mind) : 그림그리기, 가슴펴기운동(쿠룬타, 땅콩볼, 폼롤러 활용), 유기농생식(민들레, 무청, 케일, 삼채, 파래 外)+산야초식초, 복합과일탕(부신회복), 미네랄수액, 미역국(보리새우, 건표고), 바지락마늘탕(콜라겐, 해독), 마늘죽염

— 피로, 담낭절제 후 후유증(53세, 男)

아들의 약을 지으려고 방문한 환자다. 그러나 아버지의 모습이 훨씬 환자의 모습을 하고 있어 물어보니, 담낭절제 수술 후 1년 만에 체중이 15kg 감소했다는 것이다. 예전 사진을 보니 체격이 우람하고 건강한 모습이었는데, 수술 후 고기와 같은 음식을 소화시키기 어려워 식사량이 평소의 1/3로 줄었다고 한다.

조금만 먹어도 꽉 차는 느낌이라 소식을 하며, 목소리도 아주 작고

힘이 없어 직장에서 신경을 많이 쓰는 일을 하는데 어려움이 많다. 신경을 쓰거나 추워지면 뒷머리가 땡기고 명치의 좌측이 항상 묵직하다.

▶ 원래 건강했던 사람이 수술후유증으로 허약해진 상태였다. 먼저 간한증(肝寒證)과 열궐(熱厥)을 차례로 다스려주어 혈색이 돌아오고 음식을 먹을 수 있게 되었고, 병정(病情)이 변화함에 따라 양병(陽病)의 처방을 사용할 수 있게 되었으니 체력이 완전히 회복된 셈이다. 이담작용을 위해 DDE(dihydroxy dibutylether)와 프로바이오틱스를, 그리고 장점막을 재생하고 면역작용을 높이기 위해 유산균생성물질, 체액손실을 보충하고자 미네랄액, 해독과 조직재생을 위해 아미노산앰플을 적용하였다. 소화흡수를 돕는 미강효소를 과립제와 병행하여 소화기능에 특별히 어려움 없이 식사하면서 위에서 언급한 여러 가지 증상들이 함께 해소되어 환자의 얼굴이 아닌 정상적인 모습으로 회복되었다.

◎ **피로, 담낭절제 후 후유증 WFT / 빼빼허증←뚱뚱실증**

한약 : 오수유탕, 사역산, 소함흉탕 外 활용(노니, 돼지감자, 울금, 구기자)

Nutrients : DDE 프로바이오틱스 유산균생성물질

　　→ 미네랄액 아미노산(C.O.A)

Food(Mind) : 미강효소, 메이플수액

― 중심성 장액성 맥락망막병증(43세, 男)

평소에 잘 알고 지내는 제약회사 직원으로 수년 전 얼굴에 땀이 비오듯이 쏟아져서 여름 나기가 공포일 정도로 힘들다고 하여 한방과립을 먹고 좋아졌던 환자다. 간간이 피로회복제 겸 한약을 지어가곤 하는데, 혼자서 오래 고민한 듯 심각한 얼굴로 찾아왔다.

한쪽 눈 중앙의 초점에 침침한 증상이 있어서 동네 안과를 방문했더니 유명 안과를 추천해서 갔다가 좌측 눈에 '중심성 장액성 맥락망막병증' 진단을 받았다는 것이다.

사물을 바라볼 때 초점 부분에서만 굴곡과 약간의 어둠이 발생한다고 하여 엔테론 50mg과 바리다제 처방을 받아 복용하다가 한 달 후 물이 차오르는 부위가 조금 더 확산되어 굴곡과 어두운 면적이 커져서 아바스틴 주사를 좌측안구에 시술 받았다. 눈을 뜨기가 힘이 들고, 눈 떨림과 형체가 흐리게 보이고 잔상이 남으며 시야가 자꾸 줄어들어 고민을 많이 하고 있었다. 얼굴에 땀이 많이 나고 왼쪽 볼과 눈꺼풀이 자주 떨리며 소변이 시원하지 않고 대변은 후중감이 있다. 종아리가 아파서 늘 주물러야 잠이 온다. 성격은 아주 꼼꼼한 편이다.

▶ 속에 열이 많은(裏熱證) 체질이 가정사로 인해 오랫동안 스트레스를 받아 심간열(心肝熱)과 열담(熱痰)이 눈의 모세혈관을 마르게 하여 생긴 증상이다. 안구로의 영양공급을 막고 망막의 혈관을 손상시켜 물이 고였을 것으로 보고 한방제제를 선택하였다. 이와 함께 시신경

으로의 혈행을 돕고 혈관의 탄력성을 회복하여 망막 사이에 고인 물을 처리할 수 있도록 영양요법을 병행하여 눈떨림과 눈의 피로, 종아리 통증까지 한꺼번에 좋아졌다.

그러나 시야는 한동안 유지 상태였다가 3개월 정도부터 형체가 진해지고 잔상이 줄어들고 대변상태가 좋아졌고, 5개월 만에 안구의 물은 거의 사라진 것으로 진단받았다. 눈의 피로가 개선되고 시야도 정상적으로 확보되었다.

◎ 중심성 장액성 맥락망막병증 WFT / 빼빼실증

한약 : 방기황기탕, 백호가인삼탕, 갈금황금황련탕 外(갈대뿌리, 미나리, 어성초, 파래분말)

Nutrients : 리퀴드 오메가3, OPC(트록세루틴), 동물성구어혈제, 미네랄

Food(Mind) : 인스턴트 식품, 청량음료, 밀가루음식, 기름에 튀긴 음식 제한

── 어지럽고 머리에서 웽웽 소리가 나요(39세, 女)

의류사업을 하는 미혼여성이 머리에서 웽웽 소리가 나며 어지럽고 눈꺼풀이 내려앉을 것 같아 일을 하기 힘들다고 한다. 아침에 일어나서 잘 때까지 한순간도 쉴 틈 없이 일하고 출장을 다니므로 밥을 챙겨 먹을 시간이 없다. 가끔 백반을 사 먹기도 하지만 주로 편의점에서 간

단히 삼각김밥으로 때운다.

소변이 시원하지 않고 목이 마르며 가슴이 두근거린다. 커피를 하루에 5잔 이상 마신다.

▶ 이열(裏熱)이 있는 실증체질의 사람이 과로하여 허증의 진액부족 상태가 되어 기충(氣衝)의 증세와 신허(腎虛), 부신피로상태를 호소하고 있었다.

진액생성과 심폐기능강화, 부신피로를 위해 실크펩타이드와 바지락마늘탕, 프로바이오틱스. 아미노산 앰플을 차례로 활용하고 때에 따라 흑삼으로 면역력을 높였다.

또 일주일은 무조건 쉬는 것으로 하고, 식생활 개선이 어려운 환자에게 자주 처방하는 방법으로 시중의 죽을 하루 세 끼 나눠 먹기를 권했는데, 짧은 시간에 아주 정상적인 상태가 되었다. 일에 능률이 오르고 무엇보다 먹는 일에 신경 쓰는 사람으로 변한 것에 감사해 하였다. 이런 상태를 개선하지 않으면 질염, 방광염, 신우신염, 후두염, 폐렴, 이석증, 안구건조증, 고혈압, 당뇨, 고지혈증 등 모든 질환이 올 수 있다.

◎ **어지럽고 머리에서 윙윙 소리가 나요 WFT / 빼빼실증**

한약 : 영계미감탕, 맥문동탕, 길경석고탕 (구기자, 맥문동, 검은콩 보리새싹)

Nutrients : 실크펩타이드, 프로바이오틱스, 글루타민, COA, 흑삼

Food(Mind) : 대추구기자차, 본죽식사

　→ 미역국(보리새우, 건표고, 마늘), 일주일 휴가

— 가정폭력으로 인한 우울증, 비만(52세, 女)

푸근하게 생긴 중년부인이 뭐 좀 물어보자고 하며 자리에 앉는다. 남편의 심한 가정폭력을 아이들을 위해서 견디며 살다가 대학에 들어간 후로 집을 나와 식당일, 아이 돌보는 일 등을 하며 혼자 사는 주부다. 앉아 있는 모습이 커다란 자루를 얹어 놓은 것 같다. 얼굴은 작은데 가슴에서 어깨가 불편하게 들려져 있고, 복부의 살이 늘어져 의자에 닿아 있다. 식사는 잘 하는 편이나 소화가 안 된다. 대변을 봐도 시원하지 않아 다시 화장실을 가며, 이불 속에서도 손발이 차다. 뒷목이 당기고 아프며 눈을 뜨기 힘들고 바람을 쐬면 눈물이 계속 나고 소변이 시원하지 않다.

▶ 초점 없이 멍한 눈으로 자신감 없이 앉아 있더니, 대화 말미에는 오래 참았던 울음이 눈가에 맺혔다. 그 눈물을 감히 마주하기가 힘들어 내가 밀가루를 줄지라도 도와주시라고 속으로 기도했다.

이열증(裏熱證)과 전신의 수독(水毒), 심열(心熱)을 해결하는 한방제제와 함께 간해독과 담즙배출로 노폐물을 제거하여 상부로 뻗치는 압력을 제거하기 위해 영양소를 선택했는데, 약을 먹고 보름 후에 재방문했을 때 올라갔던 어깨가 편안하게 내려가고 무엇보다 눈빛이 살아나고 경쾌해졌다. 눈이 덜 아프고, 항배통과 대변이 좋아졌음은 물론이며 2개월 복용하는 동안 체중이 10kg 이상 빠지고 정상적인 컨디션을 회복하여 운동과 식이요법을 잘 해나가기로 하였다.

◎ **가정폭력으로 인한 우울증, 비만 WFT / 뚱뚱실증**

한약 : 갈근황금황련탕, 월비가출탕 外(민들레, 칡, 미나리, 팥, 삼채)

Nutrients : 간해독제(설포라판, 브로멜라인), DDE

　　→ 오메가3, 6, OPC, 미네랄

Food(Mind) : 해독주스, 효소제, 미역국(건표고, 보리새우, 홍합)

── **목에 생긴 멍울 감자만 한 혹(20세, 男)**

어느 해 초겨울, 뜸하게 보이지 않던 단골이 얼굴을 빠끔히 내밀고 인사를 한다. 약국 안으로 들어오지도 않고 출입문을 발에 걸치고 이야기했다.

"뭐 좀 물어 보려고…."

"왜 그러세요? 오랜만이네요."

"이런 것도 될라나?"

아들이 다음 달에 군대에 가는데 목에 감자만 한 혹이 생겼다는 것이다. 남편도 목 뒤에 똑같이 큰 혹이 있는데 오래됐으니 그대로 살면 되지만, 아들은 혹이 생긴 지 1년도 안 돼서 군대 가기 전에 수술하려고 예약해둔 상태인데 아직 날짜가 남아서 물어본다는 것이다. 그래서 군대 가기 전에 영양제를 한번 먹여 보낸다는 마음으로 편하게 먹여보라고 5일분을 지어주면서 다음에는 꾸준히 먹어야 한다고 이야기했다.

그러고는 잊고 지냈는데 20일쯤 지나서 또 얼굴을 빠끔히 내민다.

"아참, 왜 안 오셨어요?" 하니 "신기해요, 없어졌어요" 한다.

▶ 건강한 체격의 아들이다. 엄마와 아들이 성격이 급해 질문을 던져 놓고 답은 듣지 않고 자신의 말만 계속하는 바람에 나도 급해져 간단히 투약했던 사례다. 매우 찬 성질의 석고(石膏)를 써야 할 정도로 위열(胃熱)이 많으면 염증이 잘 생기는데 여기에 심열(心熱)이 더해져 처리되지 못한 염증노폐물이 체표에 쌓여 배출되지 못하고 지방종과 같은 혹을 만들었다고 해석하여 한방제제를 선택했다. 얼굴색이 벌겋고 급한 성격으로 답답해서 약국 안에 진득하게 있지 못하는 점 등을 미루어 순간적으로 처방했지만 주효했다. 아마 군 생활을 하는 데 조금은 도움이 됐을 것이다. 염증이 목에만 있었겠는가? 보이지 않는 곳에서도 계속해서 염증반응을 일으켜 한여름 훈련 때 견디기 힘들었을지도 모른다. 휴가 나와서 한두 차례 더 먹고는 종료했다.

*괄호 안의 제품은 현재 각종 염증과 종기에 활용하고 있는 홀푸드테라피다.

○ 목에 생긴 감자만 한 혹 WFT / 뚱뚱실증

한약 : 백호탕, 갈근황금황련탕, 배농산급탕 활용(갈대뿌리, 어성초, 삼채, 도라지)

Nutrients : 오메가3, OPC추출물, 프로바이오틱스

Food(Mind) : 보리새싹, 민들레분말, 숯

식염수를 자주 사러 오는 단골손님이 있다.

독실한 불교신자라서 '보살님'이라 불린다는데

영어선생님이라 해서 나는 '선생님'이라 부른다.

한참 안 보이더니

암수술을 하셨단다.

머리에 수건을 예쁘게 쓰고 개량한복을 입고 있었지만

얼굴은 여전히 좋아 보여서

"요즘 어떠세요?"로 시작해서 또 예전처럼 수다를 떨었다.

"누가 돌아가셔서 외롭고 슬펐어요.

오늘 불빛은 왜 이렇게 화려하지요? 요즘은 정말 잘 챙겨먹어요.

수술하고 나서 새가 날아가는 것도 달라 보이네요.

내가 없으면 남동생이 어찌하나 별 생각이 다 들어요.

그래서 오늘도 동생 식염수를 사놓으려고 왔어요"

하시기에

"인생은 준비 안 하고 사는 사람 것이던데요?" 하니

두 손을 모아 합장한다.

나는 아멘이라고 하고 둘이 웃으며 손을 잡았다.

오늘 법문을 들은 것 같다고 아주 기뻐하며 가셨다.

어떤 진단을 받았다는 건 감사한 일이라고

그로부터 바로 돌아서면 세포가 계속해서 새로 만들어져

선생님은 완전히 회복되실 거라고 말씀드렸다.

암이 불치병이라는 인식과 함께 두려움의 대상이었을 때 암을 받아들이는 환자의 자세를 5단계로 분류하여 환자와 환자를 돌보는 사람들에게 교육하여 도움을 주었다.

'뭔가 잘못 되었을 거야' 하는 부정하는 단계, '도대체 왜 내게 이런 일이?'라는 분노의 단계, 암을 인정하고 받아들이며 타협하는 단계, 좋은 일을 많이 하고 치료에 전념해보았지만 몸 상태가 점점 나빠져 우울해지는 단계, 마지막으로 자신의 운명을 받아들이면서 순종하고 마지막을 준비하는 단계다.

그러나 이제 이렇게 거창한 단계를 교육받아야 할 만큼 암이 그렇게 비관해야 할 질병이 아니라는 걸 서서히 알아가고 있다.

암에 대한 획기적인 치료제가 나와서가 아니라 암이라는 질병을 이해하면 암 환자는 암 자체로 인해 사망하는 것보다 항암치료나 수술 후에 면역력이 떨어졌거나 환경을 고치지 못해서 감기나 폐렴 같은 사소한 질병이 사망으로 이어진다는 것을 알기에 얼마든지 건강한 상태로 되돌릴 수 있는 기회가 주어졌기 때문이다.

다만 내 몸의 저항력이 태생적으로 약하거나 오랫동안 몸이 무너지도록 방치해온 마음과 생활습관의 찌꺼기들이 심하고 독할수록 회복이 더딜 뿐이다.

암은 감기와 비교할 때 병의 원인 중에서 외인(外因)에 해당하는 것들은 대체로 비슷하지만, 내인(內因)에 해당하는 칠정(七情) 즉 마음의 요동이 건강을 해치고 질병을 깊게 만든다는 것이 큰 차이점이다.

살아가는 과정에서 겪게 되는 고통스런 일들과 사건사고, 직업 안에서의 긴장감과 부담감, 사랑하는 사람의 죽음, 계속되는 실패와 좌절 등을 어떻게 받아들이느냐에 따라 몸에 여러 가지 부정적인 증상들을 만들어내고, 그 증상들로 인해 세포 간의 정보전달이 막히면서 고립된 덩어리를 만들어내는 것이다.

생각나는 대로 말하고 버럭 화를 잘 내는 사람은 혈압이 지속적으로 올라가고 혈관을 산화시켜 고혈압이나 고지혈증, 심장질환 등의 심혈관계질환에 주로 노출되는 반면 대인관계에서 타인의 행동이 맘에 들지 않아도 이해하려고 하거나 공격할 만한 이유가 있음에도 공격하지 않고 이성적으로 반응하려고 애쓰는 사람들이 주로 암에 잘 걸리는 성격이라는 것이 학술지에 발표되기도 하였다.

그러므로 건강한 정신과 마음으로 대인관계를 할 수 있도록 스스로 단련하는 것이 매일 운동하고 물을 많이 마시고 삼림욕을 자주 하며 유기농으로 재배된 채소로 식생활을 하는 것만큼 암환자에게 중요한 일이다.

모든 병이 그렇듯이 암 또한 몸에 나타난 결과를 볼 것이 아니라, 그렇게 되기까지의 원인들을 되짚어보고 그와 반대방향으로 걷기 시작해야 한다.

암에 관한 전문적인 내용은 너무 깊고 방대하므로 여기에 언급한다는 것은 빙산의 일각이라는 생각이 들어 암환자를 케어하면서 항암치료를 잘 끝낼 수 있도록 돕고, 치료 후에 면역기능을 올리고 제반증상을 완화시켜 건강하게 지낼 수 있도록 해주었던 경험들을 공유해본다.

암환자의 홀푸드테라피(Whole Foodtherapy) 치험례

─ 대장암환자의 소변불리, 불면증(55세, 女)

속이 늘 거북하고 신경을 많이 쓰면 울렁거리는 증세가 있어 치료를
받다가 배가 그득하게 답답하고 뭉쳐진 느낌이 좋아지지 않아 고생하
던 중 정기검진에서 대장암이 확인되었다.

항암치료 중 어느 날 전화가 왔다. 신경을 많이 쓴 일이 있었는데
그 이후로 잠을 통 잘 수가 없고, 소변이 안 나오고 온몸이 죽어가는
느낌인데, 병원에 가면 관을 꽂아 소변을 빼낼 것 같아 가기 싫다며
방법이 없겠냐고 하소연한다.

▶ 항암 초기에는 목이 타고 입맛이 없어지고 가슴이 뜨거운 증세 이
외에도 손과 발의 피부색이 까맣게 변하는 등의 증세로 소이렉스와
글루콤을 물에 타서 천천히 마시도록 하여 점막을 최대한 살려 방어
할 수 있도록 하였고, 유기농생식과 함께 복합과일탕을 병행하여 면역
력을 올리는 데 주안점을 두었다.

피부색도 좋아지고 제반증상이 사라질 즈음에 심하게 스트레스를
받아 흉부의 습열(濕熱)이 심해져 심신(心腎) 간의 교류가 되지 않아 잠
이 안 오고 소변에 이상이 생긴 것이다. 당장 소변이 안 나오고 괴로워

하니 간열(肝熱)과 열담(熱痰)을 제거하고, 심신(心腎)의 교류와 신음(腎陰)보충을 위해 한방제제를 선택하여 불면증과 소변문제가 한꺼번에 해결되고 기운을 차리게 되었으니 이보다 환자가 편할 수 있을까?

◎ **대장암환자의 소변불리, 불면증(55세, 여) WFT / 뚱뚱실증**

한약 : 황련아교탕, 육미지황탕, 시함탕 단기간 활용

Nutrients : 소이렉스(유산균 생성물질), 유산균 비타민D (+요오드), 글루콤

Food(Mind) : 고로쇠수액, 복합과일탕, 산야초, 미강효소, 미역국(마늘, 건 표고, 북어), 무청시래기들깨찜, 시래기국(폐대장열 해소, 조혈, 식이섬유)

*자신만 생각하고 책임감 내려놓기, 복부마사지, 하루 1~2시간 걷기

이 사례에서 이야기하고자 하는 것은 암환자들이 입소문으로 너무 많은 약을 먹거나 반대로 작은 증상들을 암이어서 그러려니 하고 간과하는 경우가 많다는 점을 강조하고 싶어서다. 그러나 이런 작은 변화가 우리 몸이 어떻게 불편을 겪고 있는지를 보여주는 것이므로 대증치료에 의존할 것이 아니라 정확한 증치를 통해 홀푸드테라피를 활용하면 큰 흐름을 바꿀 수 있고, 암이 부분적으로 자리하고 있더라도 건강한 일상을 유지할 수 있다.

단골의 어머니가 위암으로 절제수술을 하신 후에 음식을 전혀 드시지 못하고 모든 음식이 모래알 씹는 느낌이라고 한다. 입이 말라 물기가 있는 음식을 좋아하고 밥을 못 드시니 기운이 없고 계속해서 체중이 줄어들어 걱정이 태산이다. 성격은 아주 대단하시다고 자식들에게도 소문난 분이어서 모두 조심하면서 어머니를 모신다. 입맛이 돌아오는 영양제를 달라고 하여 한방제제가 꼭 필요할 듯했지만 그 방의에 따라 영양요법과 음식으로 홀푸드테라피를 구성한 사례다.

▶ 빼빼한 실증체질인 이 환자는 위열(胃熱)로 인해 위장점막이 말라서 조증(燥證)이 되어 위장에 문제가 왔으며 본인의 성격으로 오랫동안 세포에게 부정적인 신호를 보냈을 것으로 보였다. 또 이런 체질은 펩신이나 위산의 분비가 적은 저산증체질이 많은데, 수술까지 했으니 가스트린(위액분비촉진, 소화효소생성)을 분비하는 위장세포가 부족해 더욱 저산증이 심해진다. 세포재생과 소장기능의 부활을 위해 유산균생성 물질과 글루타민앰플과 실크펩타이드를 죽처럼 개어 조금씩 여러 번 나누어 입에 녹여 드시게 했다. 아침과 취침 전에는 바나나과일탕을 끓여 조청을 넣어 식사대용으로 시작하면서 모래알 씹는 느낌이 줄어들었고, 마즙과 백김치를 곁들여 소식이지만 식사가 가능하게 되었다.

등에 20~30분간 햇볕 쬐는 일을 매일 하고 천천히 동네를 걸어 다니기를 권하여 일거수일투족을 자식이 아니면 할 수 없다는 생각에서 벗어나도록 조언하여 일상이 조금은 회복되었다.

○ **위암환자의 소화불량 식욕부진의 WFT / 빼빼실증**

한약 : (맥문동탕, 길경석고탕 方意)

Nutrients : 투윅스(유산균 생성물질), 글루타민앰플, 실크펩타이드

Food(Mind) : 점막식혜(단호박, 당근, 양배추, 양파), 홍합미역죽(북어머리, 마늘, 건표고), 마즙, 백김치국물, 낙지죽(집간장, 식초), 미강효소

비슷한 증세지만 정반대인 허증체질에 대한 홀푸드테라피를 보자. 비위(脾胃)가 허냉(虛冷)하여 소화기능이 떨어지고 수술 후에 양기부족으로 수분대사가 되지 않아 소변이 잘 나오지 않으며 추위를 많이 타서 인삼탕과 진무탕을 단기간 활용했다. 영양물질은 같은 원리로 적용하였고, 마늘죽염환을 한번에 2~3알씩 세 번 드시게 하고 과일탕과 미역국으로 점막을 살리고 면역력을 보강할 수 있도록 하였다. 음식을 잘 먹게 되니 굽었던 허리가 펴지는 것 같다며 행복해 하시던 모습이 기억에 남는다.

○ **위암환자의 소화불량 식욕부진 WFT / 빼빼허증**

한약 : 인삼탕, 진무탕 활용

Nutrients : 유산균생성물질, 실크펩타이드 효소제, 효모

Food(Mind) : 마늘죽염환, 미역죽(마늘, 홍합, 표고), 과일탕(바나나, 단호박, 양

배추, 당근, 사과) 낙지죽(간장, 식초, 오행초효소), 미강효소

― 폐암환자의 항암치료 보조(62세, 男)

단골의 가족인데 폐암4기로 면역항암치료를 하고 있는 환자다. 늘 에너지가 넘치고 활달한 외향적인 성향과 완벽주의적인 성향을 복합적으로 갖고 있는 환자로 평소에 음주를 많이 하여 당뇨와 간질환으로 약을 복용하던 분이다. 처음 표준 치료를 할 때를 제외하고는 식사도 잘 하고 사회활동도 여전히 하고 있으며 현재는 검사결과 종양의 크기가 줄어가고 있다고 한다. 항암치료를 돕고, 면역기능을 올릴 수 있도록 기능식품과 음식을 활용한 사례를 소개한다.

▶ 폐암환자들의 주요 원인인 폐음허(肺陰虛)를 해결하기 위해 실크펩타이드를 고용량 사용하였고, 폐와 표리관계인 대장을 바로 세우기 위해 유산균생성물질을 초기에 사용하고 차차 베타글루칸제제와 항산화제를 미네랄수액과 함께 활용하였다.

복합과일탕과 유기농생식, 메이플수액으로 세포막의 활성을 높이고 이열(裏熱)로 인한 폐음허(肺陰虛)증상을 보조하였다. 평상시에 피곤함을 못 느끼며 활발하게 활동하던 분인데, 가끔 무리를 하거나 많이 걸었을 때 왼쪽 갈비뼈 아래가 조금 뻐근하거나 숨이 차고 피로한 정도의 불편함만 호소할 정도로 아주 양호한 상태를 유지하고 계신다.

한방제제는 피로하거나 신경 쓰는 일이 있을 때 가슴이 답답하거나 물을 심하게 마시게 되는 등의 증상이 있을 때마다 단기간 활용하여 치료기간 동안 불편한 증상을 이길 수 있도록 하였다.

○ **폐암환자의 항암치료 보조 WFT / 빼빼실증**

한약 : 필요 시 활용

Nutrients : 실크펩타이드, 유산균생성물질, 베타글루칸, 오메가리퀴드, 아미노산, 상황버섯·노근추출물·비타민D, 항산화제(커큐민, 셀레늄, 설포라판)

Food(Mind) : 복합과일탕(당근, 토마토, 양배추, 바나나, 토마토, 사과 등), 유기농생식(민들레, 보리새싹, 무청, 신선초, 미강효소 등), 우엉차, 산야초식초, 메이플수액, 바지락마늘탕(양파, 부추, 삼채)-체온유지, 해독, 콜라겐 유지

3장

근골격계 질환

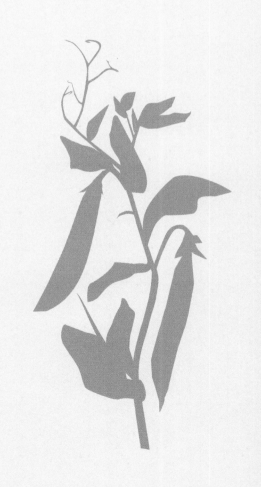

봄비

주말의 1박2일 세미나를 마치고

피곤한 몸으로 월요일 아침을 맞아 앉아 있는데

봄비가 추적추적 온다.

히터를 틀면 덥고

히터를 끄면 추워지는 얄궂은 4월 말

바깥은 연초록이 가득하던데 약국 안은 칙칙하다.

오래된 헐렁한 양복을 입은 중년남자가 들어와서

약국 안을 여기저기 왔다 갔다 하며 중얼거린다.

눈을 보고 어떻게 오셨냐 물으니

허리가 아픈데 약을 달라고 한다.

여기저기서 약을 사 먹어도 계속 아프단다.

나도 똑같은 약을 주기에는 애가 탄다.

말투가 어딘지 모르게 엉성해

"고향이 어디세요?" 하니 중국이란다.

"언제 오셨어요?" 하니 2년 전에 왔단다.

"잠은 잘 자는 편이세요?" 하니 잠을 잘 못 잔단다.

"무슨 일을 하세요?" 하니 쇠도 만지고, 돌도 나른단다.

이 대목에서부터 나는

명치에서 목구멍으로 코끝까지 울음이 올라와 참기가 힘들다.

바짝 마른 몸에, 여기 땅이 익숙하지 않은 얼굴로

말은 더듬고 얼굴은 벌겋고 표정은 혼란스럽다.

"잠시만 앉아 계세요."

한약과립을 약포지에 담아 먹어보시라 했다.

얼굴도 조금 맑아지고 표정이 편해진다.

"좀 어떠세요?"

구부렸다 폈다 해보더니 조금 부드러워졌다 한다.

영양제 몰래 넣어 5일분을 지어주면서

"하나님, 나머지는 다 알아서 채워주세요" 했다.

이렇게 소상히 물어봐주는 데가 없었다며

눈시울이 붉어진다.

나이가 드니 인간이라는 존재가

얼마나 어이 없이 달리 태어나

저리도 고생하고

그리도 흥청거리나 싶은

생각에 절로 고개가 내려간다.

대부분의 환자들은 통증이 있으면 질병이고, 통증이 없으면 질병이 아니라고 생각한다. 그 정도로 통증이 우리에게 주는 심리적·육체적인 영향은 대단하다. 그러나 약국에서 진통제로 연명하던 환자들의 통증을 진통제를 사용하지 않고 해결해오면서 모든 통증은 한 사람이 살아온 시간을 끌어안고 있으며 그 아픔을 겉으로 표현하고 있다는 것을 알게 되었다.

데이비드 호킨스 박사의 『놓아버림』이라는 책을 보면 근육긴장은 불안, 공포, 분노, 죄책감의 후유증이라는 말이 나온다. 환자를 오래 상담하면서 절절히 공감하는 대목이다.

최근 주변에서 가장 흔하게 접할 수 있는 질병이 디스크와 관절염, 신경통, 좌골신경통, 악관절 장애, 척추 측만증, 거북목 등 근골격계 질환인데, 주요 지역마다 관절전문병원이 생겨 60대만 넘으면 나무를 잘라 이어 붙이듯이 인공관절수술 등을 쉽게 해버리는 시대가 되었다.

약국에서도 일반의약품의 매출 중에서 파스 류나 소염진통제와 근육이완제 종류가 상당한 비중을 차지하고, 마그네슘, 칼슘, 비타민B군, 글루코사민, 콘드로이친, 아미노산, MSM제, 옥타코사놀 등 다양한 영양제와 자양강장, 보혈, 활혈, 거풍습 등의 작용을 하는 한방제제가 매출의 많은 부분을 차지하고 있다.

환자들은 병원치료와 함께 근육긴장을 풀어주고 통증을 경감시키기 위해 각자의 방식으로 아로마요법, 명상, 마사지요법, 카이로프락틱, 키네시오테이핑, 운동요법 등 다양한 방법들을 시도하고 있지만 모두 일시적이고 부분적인 효과를 얻을 뿐이다.

호킨스 박사의 말처럼 근육긴장은 깊이 깔려 있는 마음의 분노와 공포, 죄책감등이 해결되지 않으면 근원적으로 해결되기 어려운 일이라는 것을 환자들에게 누누이 이야기하곤 한다.

이러한 감정의 변화는 한방이론에 따르면 간(肝), 신(腎), 비(脾)의 기능 이상을 초래하고, 영양학적으로는 호르몬의 고갈과 자율신경 실조증 등으로 이어져 조직의 약화를 가져오므로 그저 마음을 내려놓는다는 것은 막연한 이야기가 아니라, 어떤 물리적인 방법보다도 실제적이고 빠른 전환을 가져올 수 있는 방법이다.

한때는 글루코사민이라는 연골영양제가 연골의 쿠션을 유지해주는 개그(GAGs) 단백질을 만드는 데 도움이 되는 것으로 알려져 유행한 적이 있었지만, 지금은 당뇨환자에게도 문제가 있고 흡수율이 떨어져 차차 시장에서 사라지고 있다.

개인적으로는 글루코사민이나 콘드로이친 생산에 도움을 주고 결합조직에 직접적인 영양을 공급하는 MSM제제와 실크펩타이드, UC-Ⅱ콜라겐, 전칠함유 한방복합추출물, 비타민C, 칼슘제, 비타민D 등을 활용하고 있지만, 아무리 좋은 영양제라고 해도 개인마다 갖고 있는 문제의 방향을 틀어주지 못한다면 밑 빠진 독에 물붓기일 따름이다.

이것이 바로 증치(證治)를 통한 한방제제가 필요한 이유다.

한방적 치료는 현대의학과 달리 우리 몸의 항상성을 회복함으로써 혈액과 조직의 흐름에 변화를 주어 근골격계의 기능을 회복시키는 거시적이고 근본적인 치료방법(根治)이다.

한방에서는 신경통을 주로 풍습병(風濕病)으로 보고 급성병인 경우에는 육경병 중에서 태양병(太陽病)의 치료 원칙에 입각하여 표증(表證)을 해결하고, 만성인 경우에는 습담(濕痰)이나 어혈(瘀血)이 어느 부분에 정체되어 있느냐에 따라 사지통, 항배강통, 요통, 견배통, 관절통, 늑간신경통 등의 증상으로 나타나는 것으로 보고 치료한다.

또 열사(熱邪)가 원인인 경우가 있는데, 대사가 너무 활발하여 진액이 부족해져서 전신의 순환이 안 되어 통증과 연골의 괴사와 기형을 유발하기도 한다.

이러한 개념을 바탕으로 세간의 지식에 얽매이지 말고 허증과 실증으로 구분하여 체질적인 문제와 생활환경 등을 살펴 홀푸드테라피를 적용하면 질병치료와 함께 수술 이후의 건강관리에도 도움을 줄 수 있다.

임상에서 자주 활용하는 한약과 Nutrients, Food(Mind) 3요소에 대해 알아보고, 각 증상에 따른 홀푸드테라피 치험례를 살펴보자.

─ 한약(韓藥)

다음에 소개하는 글은 서울시약사회지에 투고한 '육경병에 따른 근골격계 질환의 치료'를 요약한 것이다.

태양병(太陽病)에 의한 근골격계질환

감기초기 증세와 유사한 상태인 태양병에서 피부병, 골관절염, 신경통 등의 급성질환이 해당되며 빈용제제는 다음과 같다.

실증 : 마황탕, 대청룡탕, 백호가계지탕, 갈근탕, 구미강활탕, 패독산+비타민C, 마그네슘

허증 : 계지탕, 인삼패독산, 계지가출부탕, 쌍화탕+글루타민, 프로바이오틱스

소양병(少陽病)에 의한 근골격계질환

과거의 골관절질환은 심한 노동과 영양섭취의 부족으로 인해 오는 경우가 많았지만, 지금은 대부분 스트레스가 원인이 되는 경우가 많은데 주로 어깨가 결린다, 등목이 땡긴다, 쥐가 잘 난다, 눈알이 빠질 것

같다, 허리가 아프다와 같은 호소가 많다. 흉부(胸部)로 열이 들어왔거나 과도한 스트레스나 과로로 인하여 간에서의 소간(疎肝)작용이 원활하지 못할 때 그에 따른 습열(濕熱)이 흉부 전체와 그와 연결된 근막에 영향을 주어 통증을 일으킨다.

실증 : 소시호탕, 소함흉탕, 시함탕, 사역산, 대시호탕, 삼황사심탕, 갈근황금황련탕 등

예) • **등이 결리고 고기나 밀가루를 먹으면 잘 체한다;**

　　시함탕+DDE(Dihydroxydibuthylether;상품명 가레오) or 우루사

　　• **다리에 쥐가 잘 나고, 손발이 시리고 배가 자주 아프다;**

　　사역산, 작약감초탕+Mg, 비타민B₁₂

　　• **가슴이 답답하고 불안하며 요통, 견통이 있다;**

　　삼황사심탕+Arginine, OPC, 밀크씨슬

　　• **어깨가 결리고 매운 음식을 먹으면 땀을 줄줄 흘리며 항배통 목디스크;**

　　갈금황금황련탕+Ca/Mg 등

허증 : 보중익기탕, 치자시탕, 가미귀비탕 등

예) • **기운 없고, 식욕이 없고, 전신피로, 가슴이 답답한 견통 등;**

　　보중익기탕, 치자시탕+비타민B군

양명병 (陽明病)에 의한 근골격계질환

양명내열(陽明內熱)의 대황증은 위장의 조열(燥熱)로 진액이 말라 순환이 되지 못해 사지가 아파 오그리거나 펴지 못하는 증상이나 목덜미

가 뻣뻣해지고 등이 뒤로 젖혀지는 증상이 나타난다. 반면에 양명이열(陽明裏熱)의 석고증(石膏證)은 위장의 열이 복부뿐 아니라 전신에 미쳐서 대열(大熱)이 나며 땀을 많이 흘리고, 땀을 통해 진액과 혈이 지속적으로 빠져나가므로 뼈 속의 진액까지 마르게 한다. 따라서 뼈가 약하고 광대뼈가 발달하거나 외지무반증이나 뼈에서 소리가 나는 등의 증상을 자주 호소하는 것과 연관이 있다. 요통이 늘 있는 편이며, 디스크, 족저근막염, 척추측만증 골다공증, 퇴행성질환 등이 많이 온다.

양명내열증(陽明內熱證) : 조위승기탕, 소승기탕+DDE, Mg, 알로에 민들레 추출물, MSM

양명이열증(陽明裏熱證) : 백호가인삼탕, 계작지모탕+비타민C, MSM, 아미노산, 미네랄

태음병(太陰病)에 의한 근골격계질환

비위(脾胃)가 허냉(虛冷)하여 밥을 잘 먹지 못하면 혈의 생성이 부족해지고, 혈액순환이 잘 되지 않아 근육이나 관절을 구성하는 조직으로 영양공급이 어려워져 제 기능을 다할 수 없게 되며 나아가 통증을 일으킨다. 허증체질은 체력에 맞지 않게 무리한 운동을 하거나 직업상 관절을 많이 사용하여 문제를 일으키는 편이다. 보기보혈약(補氣補血藥)과 온리약(溫裏藥)으로 비위(脾胃)의 허한증(虛寒證)을 해결하여 견통 및 늑간신경통 등을 치료한다.

중초의 허한증(虛寒證) : 인삼탕류+비타민B, CoQ10, 효모, 유산균-心下逆

槍滿(허증의 가슴통증에 활용)

혈허(血虛) + 습증(濕證) + 신중(身重) : 당귀작약산류+OPC, Fe, 효모, 오메가6

(견통 두중감)

평소에 식사량이 많지 않고 빈혈증세가 있는 사람의 요배통 : 당귀건중탕+CoQ10,

비타민B₁

소음병(少陰病), 궐음병(厥陰病)에 의한 근골격계질환

소음병열증(少陰病熱證)은 열사가 원인으로 대사가 지나치게 활발하여 음허증(陰虛證)이 되어 전신의 순환이 나빠지므로 통증이 발생하는데 주로 어깨뿐 아니라 뒷머리까지 당긴다고 호소한다.

- **이열표한(裏熱表寒)의 양증**-황련아교탕, 사역산

 • 황련아교탕, 팔미환+Ca/Mg, MSM, W-3, 실크;

 요통, 관절염, 족저근막염

 • 황련아교탕+민들레, Ca/Mg+L-테아닌, 아미노산, 라벤더;

 불면증, 수족저림

소음병한증(少陰病寒證)은 양기부족으로 혈액의 생성과 순환이 되지 않아 한습사(寒濕邪)가 근맥과 관절에 쌓여 통증을 호소하는데, 따뜻하게 해주면 통증이 덜하다.

- **이한표한(裏寒表寒)의 음증**-부자탕(신체통, 수족냉, 골절통), 진무탕

 • 진무탕+실크펩타이드, MSM, 비타민B;

허증의 신체통, 관절염, 어지럼증

- 오수유탕;밥을 못 먹고 메스꺼우면서 두통;견통, 항배통

수습담(水濕淡)에 의한 근골격계질환%

만성병에서는 평소에 습(濕)이 있는 사람이 기혈수(氣血水)의 부조화로 인해 부종이나 오풍, 저림 등을 호소하며 각종 근골격계질환으로 이어진다.

실증(實證)의 수습담(水濕淡) : 비위가 실해서 밥을 잘 먹고 영양이 충실하며 두드려주거나 강한 자극을 좋아한다.―마행의감탕, 방기황기탕, 월비가출탕 등+OPC, 브로멜라인, 커큐민, MSM

허증(虛證)의 수습담(水濕淡) : 비위가 허해서 밥을 잘 먹지 못해 조직의 영양부족으로 부종과 통증이 생기며 따뜻하게 하면 호전되고, 부드럽게 마사지해주는 것을 좋아한다.―당귀사역가오수유생강탕, 영강출감탕, 영계미감탕, 오적산 등+프로바이오틱스, 효모 등

어혈

실증 : 도핵승기탕, 대황목단피탕, 계지복령환, 소경활혈탕(어혈을 수반한 좌골신경통에 활용) 등

허증 : 온경탕, 당귀작약산 등

기타

육미지황환, 팔미지황환, 연령고본단, 보안만령단, 당귀건중탕, 독활기생탕, 우차신기환 外

— Nutrients, Food(Mind)

인스턴트식품이나 고기류, 탄산음료와 같은 산성식품을 자주 섭취하여 혈중 칼슘농도가 낮아지면 부갑상선호르몬이 골흡수를 하여 무기칼슘이 녹아나오므로 여러 곳에서 석회화가 진행되어 각종 근골격계질환이 생긴다. 그러나 이러한 심각한 영양불균형 이외의 골관절질환은 대부분 양인(陽人)들의 병이다. 스트레스로 교감신경이 항진되면 기혈(氣血)이 상부로만 치우치면서 순환이 되지 않아 차차 하초각약(下焦脚弱) 증세와 인대와 힘줄 등 조직의 약화로 이어지기 때문이다.

스트레스는 왜 관절을 무너뜨릴까?

책임감과 성취욕구가 강한 양인(陽人)들은 자신의 몸을 챙기지 못한채 과로하기 쉽고, 부러지는 성격 탓에 원만한 대인관계를 유지하지못해 내외적으로 스트레스를 많이 받는다.

이런 과정에서 코티졸 호르몬이 많이 분비되어 관절연골을 구성하는 콜라겐의 합성을 감소시켜 구조를 약화시키고, 비타민D의 결핍을 가져와 칼슘의 흡수를 방해한다.

또 스트레스로 갑상선기능이 떨어지면 담즙분비에 이상이 생기고 비타민K의 흡수를 저해하므로 칼슘이 뼈에 침착되는 것을 방해하여 골다공증이 생긴다. 그리고 NF-kB가 활성화되어 혈관에 염증을 일으켜 영양소의 공급을 방해하므로 교원질이 탄력성을 잃고 뼈를 근육에 부착시키는 건이 약화된다. 따라서 실증체질에서 악관절 장애나 척추측만증 같은 현대병이 빈발하게 되는데, 이런 질환에 소염진통제를 장복하여 위장장애뿐 아니라 혈행을 방해하여 영양분의 공급을 막는 것은 안타까운 일이다.

시간이 경과하면서 코티졸 고갈로 이어지면 염증반응에 취약해지므로 산화적 스트레스로 인해 손목, 어깨, 무릎 등 여러 곳의 활액막이 충혈되어 부종이 생기고 면역불균형을 가져와 세포가 손상되고 통증을 유발한다.

일반적으로 퇴행성관절염에는 주로 N-아세틸글루코사민, 콘드로이틴, 대두이소플라본, 초록잎홍합추출물 등이 사용되고, 골다공증에는 칼슘, 비타민D, 이소플라본, 마그네슘, 오메가3를 활용한다. 그러나 류마티스관절염인 경우에는 연골영양제보다는 면역체계를 정상화시킬 수 있도록 오메가3제제와 항산화제를 위주로 구성을 하고, 손발저림이나 말초혈액순환장애를 동반할 때가 많으므로 마그네슘, 비타민E, 비타민B1, B6, B12와 같은 신경계 비타민을 활용한다.

그러나 한방의 방의(方意)에 따라 영양소를 활용할 때에는 이상의 기본영양소를 바탕으로 병명에 구애받지 않고 병인(病因)에 따라 다양하게 구성하는 것이 좋다.

한방에서는 간(肝)이 근육을 주관한다고 한다. 이는 스트레스를 받거나 우리 몸에 해로운 물질이 들어올 때 간(肝)이 해독해야 하는데, 주로 유황이 함유된 아미노산이 많이 이용된다.

유황이 부족하면 주변의 결합조직을 와해시키므로 근육이나 머리카락 손톱 등 유황이 필요한 조직이 약화되는 것이다. 그래서 근골격계질환에 필수적인 영양소는 유황이 함유된 아미노산과 MSM이라고 해도 과언이 아니다.

*정약사추천 유황제품: 실크펩타이드, 퓨어MSM, 슈퍼엠에스엠

빈용영양제

실증 : 비타민C, 태반, 아미노산, 콘드로이친, 콜라겐, 옥타코사놀, 커큐민, DDE, 테아닌, 미네랄(Ca, Mg, Zn), 브로멜라인, 밀크씨슬, 민들레, 파래, 보리새싹, MSM, 오메가3, N-아세틸글루코사민, 이소플라본, 비변성2형콜라겐

허증 : 프로바이오틱스, 실크펩타이드, 스피루리나, MSM, 효모, 마늘죽염, 모링가, 파래, 강황, 홍화씨, 비타민B12, 옥타코사놀, 미강, 철분, 미네랄

공통 : 근골격계질환의 영양요법에서 구조를 튼튼하게 하기 위해 공통적으로 사용하는 처방이 실크펩타이드와 MSM인데 그중에서

MSM은 식이유황으로 퓨어식물성MSM(상품명)을 따뜻한 물에 녹여 그 물로 기타 영양제를 복용하도록 한다. 진통, 구어혈, 해독, 강근골을 목표로 활용하는데, 양인은 1일 3g을 사용하되, 음(陰)부족이나 간양상항(肝陽上亢)의 증상이 있을 때 보완하거나 용량을 줄이고, 음인은 1.5-2g정도를 무난하게 사용해도 무리가 없었다.

정약사 생각_ 진통제

'쥐가 난다, 결리고 아프다, 저린다, 따갑고 찌릿찌릿하다, 등이 결린다'라며 가볍게 근육이완제와 소염진통제를 사러 약국에 오는 환자들이 너무 많다.

그럴 때마다 원하는 대로 소염진통제와 근육이완제를 건네고 나면 마음이 무겁다. 해독이 되지 않아서, 혈액순환이 되지 않아서, 과로하여 근육의 영양분을 다 소비해버린 탓이라고 설명하는 일도 쉽지가 않다.

어릴 적 약골인 내가 나이 들어가면서 그나마 건강한 모습으로 살아갈 수 있는 건 바로 그럴 때마다 진통제보다는 한약과 함께 순환제와 해독제, 결합조직을 만들어주는 영양제로 해결을 해왔기 때문이라고 생각한다.

그런 순간마다 소염진통제로 견디고 나면 몸은 이미 엉뚱한 곳에서 구멍이 나 있을 확률이 높다. 진통제를 너무 부담스러워하는 것도, 너무 쉽게 생각하는 것도 모두 문제가 있다.

홀푸드테라피(Whole Foodtherapy) 치험례

─ 수습담(水濕淡)의 슬관절염 및 팔꿈치통증(62세, 女)

중년여성이 다리를 절룩거리면서 걸어들어와 다른 약국에서 사 먹던 소염진통제와 근육이완제 곽을 보이며 그대로 달라고 하는데, 푸르죽죽한 얼굴과 고통스런 표정이 아주 힘들어 보인다. 식당에서 주방일을 한다는데 팔다리를 보니 통통하게 부어 있고, 부어 있는 살 속으로 강한 압력이 느껴진다. 다리가 얼마나 무거울까?

"땀을 많이 흘리세요?"

"네, 땀이 흘러서 여름엔 죽을 맛이에요."

"식사는 잘 하시나요?"

"네, 좀 덜 먹었으면 좋겠어요."

"다리 아픈 것 말고 제일 불편한 증세가 뭐예요?"

"너무너무 피곤해요. 집에 가면 옷 벗을 힘도 없어요."

눈 밑이 떨린다. 아랫배가 냉하다. 입이 소태같이 쓰다.

▶ 수습(水濕)이 많은 사람이 과로와 스트레스로 궐음병(厥陰病)에 해당하는 부신고갈의 상태가 되었다. 심각한 피로와 함께 부종으로 순환이 되지 않아 진통제로 연명하고 있다. 습(濕)이 많은 사람은 비가

오거나 추운 기운에 노출되면 수분배출이 어려워져 관절을 싸고 있는 관절낭이 부어 통증이 더욱 심해지므로 한방제제와 연골영양제, 항산화제와 함께 온찜질을 권했다. 15일 복용 후 피로감이 훨씬 덜하고 몸 전체의 붓기가 빠지기 시작했고 얼굴색이 맑아져 주변에서 예뻐졌다고 한다는데 실제로 딴 사람이 되었다.

어떤 피부과시술로 그런 효과를 볼 수 있을까? 늘 혼자 중얼거리는 말이다. 2개월 복용 후에는 걸을 때 불편하지 않고, 몸과 마음을 조절하면서 일해갈 수 있게 되었다. 그러나 오래된 습담은 식습관과 운동 등 꾸준한 관리가 필요하다.

◐ 수습담(水濕淡)의 슬관절염 및 팔꿈치통증 WFT / 통통허증

한약 : 방기황기탕, 당귀사역가오수유생강탕, 소시호탕 外(가물치호박탕, 미나리, 하수오, 대추 활용)

Nutrients : 연골영양제(옥타코사놀, UC II), MSM, 항산화제(커큐민)

→ 철분(+스피루리나), 코엔자임Q10 +오메가3, 6 유지

Food(Mind) : 각탕법(+소금, 생강), 온찜질(특수광섬유매트, 온찜팩), 밀가루 음식 제한

*각탕법 : 관절염이나 요통, 좌골신경통 등에 주로 사용하는 방법으로 45도 정도의 물에 소금 한 줌과 생강 한 쪽을 갈아서 넣고 15~20분 정도 발을 담그고 무릎과 허리주변을 두툼한 이불 같은 것으로 감싸준다. 살짝 땀이 날 정도에서 그대로 양말을 신는다.

상담할 때는 지식을 나열하기보다 살아가는 이야기를 환자와 허심탄회하게 나누어 소통하는 것이 약을 주는 일보다 우선일 때가 많다. 호소하는 증상만으로는 가려진 모습을 좀처럼 알아내기 어렵기 때문이다. 그러므로 약사이기 전에 다양한 경험을 스펀지처럼 받아들이고 사람에 대해 늘 열려 있어야 약을 파는 사람이 아니라 그에게 의미 있는 존재가 될 수 있다.

"자유란 사람이 한 인간으로 제대로 살게 된 이후에 느낄 수 있는 진정한 기쁨이다"라는 글귀를 보았다. 어렴풋이 공감되는 말이다. 그러나 그런 자유가 한순간에 오는 것은 아니다. 같은 곳을 바라보고, 똑같은 것 같으나 똑같지 않은 일상을 수천 번 수만 번 지내본 후에야 얻을 수 있다. 사람들의 아픔을 들여다보는 일을 오래 해보니, 약이 아니라도 가끔은 손으로, 몸으로, 마음으로, 눈으로도 얼마든지 한 사람을 돌려놓을 수 있다는 것을 알게 되었다. 그날도 아주머니의 손을 잡고 말해주었다.

"아픈 거 아무도 몰라주지요? 너무 애쓰지 마시고 이제부터는 내 몸을 자식 하나 더 키운다는 생각으로 정성을 기울여보세요. 자식이 아파 울고 있잖아요."

자식이 또 다른 내 몸이듯이 내 몸은 또 하나의 자식이라고….

— 요통, 터질 것 같은 다리통증(40대 중반, 女)

언젠가 우리 약국에 진통제를 사러 왔는데, 내가 도와주고 싶다고 언제든 오시라고 했다면서 어느 주부가 방문했다. 그녀의 사연이 절절했다.

남편은 49세의 젊다면 젊은 나이에 사업실패의 충격으로 이가 몽땅 빠져버려 막노동을 하여 살림을 겨우 유지하며 살아간다. 틀니도 임플란트도 해 넣을 돈이 없어 부인이 어느 날 시내에 나가 운동선수들이 끼는 마우스피스를 사와 그것을 일 나갈 때만 끼고 간다고 한다.

드러내지 않으려고 무척이나 노력했지만 눈물이 밀고 올라오는 것을 어쩔 수가 없었다.

약국에 들어와서 이야기하는 부인의 모습은 처음부터 편안한 상태가 아니었다. 얼굴이 벌겋고 목소리는 심한 허스키로 숨소리가 거칠며 열불이 난다는 말을 계속하면서 약국 안을 왔다 갔다 했다. 산만하기도 하고, 눈동자를 이리저리 굴리며 다리를 계속 만지면서 아프다고 한다. 6년 전 디스크 수술 이후에 현재는 너무 아파서 일어나 앉기도 눕기도 힘들며 탈모가 심하고 호흡할 때도 통증이 있어 무섭기까지 하단다. 응치부위가 곪은 것처럼 속이 쑤시며, 왼쪽 다리가 당기면서 아프고 측면이 터질 것 같고 목이 타고 조이는 느낌이다. 얼마나 스트레스를 많이 받았으면 저 정도가 되었을까 싶어 마음이 아팠지만 속으로는 계속 증치(證治)를 위해 고민했다. 대증적인 치료를 한다면 약을 얼마나 먹어야 할까?

소염진통제, 신경안정제, 항생제, 근육이완제, 변비약, 항우울제, 호르몬제…. 그러나 병원에 다닐 형편도 시간도 없이 그저 하루하루를 견뎌야 하는 사람들이 많다. 사업이 망해서, 집안의 우환으로, 혹은 개인적인 스트레스로 극한의 상황까지 간 사람들의 전형적인 증상이다.

▶ 심각한 스트레스와 충격으로 흉부(胸部)의 습열(濕熱)이 심해져 심신(心腎)의 소통이 원활하지 못한 상태에 어혈(瘀血)이 겹쳐 세포가 영양공급을 받지 못해 생긴 증상들이다. 심열(心熱), 간열(肝熱), 열담(熱痰), 어혈(瘀血)을 해결하기 위한 한방제제를 차례로 활용했다. 영양요법이 꼭 필요했지만 워낙 형편이 어렵고 상황은 다급하여 한방과립제를 투약하고 식이요법을 알려주었다. 복용 후 다시 방문했을 때는 벌겋게 상기되었던 얼굴이 말끔해졌고, 말투도 편안해졌으며, 무엇보다 대변량이 늘었고 피로는 많이 줄었다고 한다.

가장 괴로웠던 증상인 다리와 등이 훨씬 덜 아프다고 하여 보름 분 더 드린 후에 소식이 없었다. 오래 투약한 예는 아니지만 극심한 고통이 강력한 진통제로 해결할 일이 아니라는 것을 이야기하기 위해 적어본다.

⊙ 요통, 터질 것 같은 다리통증 WFT / 뚱뚱실증

한약 : 황련아교탕, 시함탕, 대황목단피탕(솔잎, 민들레, 검정콩, 감식초, 미나리 활용)

Nutrients : (Ca/Mg, 테아닌, 아미노산)

Food(Mind) : 커피를 줄이고, 물을 많이 마시며 시간만 나면 누워서 쉬라

고 조언. 들기름, 샐러드(검정깨, 올리브유), 보리새우미역국

정약사 생각 _ 간판

차를 타고 가다가

건물마다 촘촘한 간판을 보면

눈을 흐리게 뜬다.

앞이 캄캄한 일이 있어도

시꺼먼 먼지바닥 발로 부비고 있을

요령 없는 저 간판의 주인들은

어떤 마음으로 견디고 있을지

드라마보다 더한 굴곡으로

무너져버린 몸과 마음을 들고 와

어찌 해볼 수 있겠냐고 약국을 오고 갔던

수많은 자영업자들

그들의 아내와 남편의 정직한 눈물과

너무 자주 마주했나 보다.

세상은 때로

억장이 무너지게 아파 보여도

약한 이들에겐

통과해야 사는 필수과목이다.

― 손목 수근관 증후군(50대 초반, 女)

겉보기에 크게 문제가 없어 보이는 중년여성이 손에 힘이 없고, 일을 조금이라도 하면 손이 아파 진통제를 먹으면서 일을 하는데 무슨 방법이 없겠느냐고 물어왔다. 일명 손목터널증후군이라고도 하는데, 손목의 뼈와 인대 사이를 통과하는 신경이 압박되어 손 저림이나 감각저하 등의 증상이 나타나는 통증성 질환이다.

흔히 말하는 오십견의 증상도 있어 어깨통증이 심해 움직일 때마다 아프고, 등이 뭉치고 결리며 걸어다닐 때 균형을 잡기가 힘들어 직장생활에 지장이 많다. 병원을 다니며 진통제주사와 처방을 받아서 복용해도 갈수록 더 아파진다. 부작용으로 위염이 생겨 처방약 먹기를 두려워한다.

소화력은 좋지 않은 편이며 손발이 저리고 차며 따뜻한 음식을 선호한다. 아랫배가 특별히 찬 편이며 입이 마르고 소변이 시원하지 않다. 신경이 예민한 편이며 아침에 일어나기가 힘들고 피로하며 팔다리의 근육이 약해지는 것을 느낀다.

▶ 허증 환자의 진액부족 상태와 기충(氣衝), 신중(身重), 어혈(瘀血)증상을 해결하기 위해 한방제제를 선택하였다. 또 심폐기능을 강화하고 근육에 영양분을 저장하는 데 필요한 옥타코사놀, 작약감초탕, MSM을, 콜라겐 합성과 결합조직강화를 위해 실크펩타이드와 보리새싹분말, 바지락마늘탕, 프로바이오틱스를, 간간이 체력을 보강하기 위해

흑삼을 병행하였다.

허증환자에게 소염진통제와 근육이완제는 영양성분의 흡수를 방해하고 위장장애를 가져와 조직이 약해져 통증이 더 심하게 느껴지기도 한다.

손의 통증은 열흘 정도 복용 후에 거의 사라지기 시작했고, 어깨와 등의 통증도 2~3개월 복용으로 완치되었다. 메말라 있던 모든 조직에 영양이 공급되었다는 증거다. 조깅을 마음껏 할 수 있을 정도로 균형감각도 찾았고, 직장에 복귀하여 즐겁게 생활할 수 있게 되었다고 행복해했다.

◯ **손목 수근관 증후군 WFT / 빼빼허증**

한약 : 온경탕, 시모, 영계미감탕 外(부추즙, 당근, 양배추, 생감자즙 활용)

Nutrients : 옥타코사놀+MSM, 실크펩타이드, 프로바이오틱스(흑삼)

Food(Mind) : 바지락마늘탕, 보리새싹효소, 죽염, 키네시오테이핑,

*키토산식초;보리새우를 씻어서 말린 후 볶아서 분쇄해 두었다가 천연식초물에 섞어서 한 스푼씩 떠먹는다.

정약사 생각 _ 묘족의사의 깁스

명절 연휴에 EBS에서 묘족의사에 대한 다큐멘터리를 보았다. 전통의학을 바탕으로 직접 약재도 채취하고, 환자들을 돌보며 병을 고치는 내용이었는데, 현대의학에 길들여진 시청자들은 독특

한 내용이라고 생각할지 모르겠으나 나로서는 너무나 자연스럽고 반가운 장면들이었다.

양의사가 되려고 유학을 떠난 아들도 아버지의 의술이 과학적이지 않다고 생각하는 듯했는데, 우리 모두의 시선이 그렇지 않을까 싶다. 거기에 이런 내용이 나온다.

할머니가 넘어져서 팔이 부러졌는데 묘족의사는 부목 대신 나무껍데기를 감싸준다. 그 이유는 할머니가 팔을 조금씩 움직일 때마다 나무껍데기는 조금씩 부서지므로 팔의 운동반경에 부담을 주지 않고 자리를 잘 잡는다는 것이다. 진정 환자의 치유만을 생각한 결과가 아닌가?

묘족의사의 개인적인 생각인지 오래된 전통인지는 모르나 나는 훨씬 과학적이고 합리적인 치료방법이라는 느낌이 들었다. 묘족의사는 사람 가까이에 있다. 학문을 하면서도 사람을 살리는 일을 한다.

사람을 위해 오랫동안 어느 골짜기에서 행해지던 합리적인 일들이, 몇 년 혹은 몇 십 년 후에 대단한 반향을 일으키며 발표되곤 하는 이론들이 많지만, 자연관으로 살아가는 사람들의 일상에 비하면 초라하다.

묘족의사의 나무껍질 깁스가 훗날 가장 발전된 정형외과의 의료기기로 개발되어 비싼 가격에 판매될지도 모르겠다는 상상을 해본다.

부드러운 목소리로 고객의 모든 요구를 충족시키는 것만이 친절이라고 생각하는 이 시대에 진심으로 환자를 대하던 묘족의사의 눈길을 수년이 지나도록 잊을 수가 없다.

한 중년부인이 복숭아뼈가 빨갛게 부어 걷기가 힘들며 발을 디딜 때도 압력이 느껴져 생활하기가 불편하다며 그동안 받았던 처방전을 보여주는데 역시 소염진통제와 스테로이드제, 제산제다.

어릴 때부터 입이 짧아 밥을 잘 먹지 못했으며 배가 차고 따뜻한 음식을 좋아한다. 배에서 가슴 부위까지 차오르듯이 답답하고 등이 뻐근하여 생활이 불편하다고 하는데 서 있는 모습조차 힘겨워 보인다. 처방약이 힘들었으리라 짐작하고도 남았다.

▶ 비위(脾胃)의 기능이 약하고 뱃속이 냉(冷)하여 찬 기운이 가슴까지 차올라 답답해하는 것으로 해석하여 한방제제를 적용했는데 매우 편안해하였다. 그 방의(方意)에 따라 장의 회복을 통해 영양흡수를 도와 결합조직을 강화하고 체력을 보강할 수 있도록 프로바이오틱스와 글루타민앰플을 사용하여 보름 정도의 복용으로 통증과 붓기가 확연히 줄어들고 발을 디디기도 편하다고 하였다. 바지락마늘탕은 음식으로 결합조직을 탄력 있게 하고 양기(陽氣)를 보충하고자 함이고, 들기름은 허증환자에게 오메가3의 대용으로 염증억제를 위해 활용하였다. 2~3개월 복용 후 식물성오메가3와 실크펩타이드, MSM을 장복하여 건강해졌다. *MSM은 1일 2~3g을 따뜻한 물에 녹여서 복용(해독, 강근골, 진통)

한약 : 인삼탕 가미귀비탕(인삼, 생강, 마, 대추, 연잎밥 활용)

Nutrients : 프로바이오틱스 글루타민 앰플

　→ 식물성오메가3, 실크펩타이드, MSM (1일 2~3g)

Food(Mind) : 바지락마늘탕, 바나나조청주스, 들기름, 과한 운동 삼갈 것

—— **회전근개증후군(40대, 女)**

아침 일찍 문을 열려고 하니, 멀리서 오신 손님이 기다리고 계셨다. 어깨와 팔이 너무 아파 병원과 한의원을 다니면서 치료를 받아도 안 되어 고생하던 중에 아침엔 도저히 출근을 할 수가 없어 사장에게 전화를 했더니 우리 약국에 한번 가보라고 했다는 것이다. 극심한 통증으로 여러 종류의 진통제와 주사요법 등의 치료를 하면서 오랫동안 참으면서 억지로 일을 하여 체격은 커 보였으나 몸이 극도로 쇠약해진 상태였다.

푸석한 얼굴에는 땀이 계속 흐르고, 비가 오면 더 아프고 쑤시고 어지러울 때가 많다고 한다. 집안일로 스트레스를 많이 받아 가슴이 답답하며 입안이 자주 헐어 노이로제가 걸릴 정도다. 젊다면 젊은 사람이 얼마나 과로와 스트레스에 시달렸으면 저렇게 허증이 되었을까를 생각하면서 동생 같고 조카 같은 여자환자에게 이야기해주었다.

"아픈 건 누구도 이해 못해줘요. 일을 좀 줄이고 될대로 되라 하고 맘대로 살아 보려고 애써봐요."

▶ 습담(濕痰)체질이 스트레스를 오랫동안 받아 혈행이 나빠지고 해독이 되지 않아 염증반응이 생긴 것으로 해석하여 수습담(水濕痰)을 해결하고 혈(血)보충, 간열(肝熱)과 열담(熱痰)을 해결하는 한방제제를 활용하였다. 이와 함께 미세순환을 돕고, 심장의 에너지대사와 세포막 안정화를 위해 CoQ10이 함유된 오메가3, 6제제를 병행하였다.

결합조직강화를 위해 옥타코사놀과 MSM, 보리새우미역국을, 수분 배출을 돕고 해독을 위해 미나리숙회를, 그리고 양팔을 이용한 타월스트레칭법으로 흉부의 순환을 돕고 운동반경을 늘려갔다. 한 달 후에는 얼굴이 밝아지고 늘 반쯤 감고 있을 정도로 피곤한 상태였던 몸이 가벼워지면서 피곤하지 않게 되었고, 3~4개월 후에는 어깨통증은 거의 완치되었다.

○ 회전근개증후군 WFT / 통통허증

한약 : 방기황기탕, 당귀작약산, 시함탕 外(팥잉어국, 무시래기, 보리새싹, 울금 활용)

Nutrients : 오메가3, 6(+CoQ10), 콘드로이친(+MSM, 옥타코사놀, 비타민B), 미네랄

Food(Mind) : 보리새우미역국, 미나리숙회, 가슴스트레칭, 타월 스트레칭, 온찜질

— 턱디스크 악관절장애(46세, 女)

평소에 자주 약국을 오가던 환자가 진통제를 사러 왔는데 얼굴빛이 너무 안 좋다. 얼굴이 하얗고 통통하게 복스러운 인상이었는데 안색이 어둡고 푸석하게 부어 있어 어디가 아픈지 물어보았더니 상태가 심각했다.

오른쪽 뺨이 심하게 부었는데 턱 디스크로 진단을 받았다고 한다. 좌우가 균형이 안 맞는다고 하여 입안에 보철을 끼운 상태인데 잇몸에 상처가 심해지니 입을 다물지도 못하고 말하지도 못한 채로 엉거주춤한 상태로 지내고 있다. 추위를 많이 타고 아랫배도 차며 땀을 흘리면 찬물이 떨어진다고 느낄 정도로 몸이 차고 대소변이 시원하지 않다. 갑자기 살이 찌고 온몸이 만지는 데마다 아프며 갱년기증세처럼 울화가 오른다. 입안이 아파 식사를 제대로 하지 못해 병색이 완연하다.

▶ 스트레스로 인한 교감신경항진으로 턱 주변을 둘러싼 조직의 결합력이 약화되어온 질병인데, 보강은 하지 못하고 여러 종류의 치료를 하면서 전신에 혈이 부족해진 상태다. 보철을 끼운 자리의 조직 재생이 되지 않아 더 고생을 하고 있는 것 같았다.

처음에는 온몸과 마음이 피곤해 진통제만 달라고 하면서 귀찮아 하는 눈치여서 오래 설명을 하지 못하고 한방과립과 영양제 앰플만 사흘분을 먹어보라고 그냥 주었다.

그런데 하루 만에 전화가 와서 입을 다물 수 있고, 통증이 훨씬 덜해 밥도 먹을 수 있어 이제 살아날 것 같다며 너무 신기하다 한다. 진통제로는 있을 수 없는 일이다. 그 이후로 2개월 이상 홀푸드테라피를 하고 거의 정상적으로 생활할 수 있게 되었다.

허증의 조직재생을 위해 조혈제(아미노산)와 효모를 장복하였다.

◎ 턱디스크 악관절장애 WFT / 통통허증

한약 : 당귀사역가오수유생강탕, 시함탕(가물치부추들깨탕, 돼지감자 外 활용)

Nutrients : C.O.A +glutamine, Lycine, 실크펩타이드

　　→ 조혈제(+스피루리나), 효모 장복

Food(Mind) : 현미누룽지(현미水)-허증의 수용성미네랄, 비타민 공급, 쇠고기브로콜리죽, 따뜻한 수건으로 턱 주위 온찜질

─ 목디스크, 허리디스크, 족저근막염이 한꺼번에(55세, 男)

골격이 단단해 보이는 건장한 남자가 근육이완제를 사러 왔다. 얼굴이 까맣게 타 있는 데다 말끝마다 날카로우며 짜증이 얼굴에 덕지덕지 붙어 있는데, 밉지가 않고 도와주고 싶은 상태다.

"너무 힘들죠?"

한마디에 털썩 의자에 주저앉는다. 오죽하겠는가? 저 세 가지 병이

한꺼번에 왔는데!

이야기를 들어 보니 목도 허리도 디스크로 치료 중인데 발바닥까지 디딜 수 없이 아파 진통제를 먹어가면서 일한다는 것이다. 밤에 잠들기가 힘들어 하루에 세 시간 정도밖에 잘 수 없는데 새벽이면 일을 나가야 한다. 정력도 떨어지고 기운이 없어 집에 가면 쓰러져 자기만 한다. 소변은 1일 2~3회 땀은 잘 나지 않는다. 트럭을 몰고 다니는데 얼음이 든 물병 두 개를 들고 다니면서 물을 마신다. 사는 일이 참 녹록하지 않다.

▶ 몸속에 열이 많은 사람이 심열(心熱)과 간열(肝熱)이 극심해진 열궐(熱厥)의 진액부족 상태로 그에 적합한 한방제제를 선택하였다. 고강도의 업무와 스트레스로 단백질합성이 감소되고 분해는 증가해 근막을 구성하는 콜라겐의 탄성이 떨어져 통증을 유발하므로 돈태반 추출물과 비타민, MSM을 1일 2~3g까지 사용하여 진통, 항염, 조직재생 작용을 동시에 해결했다.

위열이 많은 사람은 장누수증후군과 함께 장독소가 많아 염증을 악화시키므로 프로바이오틱스와 복합과일탕으로 장내환경을 개선하였다. 휴식을 취할 수 없는 상태라 주말은 무조건 집에서 자고 쉬도록 권유하여 오랜 시간이 걸렸지만, 진통제를 사용할 때보다 통증이 빨리 호전되었다.

통증이 줄었다는 것은 조직의 재생이 시작되었다는 증거이므로 이때부터 햄스트링 스트레칭과 땅콩볼과 대나무봉으로 발마사지와 전신마사지로 혈액순환과 근막의 이완을 도왔다.

◎ **목디스크, 허리디스크, 족저근막염이 한꺼번에 WFT / 빼빼실증**

한약 : 황련아교탕, 사역산, 육미지황탕 外(보리새우분말, 식초, 삼채, 검정

　　콩, 파래죽 활용)

Nutrients : 돈태반추출물, 비타민C, E

　　→ 마그네슘, 항산화제(커큐민) W-3 프로바이오틱스 유지

Food(Mind) : 땅콩볼, 대나무봉, 복합과일탕(바나나, 토마토, 브로콜리, 양파)

　　*전신통증에 미역국(들깨, 검은깨, 보리새우, 멸치) 장복

— **거북목 증후군 담 결렸나 봐요**(54세, 女)

오랜만에 약국에 온 단골환자가 당당하던 모습은 온 데 간 데 없고
구부정하게 변했다. 그런데 본인은 등에 담이 결렸는지 아무리 약을
먹어도 낫지 않아 왔다고 한다.

　몇 년을 못 본 사이에 구구절절 사연이 많았다. 남편이 암에 걸려
수발을 해왔고, 아들이 말썽을 부려 말을 안 하고 지내니 그 속이 오
죽했겠나?

　가슴이 답답해 브래지어를 안 하고 다닌다. 등이 결릴 때는 머리끝
까지 뻗치면서 아파온다. 눈알이 빠질 듯이 피로하고 껄끄러우며 손

발에 쥐가 잘 난다.

오래 서 있으면 허리가 아프며 뒷목이 뻣뻣하고 대변이 시원하지 않다.

▶ 통통허증체질이 과로와 섭생의 부조화로 대사가 정상적이지 않아 대사노폐물과 흉부의 열이 뒤섞여 실증처럼 보이는 상태로 심열(心熱)과 열담(熱痰), 신허(腎虛)증세를 해결하기 위해 한방제제를 활용했다. 근막의 유연성을 회복하고 염증상태를 개선하기 위해 미네랄과 아미노산 오메가3를 사용하였고, 가슴근막을 펴주고, 등의 상부근육을 마사지하기 위해 폼롤러와 쿠룬타를 사용하기를 권했는데, 어떤 자세를 취하건 견갑골을 붙여주는 운동을 꾸준히 하면 자세도 좋아지고 흉부의 스트레칭이 수월해진다. 거울을 보고 꾸준히 연습하여 한 달여 후에는 통증이 거의 줄어들었고 바른 자세가 만들어지기 시작했다. 이후에도 미네랄제제와 오메가3, 시함탕를 장복하여 거의 정상적인 모습으로 돌아왔으나 꾸준한 운동과 관리가 필요하다.

◯ **거북목증후군 담 결렸어요 WFT / 통통허증**

한약 : 갈근황금황련탕, 시함탕, 육미지황탕 外(민들레, 어성초, 울금, 쥐눈이콩 활용)

Nutrients : Ca/Mg, 오메가3(coQ10), 항산화제(커큐민, 실리마린), 아미노산

Food(Mind) : 보리새우미역국, 폼롤러 스트레칭, 쿠룬타 추천

▶ 거북목에 좋은 스트레칭법

양팔을 어깨와 일직선이 되게 펴고, 고개는 턱 쪽으로 살짝 당기고, 정수리를 위에서 끌어당기는 자세로 서서 숨을 들이마시고 견갑골을 최대한 가까이 붙여 5초간 멈췄다가 숨을 내쉰다.

▶ 쿠룬타(kurunta)

쿠룬타란 인도의 600년 전통의 요가운동 보조기구로서 아치형의 형 태로 만들어져 있으며, 허리를 휘게 하는 난이도가 있는 요가동작을 지칭하는 용어이기도 하다. 임상에서는 척추뼈를 이완시켜줌으로써 그와 연결된 각 신경의 기능을 정상적으로 회복하여 오장을 튼튼하게 하며, 앞으로 등을 굽히고 생활하는 현대인들의 등 긴장을 풀어주어 피로회복과 함께 정신적인 이완을 얻을 수 있다. 또 척추를 바르게 하 여 혈액순환을 원활하게 하면 성장과 척추측만증, 자궁후굴, 불면증, 정력감퇴 등의 증상에도 도움이 된다.

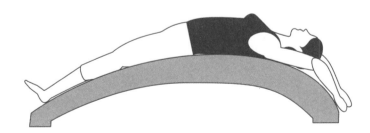

여기서 근막통증후군을 잠시 이야기하고 넘어가자.

근막통증증후군은 근육(myo)과 근육을 둘러싸고 있는 근막(facia)에 병소를 두고 나타나는 통증 증후군(pain syndrome)으로 근육에 국소부위의 통증과 압통 및 관절운동 제한 등의 소견이 있고 통증유발점(Trigger Point:TP)과 이와 동반된 연관통 등의 여러 증상이 생기는 병을 말하며 담이 들렸다고 호소하는 임상증후군이다. 통증유발점(trigger point)은 조직에 압력을 가했을 때 민감하게 반응하는 부분으로서 단단한 띠(taut band)또는 끈(tight cord)이 근막에 존재하고 운동 중이나 휴식 시에 통증의 형식으로 나타난다. 통증 유발점의 특징으로는 압통과 관련통, 국소적 자율신경 증상 등이 있다.

1904년 Grower가 요통의 한 진단명을 Fibrositis라는 표현을 처음으로 사용했으며, Wolfe(1997), Yunus(1981) 등은 섬유근통(Fibromyalgia)이라는 표현을 사용하였고, 1990년 류마티스학회에서는 정식으로 진단명을 인정받았으며, Travel(1976), Bonica(1976), Simon(1983) 등에 의하여 myofascial pain syndrome이라는 표현을 사용하게 되었다. 근육 및 근속, 근섬유를 싸고 있는 근막이라는 얇은 막이 과도한 스트레스 및 외상으로 근육 내 혈관이 수축하여 국소적 허혈상태가 되어 산소와 영양분의 공급장애가 생기고 주변의 혈관, 지방세포 및 감각수용기에 영향을 주어 통증수용체를 자극시키는 serotonin, histamine, kinin등의 화학물질의 분비로 인해 통증이 발생한다.

즉 근육긴장(tension)과 경축(spasm)이 근육결핍(muscle deficiency)으로 진행되어 압점을 만들어 동통을 유발한다. 주로 뒷목, 어깨, 허리의 근육에 자주 발생하므로 근골격계 질환을 다루는 데 중요한 요소가 된다.

만성통증의 50~80%가 이에 해당되며 가벼운 편두통, 어깨의 뻐근함에서 시작하여 방치하면 고개 뒤쪽으로의 뻐근함, 어깨의 짓누름, 저림, 경추디스크와 유사하게 손과 발의 찌릿찌릿한 느낌과 팔과 손에 힘이 빠지는 등의 다양한 증상으로 진행한다.

주로 과도한 스트레스가 원인이 되는 경우가 많으며 승모근, 흉쇄유돌근, 교근, 척추신전근, 극하근, 대둔근, 중둔근, 대내전근, 장내전근, 치골근 등에 영향을 주어 두통, 요통, 결합조직염, 측두하악 관절통 등의 만성통증의 원인이 된다. 그 외에 지나친 흡연이나 음주, 엎드린 자세, 추운 데서의 새우잠, 근육부전, 혈액순환장애, 영양결핍, 내분비이상, 갑상선호르몬과 에스트로겐의 부족 등이 원인이 되기도 한다.

일반적으로 담에 결려 어느 한 부분이 아프다고 하는 것은 근막 통증후군과 연관이 많다.

현대의학적으로 담이란 근육이나 힘줄이 늘어난 것으로 보는데, 우리 몸의 혈액순환이 원활하지 않을 때 근육의 유연성이 떨어진 상태에서 근육이 힘을 받으면 과부하가 걸려 담이 결리게 된다. 그러나 근육이 늘어진다는 것을 근막이론으로 해석하면 이해가 쉽다.

우리 몸의 근막은 주머니처럼 앞뒤가 하나로 연결되어 몸을 지지하는 형태인데, 오랫동안 구부정한 자세를 유지하다 보면 전면의 근육이 수축되면서 후면의 근육이 잡아당겨지므로 긴장하게 된다.

쿠룬타나 수건 혹은 폼롤러, 볼테라피 등을 통하여 전면의 근막을 이완시켜주면, 연결된 후면의 근막이 제자리를 찾게 되어 통증이 사라지게 된다.

예를 들어 체했을 때 등이 결리고 아픈 것도 위장 부근의 근막이 수축되어 오는 것으로 해석해도 좋을 것이다. 한방제제로 시함탕이 급체에 사용됨과 동시에 등 결림을 함께 해소할 수 있는 것도 이와 같은 맥락에서 생각해도 무방하다고 본다.

통증을 느낀다는 것은 여러 가지 이유로 조직이 영양분과 산소를 공급받지 못해 도와달라는 이상신호입니다.

통증이 심하면 진통제를 많이 먹고, 통증이 덜하면 진통제를 적게 먹으면 되는 걸까요?

No, no, no!!

통증을 심하게 느끼는 사람은 허증(虛證)체질일 확률이 높고, 통증을 잘 이겨내는 사람은 실증(實證)체질일 확률이 높습니다.

몸이 허약한 사람이 통증이 심해서 진통제를 종류대로 먹고, 세끼 식사는 입맛이 없다는 이유로 소홀히 하고, 굳은 각오로 하루에 몇 시간씩 심한 운동을 하면 건강해질까요?

통증 자체에 겁먹기보다는 왜 '通'하지 않았을까를 생각하며 하던 일을 멈추고 몸이 우리에게 하려는 말에 귀를 기울여야 합니다.

한 끼 식사와 한 스푼의 설탕물이 진통제 열 알보다 나을 때도 있고, 온전한 기쁨은 우리 몸에서 마약보다 더 강한 진통제를 만들어내기도 합니다.

4장

소화기계 질환

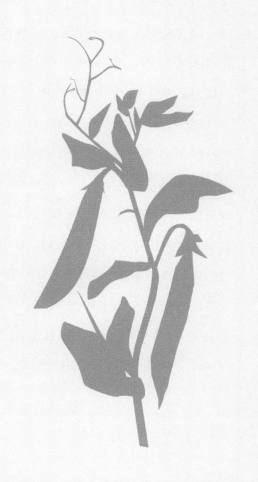

이 에리사 선수가 사라예보 여자 탁구 대회에서 금메달을 땄을 때, 전국에 탁구 열풍이 불었다.

당시 내가 다니던 초등학교는 탁구로 전국에서 1~2위를 다투던 학교였다. 나는 키가 큰 편인 데다 순발력이 있어 탁구부에 스카우트되어 잠시 선수 아닌 선수생활을 한 추억이 있다.

그때 만났던 선배 중에 훗날 국가대표가 된 분이 있는데, 그 선배는 위장이 약해서 어머니가 언제나 누룽지와 약간의 반찬을 가져와 따로 밥을 먹던 모습이 어렴풋이 떠오른다.

나중에 안 사실이지만 현정화 선수도 위장이 약해서 고생한다는 기사를 보고 두 사람이 비슷한 체질이 아니었을까 생각하게 되었다. 두 사람은 왜 그렇게 위장이 약한 사람으로 각인됐을까? 운동할 때는 재빠르고, 파이팅이 넘치는 사람들인데 말이다.

선배의 얼굴은 가물가물하지만, 현정화 선수처럼 얼굴에 골격이 발달되어 있고, 눈빛이 예리하며, 운동할 때에는 열정적이고, 악착같은 승부기질이 있었던 것으로 기억한다.

이런 체질은 비위기능이 약해 밥을 잘 먹지도 소화를 잘 시키지도 못하는 전형적인 허증체질이라기보다 오히려 위열(胃熱)이 많아 에너지대사가 활발하여 잘 먹고도 살이 잘 찌지 않는 유형인 경우가 많다. 매사에 열정적이고 두뇌회전도 뛰어나며 소화흡수가 될 시간도 없이 설사처럼 쾌변을 본다. 이런 경우에 장이 약하다고 생각하지만 사실은 장운동이 지나치게 활발하고, 인체의 면역기전이 발동해 과도하게 발생한 열을 빼내는 작업이라고 볼 수 있다.

또 위장운동이 너무 활발하면 시간이 지나면서 위액이나 장액과 같은 모든 진액이 말라(燥) 음식을 먹으면 까끌까끌하고 속이 거북한 느낌이 들어 음식을 먹는 데 거부감을 가지게 된다. 그런 경우에 탁구부 선배처럼 누룽지같이 물기 있는 음식을 좋아하게 된다. 누룽지는 부드럽게 소화가 잘 될 뿐 아니라, 여러 영양소들이 있어 힘을 내는 데도 부족함이 없었을 것이다.

이처럼 '위장이 약하다'는 말에도 여러 가지 의미를 포함하고 있으므로 원인에 따라 치료해야 한다.

'소화가 안 되고 머리가 아프다.' '속이 쓰리다.' '밥을 잘 먹지 않는다.' '속이 더부룩하다.' '배가 뒤틀리듯이 아프다.' '울렁거린다.' '설사를 자주 한다.' '변비가 심하다.' '먹기만 하면 토한다.' '위 가슴이 아프다.' '목에 무엇이 걸린 것 같고 가슴이 쓰리고 아프다.' '변을 보고 나도 시원하지가 않다.' 등 위장에 관한 표현들은 참으로 다양하다.

소화기계 질환이라고 하면 아랫배부터 상복부까지 배가 아프거나 불편한 증상이 있을 때를 지칭하는데 이런 증상으로 병원에 가면 1차적으로 소화제, 제산제, 안정제, 소화기능조절제, 점막 보호제, 진경제 등을 처방하는 게 대부분이다.

증상이 오래되지 않았거나 깊은 질환이 없는 경우에는 치료가 가능하지만, 근본적인 원인이 따로 있는 위장관계 증상은 몇 주, 몇 달, 혹은 몇 년이 걸려도 잘 낫지 않는다.

약국에서는 이런 경우 병원치료도 포기하고, 광고에 나오는 몇 가지 품목의 제산제나 소화제 등으로 증상만 잠시 완화하며 지내는 환자를 자주 만나게 된다. 이런 분들은 십중팔구 병의 원인을 찾지 못해 병을 키우고, 시간과 돈을 낭비하게 되니 안타까운 생각을 지울 수 없다.

현대의학은 소화기계 질환을 단순히 위(胃)나 장(腸)의 문제로만 보고, 소화액이나 위산분비, 위장의 기질적인 변화, 세균감염 등을 검사를 통해 진단한다. 하지만 우리 몸은 유기적이어서 다른 장부와 연관되어 다양한 현상이 나타난다.

한방에서 심장은 소장과, 폐는 대장과, 간은 담과, 비는 위장과, 신은 방광으로 장부의 기능이 연계되어 서로 영향을 주고받으며, 복부에 증상을 일으키는 것으로 보기에 현대의학에 비해 포괄적이며 더 근원적이라 할 수 있다. 그러므로 호소하는 복부의 특정 증상에 집중하지 않고, 넓은 시각으로 근본적인 병의 원인을 해결하는 것이 중요하다.

장에서는 행복감을 느끼는 호르몬인 세로토닌이 90% 이상 생성되므로 장이 건강하면 우울증 등 정신신경계 질환을 예방할 수 있다.

또 우리 몸의 면역세포의 70% 이상이 장내에 분포하므로 전반적인 면역기능을 담당하는데, 이는 심장과 소장, 폐와 대장 등 여러 장부가 서로 영향을 주고받는다는 한방 이론과 일맥상통한다.

그러므로 한방적인 개념을 바탕으로 위염, 위궤양, 빈혈, 췌장염, 간염 등 소화기계 질환을 치료한다는 것은 최근에 유행하는 당뇨병, 고지혈증, 갑상선질환 등의 대사질환으로의 이행을 막는다는 의미가 된다.

"배가 아파요, 약 주세요."

이렇게 외치며 약국에 뛰어 들어오는 환자들에게 약사가 '어디가' '언제부터' '어떻게' 아팠으며, 다른 불편한 곳은 없는지 귀찮게 물어보는 게 전혀 이상하지 않은 세상이 된다면 건강에 대한 인식도 달라질 것이다. 아는 병이라 하더라도 왜 아프게 되었는지 그 원인을 생각하고 물어보는 습관이 건강하게 사는 비결일 수 있다.

임상에서 자주 활용하는 한약과 Nutrients, Food(Mind) 3요소에 대해 알아보고, 각 증상에 따른 홀푸드테라피 치험례를 살펴보자.

홀푸드테라피의 3요소

── 한약(韓藥)

비(脾)는 후천지본(後天之本)으로서 운화(運化)기능과
승청(升淸)을 담당하며, 위(胃)는 비(脾)와 표리(表裏)관계로서
수납(收納)과 수곡(收穀)의 부숙(腐熟), 그리고 강탁(瀉降)을
주로 한다. 즉 비장은 몸에 들어온 음식물을 필요한 영양소로
바꾸고, 그 영양물질을 심·폐로 올려 전신에 영양을 공급한다.
위(胃)는 조(燥)를 싫어하며, 비(脾)는 습(濕)을 싫어하여
비위의 기능이 저하되면 진액이 정체되어 소화기계의 이상을
초래한다. 간(肝)은 소설(疏泄)을 주로 하고 담(膽)은 담즙을
저장하여 음식물의 소화, 흡수, 배설에 관여하고 있다.

소화기계는 비위(脾胃)와 간담(肝膽)이 직접적으로 작용하고, 심(心),
소장(小腸)과 폐(肺), 대장(大腸), 신(腎), 방광(膀胱)까지 모두 기능적으
로 연계되어 있다.

그러므로 소화기질환은 모두 문제가 복부에 나타나므로 복부에
해당하는 질병인 양명병(陽明病)과 태음병(太陰病)에서 기본 병증이 올

수 있지만, 복부 이외의 병인 소양병(少陽病)이나 소음병(少陰病), 궐음병(厥陰病)에서도 찾을 수 있다.

따라서 복부 자체에 병이 있을 때와 복부 이외의 병이 복부에 영향을 주어 증상이 나타날 때를 잘 구분하는 것이 필요하다.

태음병에 의한 위장질환;뱃속이 차고 소화력이 떨어질 때

제일 먼저 뱃속이 불편한 이유로 복부의 허증(虛證)인 태음병(太陰病)을 들 수 있다.

太陰之爲病 腹滿而吐食不下 自利益甚 時腹自痛 若下之 必胸下結硬
(태음지위병 복만이토식불하 자리익심 시복자통 약하지 필흉하결경)

복부의 힘이 약해서 장의 연동운동이 저하되면 헛배가 부르고 소화를 잘 시키지 못한다. 또 가스가 생겨 약하고 예민해진 장벽을 자극하면서 설사를 자주 하고, 심한 경우 장벽막이 약해져 장벽 사이가 벌어지는 장누수증후군으로 발전한다. 복부가 허(虛)하고 차서 습이 쌓여 따뜻한 음식을 찾게 되는 것인데 배를 따뜻하게 하면 상태가 호전되므로 온(溫)한 성질의 식약재로 습(濕)을 제거하여 소화를 원활하게 해준다.

한방제제로는 계지가작약탕(桂枝加芍藥湯), 인삼탕(人蔘湯), 삼령백출산(蔘苓白尤散)을, 영양요법으로는 유산균제제, 유산균생성물질과 글루타민 위주의 아미노산을 활용할 수 있고, 홀푸드테라피로는 인삼이나 생강 이외에 따뜻한 성질의 차를 마신다거나 찹쌀이 들어간 죽, 꿀이나 조청, 곶감 등의 먹거리와 함께 온열팩, 찜질숯가마, 아로마마사지, 소금찜질 등을 이용해 복부를 따뜻하게 하는 것이 좋다.

양명병에 의한 위장질환;과식했을 때, 뱃속에 열이 많을 때

다음으로 복부의 실증인 양명병에서 소화기질환이 많은데, 식사를 너무 잘해서 뱃속에 노폐물이 꽉 차 있거나 위열(胃熱)이 지나치게 많아 전신에 퍼져 진액을 말리는 경우로 나누어 생각할 수 있다.

傷寒論曰 陽明之爲病 胃家實是也

(상한론왈 양명지위병 위가실시야)

전자의 경우에는 식사를 잘하며 소화력이 좋아서 공복감을 자주 느끼고 복부의 열이 위로 올라가면 몸이 무겁고(身重), 조열(潮熱)이 나거나 헛소리를 하기도 하고 혀에는 황태가 있으면서 복통과 변비, 열성설사를 동반하기도 한다.

이렇게 복부의 열로 인해 생긴 조증(燥證)에는 조위승기탕(調胃承氣湯), 후박칠물탕(厚朴七物湯), 소승기탕(小承氣湯), 대승기탕(大承氣湯) 등 찬 성질의 약으로 설사를 하게 하여 소화를 돕는다.

영양요법으로는 DDE(DihydroxydibutylEther), 메티오닌 콜린 함유

간해독제, 알로에, 대황함유 사하제를 쓴다. 홀푸드테라피로는 쇠비름 추출물이나 어성초, 민들레즙, 강황분말, 결명자차, 참기름, 잣 등의 먹거리와 함께 로즈마리, 페퍼민트 등을 이용한 복부맛사지나 복부근력 운동 등이 도움이 된다.

또 위열이 전신에 영향을 미쳐 나타나는 후자의 경우에는 이열(裏熱)로 인해 진액이 말라 위장 기능이 떨어져 속 쓰림이나 속이 거북한 증상을 나타내는데 주로 백호가인삼탕(白虎加人蔘湯)이나 죽엽석고탕(竹葉石膏湯)을 활용한다. 특히 죽엽석고탕을 써야 할 단계에서는 교감신경의 흥분이 오래 지속되어 식도나 위장점막이 말라 있는 상태이므로 음식물을 받아들이지 못하고 토하며 기운이 없어 허증으로 판단하여 고생하는 경우가 많다.

영양요법으로는 아미노산, 미네랄, OPC(포도씨, 소나무껍질 등)를, 그리고 위장의 열을 내려주고 점막을 조성해줄 수 있는 노근추출물, 메밀추출물, 조개류, 점막주스(단호박, 양배추, 양파, 당근, 파래 등)와 같은 음식치료가 도움이 된다.

소양병에 의한 위장질환 ; 스트레스를 받아서, 과로해서

마지막으로 현대인들의 스트레스성 위장병에 가장 자주 쓰이는 처방이 소양병(少陽病)에 해당하는 처방들이다. 스트레스를 받았더니 속이 더부룩하고 메슥거리며 어질어질한 느낌도 든다며 얼굴이 누렇게 되어 걱정스럽게 약국에 찾아오는 경우다.

少陽之爲病 口苦 咽乾 目眩也

(소양지위병 구고 인건 목현야)

흉부에 생긴 열이 복부에 영향을 미치면 식욕이 없어지거나 상복부가 그득하거나 더부룩하다고 느끼며 변비나 설사, 트림, 속쓰림 등을 호소한다. 이런 경우에는 설태가 허옇게 혹은 누렇게 끼어 있다거나 갈비뼈 부근이 그득하고 불편한 느낌, 입이 텁텁하고 쓰면서 옆구리가 결리는 등의 증세와 더불어 소화기계 증상을 호소한다.

체했다고 하면서 소화제 물약을 사러 오고, 속이 쓰리다고 하면서 제산제를 지정해서 구매하는 사람들이 너무 많아 편의점에도 비상의 약품으로 판매되고 있는 형편이지만, 이 모두 증상을 잘 구분하여 사용하여야 한다. 소화가 안 되거나 속이 쓰린 데에는 음식을 먹고 바로 누워 잔다거나 흉부의 열로 인해 이담이 되지 않아 울혈이 되는 경우, 대장에서 유해균이 증식되어 복부에 가스가 차서 오는 경우 등 이유가 다양하기 때문이다.

시중에 나와 있는 소화제 물약은 청량감과 함께 소화기능을 올려주는 작용은 있지만, 대체로 따뜻한 성질의 생약제가 많아 현대인들의 소화불량에 모두 적합하다고 할 수는 없다.

스트레스성 소화불량엔 아티초크나 UDCA이담제가 함유된 소화제 물약이 도움이 된다.

일반 가정에서는 밥을 잘 먹는 건강한 실증의 소화기질환에는 대변을 원활하게 할 수 있는 완화제와 울금이나 강황 등 이담제를 잘 활용하고, 밥을 많이 먹지 못하고 배가 늘 차다고 느끼는 허증의 소화기질환에는 따뜻한 죽이나 인삼, 생강 등을 활용한 약선식이나 건강차를 활용하는 것이 좋다.

스트레스로 인한 소화기질환 중에서 속쓰림이나 트림을 주로 호소하는 심열(心熱)에는 가정에서 식재료로 사용하는 치자분말과 양배추 생감자주스로, 피로감이 심하고 속이 더부룩한 증상의 간열(肝熱)에는 울체(鬱滯)된 간기(肝氣)를 소통시켜줄 수 있는 간해독영양제와 민들레 그리고 양배추, 브로콜리 등 십자화과 채소 등을 활용할 수 있다.

빈용한방제제(부록 빈용한방제제 해설 참조)

태음병(太陰病) : 소건중탕, 인삼탕, 계지가작약탕, 당귀건중탕, 삼령백출산

양명병(陽明病) : 소승기탕, 대승기, 조위승기탕, 백호가인삼탕, 죽엽석고탕

소양병(少陽病) : 소시호탕, 반하사심탕, 황금탕, 소함흉탕, 대시호탕, 삼황

   사심탕

— Nutrients

우리가 먹은 음식이 위를 통과하면서 잘게 부서지고, 소장에서 소화·흡수되어 영양소의 균형을 이룰 때 면역체계가 바로 서고, 각종 염증

반응을 억제할 수 있다. 그러므로 건강한 장벽을 유지하고 유익한 미생물환경을 만드는 것이 장건강뿐 아니라 알레르기, 당뇨, 비만, 자가면역질환 등을 예방하는 첫 번째 조건이자 소화기계를 건강하게 유지하는 길이다.

소화기질환 환자의 영양요법을 크게 허증과 실증으로 나누어 생각해보자.

소화기계 허증 환자의 영양요법

허증 환자는 장세포의 에너지활성을 높여 소화흡수 기능을 올릴 수 있도록 소화효소제와 함께 유산균생성물질, 프로바이오틱스, 글루타민, 효모제를 위주로 영양요법을 하면 소화불량이나 속쓰림, 변비, 설사 같은 대부분의 증상들이 호전된다.

소화기계 실증 환자의 영양요법

실증 환자는 교감신경항진의 상태로 과립구가 주로 작동하므로 장벽에 손상을 주기 쉬우며, 그로 인해 위장으로 혈류가 감소되면 장운동 능력이 떨어지거나 이담기능에 영향을 주어 소화불량이나 변비가 올 수 있다. 이는 한약(韓藥) 파트에서 언급했던 내용처럼 소양병(少陽病)으로 인해 객증(客證)으로 오는 소화장애의 경우와 맥락을 같이한다. 이에 담즙분비를 촉진시키는 이담제와 간해독제, 프로바이오틱스, 레시틴을 위주로 활용하고, 위와 장점막을 회복시키는 오메가3, 비타민

D, 콜라겐을, 미세순환을 위해 오메가6, 낫토키나제, 흑과립 등을 필요에 따라 활용한다.

또 약을 먹어도 잘 개선되지 않는 사례는 술이나 항생제 혹은 식탐이 많은 실증환자가 음식을 무분별하게 먹어 그 속에 함유된 유해물질이 장벽의 유산균을 없애고 그 자리에 유해균이 자리 잡아 치밀결합을 손상시켜 발생하는 경우가 많다. 느슨해진 장벽 사이로 소화되지 못한 이물질이 혈액 속으로 들어와 항원으로 작용하면 간기능 저하와 치매, 혈관질환이나 자가면역질환 등 이차적인 문제를 만드는데, 이를 '장누수증후군'이라 한다. 주로 위산이 적어서 단백질을 분해하지 못해 플라그를 만드는 경우가 많아 가정에서는 식초를 기본으로 활용하는 것이 좋다.

장점막을 재생할 수 있는 유산균생성물질과 글루타민, 오메가3, 간청소를 위해 간해독영양제(실리마린, 비타민B, C군, 글루타치온)와 이담제, 흑과립 등이 필요하다.

최근 스트레스성 위장질환인 역류성 식도염 때문에 고생하는 사람이 많아졌는데 이 경우 잘못된 상식으로 지나치게 저염식을 하게 되면 소화액의 재료가 부족하게 되어 위산분비를 더욱 촉진하게 된다. 평소에 천일염과 식초, 비타민B, 칼슘, 마그네슘을 충분히 섭취하면 호전되는 경우가 많다.

빈용영양제

프리바이오틱스 : 유산균성장을 촉진하는 영양소인 FOS(fructooligosac-charide)공급. 장기능 향상, 미네랄 흡수증가, 치커리, 양파, 우엉, 호밀, 아스파라거스

프로바이오틱스 : 점막의 면역방어능력향상, 유익한 미생물환경조성, 염증 성장질환, 아토피에 도움(영양소편 프로바이오틱스 참조)

유산균생성물질 : 장내 유익균증가, 유해균감소, 장내 세균밸런스 개선, 혈 액 및 혈관 정화, 염증 감소 및 면역체계 강화, 혈당감소, 해독

글루타민 : 소장점막강화, 방사능·항암요법 후 점막손상치유, 장과 전신 면역반응향상, 근육강화

아르기닌 : 산화질소(NO)의 전구물질, 외상 및 암으로 생긴 장질환, 염 증성 장질환에 효과 혈행개선

EPA, GLA(오메가3, 6) : 소장과 대장의 염증질환 감소, 크론병 증상 개선

감마 오리자놀 : 과민성대장증후군 증상 억제

초유 : 면역시스템강화, 면역인자(IgG, IgA, IgM, IgD, IgE) 성장발육, 소 화기능개선

락토페린 : 초유에만 있는 철결합성단백질, 항균작용, 면역세포활성화, 항산화작용

숯 : 유해곰팡이, 발암물질 등 흡착-설사에 활용, 혈액정화, 활성산소 제거, 면역강화

기타 : 칼슘, 마그네슘, 아연 등 미네랄, 소화효소제, 비타민 A, 이담제 등

412

소화기계 가정상비약

급체 : 연라환, 소체환+소화효소제, 이담제

설사 : 냉성설사(윤장환+유산균), 숙취로 인한 설사(주증황련환), 신경성 설사(반하사심탕)

물설사 : 오령산, 평위산, 위령탕+프로바이오틱스+흑과립

속쓰림 : 허증(안중산+프로바이오틱스), 실증(반하사심탕, 황련해독탕+이담제)

통증 : 모든 복통(작약감초탕+마그네슘), 스트레스성 위통(사역산+Mg)

변비 : 만성, 노인성변비(마자인환+프로바이오틱스, 프리바이오틱스) 실증변비(대황, 센나함유, 사하제+이담제, 프로바이오틱스)

*한방제제는 약국에 구입가능한 일반의약품임

— **Food(Mind)**

'장은 제2의 뇌'라는 말이 있을 정도로 현대인들의 스트레스와 마음의 문제는 서로 깊이 연결되어 있다. 그러므로 장을 살리려면 가장 먼저 마음을 다스려야 하고, 그에 따라 직접적으로 영향을 받는 미생물의 환경을 바로잡기 위해 음식치료를 병행하여 실천해야 한다.

정신신경 안정을 위해 칼슘과 마그네슘을 대체할 수 있도록 파래나 김, 미역, 톳 등의 해조류를 상복한다. 스트레스가 심할 경우에는 민들레분말이나 민들레김치, 민들레장아찌, 고들빼기김치와 국화차,

우엉차를 활용하면 근육의 긴장을 완화하고 이담작용을 하는 데 매우 효과적이다. 노약자나 교감신경의 항진으로 인해 자주 나타나는 위산저하에는 식초류나 죽염간장, 된장국, 새우젓 등을 사용하고, 위궤양, 위염 등에는 점막재생을 위해 당근과 올리브유, 양배추, 생감자, 호박, 낙지 등을 활용하면 좋다.

위 무력증이나 노화로 인한 허증의 소화불량에는 소화효소가 있는 파인애플이나 미강효소액, 그리고 생강과 양배추를 끓여 만든 식혜를 먹거나, 마늘을 익혀서 하루에 반통씩 먹어도 위장기능이 좋아지며, 단호박 찹쌀죽이나 사과, 바나나, 양배추, 브로콜리, 당근으로 스프를 만들거나 쪄서 먹어도 좋다.

실증에는 생감자즙에 브로콜리, 민들레, 파래, 보리새싹분말을 추가해서 먹는 방법도 있으므로 식품의 성질에 따라 다양하게 활용할 것을 권한다.

장세포를 복구하는 데엔 항산화제가 많은 유기농 야채와 유기농 과일을 끓여서 섭취하는 것이 좋고, 현대인들에게 빈발하는 대장암이나 크론씨병 등 난치성질환을 예방하고 치료하는 데에는 식이섬유와 오메가3, 의료용 숯인 흑과립을 추천한다. 또 흉부의 열로 인해 후중기가 있는 대변을 보거나 복통과 함께 이질과 같은 설사를 할 경우에는 쇠비름효소와 왕고들빼기, 흑과립을 함께 활용해도 좋다.

위식도역류성 질환 등 현대인들에게 자주 발생하는 소화기계 질환을 예방하기 위해서는 무엇보다 소식(少食)을 생활화하고 배가 고플 때 식사하며 음식을 오래 씹는 것이 좋다. 또 성질이 너무 차거나 매운 음식, 인스턴트식품, 고기류, 카페인, 튀긴 음식, 설탕이 들어간 음식이나 빵, 국수, 떡, 과자 등 탄수화물을 가급적 줄이고, 올리브유, 아마인유, 들기름, 아보카도유 등 질 좋은 기름을 많이 섭취하도록 한다.

장질환에 좋은 음식(대한장연구학회)

밥류: 영양찰밥, 수수밥, 곤드레나물밥, 무굴밥

죽 종류 : 흰죽, 얼갈이된장죽, 쇠고기야채죽, 애호박흰살생선죽

면류 : 쌀국수, 궁중비빔국수, 된장칼국수

반찬 : 멸치호두볶음, 모둠채소피클, 깻잎찜, 배추물김치, 오이백김치

국, 탕류 : 쇠고기무국, 민어미역국, 버섯쇠고기전골, 생태맑은탕,

음료 : 숭늉, 매실차, 오미자차

반찬 : 굴채소전, 조기찜, 고등어구이, 대구살구이, 시금치두부무침

샐러드 : 마와 무 샐러드, 토마토치즈 샐러드, 어린잎 샐러드

기타 : 장생김치(부록 표 3-4 참조)

홀푸드테라피(Whole Foodtherapy) 치험례

─ 설사가 심해요 궤양성대장염(36세, 女)

젊은 주부가 설사 멈추는 약을 사러 왔는데, 표정도 심각하고 얼굴에 핏기가 하나도 없다.

대장내시경을 받은 후 설사를 하기 시작했는데, 한 달 이상 지속되고, 가끔은 혈변을 봐서 병원에 갔더니 궤양성대장염이라는 진단을 받았다고 한다. 오랜 설사로 힘이 없고, 하루에 서너 번씩 화장실에 가서 설사하는데 시원하지 않고 가끔 피가 섞여 나온다. 뱃속에서는 물소리가 꾸룩꾸룩 자주 나서 민망할 정도이고, 냄새 나는 트림과 더부룩한 증세가 심하다. 음식을 밖에서 주로 사 먹으며, 가정과 직장에서 오랫동안 스트레스를 받아왔다.

▶스트레스를 오래 받은 것이 화근이 되어 장점막의 궤양과 장누수증후군이 겹친 것으로 보고 홀푸드테라피를 적용하였다.

초기에는 한방제제와 함께 장내환경개선을 위해 유산균생성물질을 1일2회 2포씩 복용하다가 차차 감량하였으며, 소화성노폐물을 대사시키고 독성물질 흡수를 차단하여 장의 에너지활성과 점막재생을 돕기 위해 글루타민앰플, 효소제, 흑과립을 병행하였다.

궤양성대장염은 음식의 알레르기와 밀접한 관계에 있으므로 우유 제품과 밀가루음식과 산 분비를 촉진하는 커피 섭취를 피하도록 했다. 가벼운 염증이라 2개월 이내에 호전되었지만 자가면역질환과 관련되는 만성질환은 여러 해에 걸쳐 꾸준히 치료해야 한다.

◎ 설사가 심해요, 궤양성대장염 WFT / 통통허증

한약 : 생강사심탕, 시함탕 外(단호박식혜, 생감자즙, 우엉차 활용)

Nutrients : 유산균생성물질, 글루타민(비타민B₁₂), 효소제(브로멜라인, 프로테아제)

Food(Mind) : 흑과립 3g 1일 3회, 현미누룽지(현미水), 찹쌀마죽, 복합과일탕(당근, 양배추, 바나나, 사과, 파래, 토마토)

─ 스트레스로 인한 급체 심한 복통(45세, 女)

한 여성이 배를 움켜쥐고 약국에 기어 오듯 들어와 의자에 앉는다. 얼굴은 노랗게 질려 있고, 손으로 명치 부근을 잡고 건드리지도 못할 만큼 아파서 숨쉬기조차 힘들다며 의자에 기대 가만히 고개를 숙인다. 한참 지나서야 그 여성은 말을 시작했다.

신경을 많이 써야 하는 직업을 가진 여성인데 피곤하게 일을 많이 한 후에 배가 고파 빵을 하나 사 먹었더니 한 조각 먹고 나서 바로 가슴이 후벼파듯 아프기 시작했다는 것이다.

평소에 속쓰림과 위염증세로 병원에서 처방을 받아 약을 복용 중인데 통증이 심각해 119를 부르려다가 약국으로 왔다고 한다.

▶ 최근에는 급체환자를 약국에서 자주 만나는데, 허증보다는 스트레스로 인한 실증환자가 많은 편이다. 이 환자는 간열(肝熱)과 흉부의 열담(熱痰)에 사용하는 한방과립을 차례로 먹고 금방 숨이 쉬어진다고 하여 소화제물약(아티초크)과 가레오앰플을 섞어서 같이 주었더니 한 번 먹고 거뜬히 일어났다. 약을 이틀 분 더 가지고 돌아갔으니 응급실이 따로 없다. 급한 경우 가정에서는 울금이나 강황가루에 소금물과 천연식초를 섞어서 복용하는 것도 도움이 된다. 음식만 조심한다면 위장병의 노이로제에서 점차 탈출할 수 있을 것이다.

평소 성격이 예민한 사람은 신경을 쓰거나 피곤한 일이 겹쳤을 때 밀가루나 고기 한 조각으로도 체할 수 있다.

소식을 하거나 백 번 이상 씹으려고 노력하거나 죽 종류를 먹는 것이 좋다.

○ **스트레스로 인한 급체 심한 복통 WFT / 빼빼실증**

한약 : 소합향탕, 소시호탕(메밀, 보리식혜, 동치미, 연라환 활용)

Nutrients : DDE(가레오)앰플, 생약소화제물약(+아티초크)

Food(Mind) : 밀가루음식, 기름에 튀긴 음식 금지, 복합과일탕(양배추, 당근, 브로콜리, 토마토, 바나나, 생감자) 상복

─ 강아지 설사 20kg

단골의 강아지가 설사를 하는데 피가 섞여 나와 걱정을 많이 한다. 동물병원에서 받아온 약을 먹어도 크게 변화가 없는데다 가격이 너무 비싸다며 문의를 해온 것이다. 강아지의 성격이 어떠냐고 물으니 성질이 급하고 까칠하다며 웃는다. 더위를 아주 많이 타고, 산책을 좋아하는데 시간이 없어 밖에 나가지 못하는 날이면 집 안에 있는 물건을 모두 뜯어놓는다고 한다.

▶ 강아지는 원래 사람보다 체열이 높고 열을 발산하지 못하여 염증성 질환이 잘 생기는데, 성격까지 급하다고 하니 열증의 설사(점혈변)에 사용하는 한방제제를 선택하였다. 이와 함께 염증을 없애고 장벽을 정상화 할 목적으로 프로바이오틱스를 활용한 지 하루만에 변이 좋아지고 3일 만에 완치되었다.

강아지의 특성상 평상시에도 매우 찬 성질의 석고(石膏)가 들어 있는 한방제제와 면역증강과 항염작용을 위해 유산균과 오메가3, OPC 추출물을 짜서 사료에 섞어준다거나 쇠비름추출물을 활용하면 좋다. 이 외에도 오이, 여주, 민들레, 알로에 등 차가운 성질의 식재료와 항산화역할을 할 수 있는 야채나 섬유질을 보충하는 것이 좋다.

○ 강아지 점액변 설사 WFT / 뚱뚱실증
한약 : 황금탕 *發熱 腹痛 下利 裏急後重(발열 복통 하리 이급후중)

Nutrients : 프로바이오틱스산제(람노서스) 사료에 섞어서 먹임

Food(Mind) : 흰봉선화꽃잎＋꿀(항염증, 복통, 이질설사의 민간요법)을 활용할

수 있다.

정약사 생각 _ 흰색봉선화꽃잎으로 만든 어머니의 '배아푼디'

아이들이 어릴 때 배가 아프거나 소화가 안 되면 시어머니께서 냉장고에서 꺼내주시던 꿀이 있었다. 내가 약사이면서도 할머니 사랑이라 모른 척하곤 했는데, 아이들은 신기하게도 아프던 배가 나았고, 우리 부부도 배가 아플 때마다 자연스럽게 그 꿀을 떠먹곤 했다.

아이들이 중학교에 입학할 즈음에 어머니가 시골로 다시 내려가셨는데, 어느 날 아들이 배가 아팠나 보다. 냉장고를 열어 그 꿀을 찾다가 할머니가 두고 가신 약병을 보고 우리에게 보여주어 다 같이 박장대소를 했던 기억이 있다.

바나나우유 병에 넣어 비닐로 꽁꽁 싸매둔 병뚜껑 위에 '배아푼디'라는 서툰 글씨가 적혀 있었던 것이다.

'배아푼디.'

배 아플 때 먹으라며 어머님이 적어두신 글이다. 교회 한글학교에서 배운 실력으로 어머니의 평소 말투 그대로 적어두신 글자를 우리 식구들은 오랫동안 비상약으로 잘 보관하고 있다. 식구들과 친지들이 늘 먹고 효과를 보았던 것이니 임상적으로는 검증이 된 셈이다.

'배아푼디'의 주성분인 흰색봉선화 꽃잎에 대해 연구해보리라 생각한 적도 있었다. 그러나 임상하기에 바쁜 나로서는 가는 길이 달라 본초를 연구하시는 분께 알려드렸다.

— 역류성 식도염, 목소리가 안 나와요(52세, 女)

전화 상담을 하는 중년여성인데, 목소리가 나오지 않아 쉬고 있다며 멀리서 전화가 왔다.

수화기 너머로 들리는 목소리가 갈라지고 숨이 찬 느낌이 들어서 한번 오시라고 했는데, 이야기를 들어 보니 증상이 한두 가지가 아니었다. 음식을 먹으면 내려가지 않아 물을 마시는 것조차도 겁이 난다고 했다.

속이 더부룩하고 쓰리며 트림이 심하고 어지러울 때가 많고 기운이 없다. 얼굴 쪽으로 땀이 많이 나고 귀에서 소리도 나며 잠을 못자는 편이다. 이전에는 밥을 잘 먹었는데 소화가 안 되고부터 식사량도 많이 줄었다. 역류성식도염으로 진단을 받아 약을 먹었는데 처음에는 좋았다가 갈수록 목소리가 나오지 않게 되었다.

▶ 속에 열이 있는 환자가 과로와 스트레스로 발생한 열이 오래 지속되어 조직에 영양공급이 되지 않는 열결(熱結)의 상태가 되었다. 즉 그렇게 발생한 열이 인후를 자극하여 진액을 소진시키고 손상을 주어

421

목소리가 나오지 않고, 위장점막도 건조하게 하여 소화기능이 떨어지며 신수(腎水)의 부족으로 이명과 피로를 호소하는 것이다. 또 교감신경이 흥분하여 기(氣)가 역상(逆上)하므로 얼굴 쪽으로 땀이 심하게 나고 커피나 인스턴트식품, 매운음식, 밀가루음식, 육류 위주의 식사가 위벽을 자극하고 괄약근을 약하게 만들어 위산이 역류하게 되었다.

청열(淸熱), 소간해울(疏肝解鬱), 자음(滋陰)을 목표로 한방제제를 선택하였다.

장을 정상화하여 간문맥의 압력을 낮추어 역류를 방지하고, 장간순환을 도와 독소를 제거하고 점막의 재생을 돕기 위해 영양요법을 병행했다. 환자가 피로하여 홍삼액을 타서 물처럼 먹고 다닌 것이 체질과 반대쪽으로 작용한 점을 이야기해주어 이를 중지시키고 메이플수액과 미네랄액을 타서 복용하도록 하였다. 위장증상과 귀에서 소리가 나는 증상 등은 빠른 시간 내에 호전되었지만 목소리는 6개월가량 치료 후에 호전되었다.

직업과 체질상 완전한 목소리는 찾기 힘들었으나 본인은 만족해하였다.

◎ 역류성 식도염, 목소리가 안 나와요 WFT / 빼빼실증

한약 : 황련아교탕, 백호가인삼탕, 시박탕 外(백년초, 양배추, 생감자, 갈대뿌리, 현삼생지황차 활용)

Nutrients : 아미노산, 대사효소제, DDE(가레오)

→ OPC, 간해독제, 유산균생성물질

Food(Mind) : 메이플수액＋미네랄액, 발효식초, 들깨미역국(마늘, 건표고, 보리새우)

── 변을 볼 때마다 아파서 울어요(어린이 변비)(4세, 男)

밥을 잘 먹지 않는 허약한 어린이가 토끼똥을 누면서 변을 볼 때마다 아파서 우는 통에 온 집안이 긴장상태다. 변 보기가 싫어 화장실 가는 것을 무서워하므로 밥도 잘 먹지 않아 변비는 더욱 심해진다. 약국에서 유산균을 사 먹이고 병원에 가서 처방을 받아 약을 먹여도 처음에는 효과가 있었으나 현재는 약을 먹으려고 하지도 않고 큰 효과도 없다.

또래에 비해 체구가 작고 얼굴은 누리끼리하며 말소리가 가늘며 엄마 뒤에 숨어 계속 끙끙거린다.

▶ 비위(脾胃)가 허한(虛寒)하여 밥을 잘 먹지 않고 영양흡수가 좋지 않은 허증의 아이가 장(腸)에도 혈(血)과 진액이 부족해 대변이 토끼똥처럼 굳어버린 상태다. 이에 적용하는 한방제제와 프로바이오틱스 분말을 섞어서 물에 타먹게 하였는데, 다음날 변을 시원하게 보았다며 고맙다고 한다. 이후에 소건중탕(小建中湯)에 황기, 당귀가 더해진 귀기건중탕(歸芪建中湯)과 프로바이오틱스를 영양제 개념으로 꾸준히 복

용하여 성격도 편안해지고 키도 무럭무럭 자라 부모로부터 고맙다는
인사를 받았다.

◎ **변을 볼 때마다 아파서 울어요 WFT / 빼빼허증**

한약 : 당귀건중탕, 대황 末(바나나사과스프, 대추꿀차, 바나나식혜 활용)

Nutrients : 프로바이오틱스(+비피더스)

Food(Mind) : 쇠고기뿌리야채죽(브로콜리, 당근, 시금치+죽염간장)

── **둘코○○ 10정 먹는 30대 주부의 변비(35세, 女)**

시중에 알려진 유명한 변비약 둘코○○를 하루에 열 알씩 먹어 며칠
에 한 통씩 사러 오는 30대 주부다. 우울증치료제와 수면제를 오랫동
안 복용하여 모든 기능이 정지된 듯한 증상을 보였다. 눈은 초점이 흐
리고, 정상적인 생활에 대해 부정적이고 회의적이며 자포자기한 상태
였다.

한 알만 먹어도 설사하는 사람이 있을 정도로 강력한 변비약을
양을 늘려가도 변이 나오지 않으니 변비가 무서워 밥을 먹지 않는다.

▶ 처음에는 밥을 많이 먹어 양명내열증으로 변비약을 먹기 시작하였
고, 살찌는 것이 두려워 밥을 적게 먹고 식사를 불규칙하게 하여 장의
연동운동이 줄어들어 태음병의 허증변비가 되었다. 변이 더 나오지

않으니 변비약 용량을 늘리고 식사량을 줄이면서 갈수록 허증이 되어 모든 기능이 정지된 상태였다.

먼저 당귀건중탕으로 장을 자윤시켜 고질적인 변비가 개선되면서 차차 외식과 인스턴트음식을 줄이고 영양요법을 병행하여 체력이 회복되어 양명병, 소양병에 해당하는 한방제제로 차례로 증치하였다. 어린 시절 가정사로 인해 표현하지 못하는 아픔이 많았고, 성인이 되어서는 외식과 인스턴트식품 등 섭생이 좋지 않아 장환경과 세포막에 이상변화를 가져온 것으로 보고 질 좋은 식사와 함께 이담작용과 함께 장상태를 개선하여 유입되는 독소를 줄여 장과 연관된 뇌가 함께 살아날 수 있도록 홀푸드테라피를 구성하였다. 변비약, 신경안정제, 우울증약, 수면제, 진통제와 같은 약을 전혀 먹지 않고 정상적인 생활을 하고 있다.

얼마나 아름답고 마음이 고운 사람인지 예전을 생각하면 아찔하기만 하다.

◎ **둘코○○ 10정 먹는 30대 주부의 변비 WFT / 빼빼실증**

한약 : 당귀건중탕(當歸建中湯) → 조위승기탕, 대시호탕 外

Nutrients : 프로바이오틱스, DDE, 아미노산(+비타민B_{12}, 세로토닌의 전구물질)

Food(Mind) : 푸룬주스, 미강효소액, 샐러드(참깨소스), 인스턴트식품과 커피제한 건강하던 사람이 양병을 거쳐 음병으로 오기까지 온몸이 혹사를 당하는 경우가 많은데 며칠에 한 번 꼴로 변비약을 몇 통씩 구매하는 젊은 여성들은 시간이 지날수록 효과가 없다는 걸 느끼지만 살이 찔까봐 불안해서 계속 먹는다고 한다.

변비약 용량을 늘려도 배변이 되지 않는 경우는 배가 차고 허해져 장의 연동운동이 안 되는 경우이므로 변비약을 줄이고 먼저 집밥 챙겨 먹는 일이 우선이 되어야 한다.

황제다이어트, 원푸드다이어트, 레몬다이어트, 덴마크다이어트 등 많은 종류의 다이어트법이 있지만 모두 일시적이고 체중조절에만 포커스를 맞춘 것이어서 우리 몸은 거부감을 느끼게 되므로 자구책을 찾게 된다. 그러므로 뇌는 무엇보다 익숙한 음식을 편안하게 기억하므로 질 좋은 재료로 만든 집밥을 챙겨먹고, 많이 움직이는 것이 최고의 다이어트다.

5장

정신신경계 질환

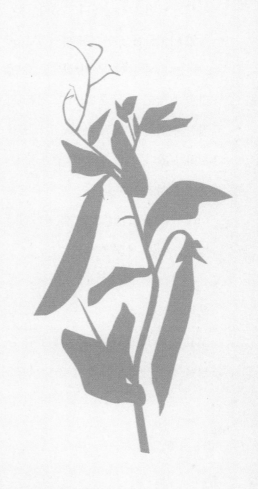

하나

남편이 출근을 하면 그녀는

가위로 와이셔츠를 천천히 자르곤 했다고 한다.

남편은 그런 자신을 무시하고

자신은 남편을 사랑한다고 했다.

착한 아이들은 떡볶이와 햄버거만 사 먹어서 뚱보가 되었고,

그녀는 12시가 넘어서야 집으로 들어간다고 했다.

가슴에 쌓인 열을 풀어주는 한약제제와

장을 편안하게 하고, 뇌세포에 영양을 주는 약을 주었더니

전화가 왔다.

청소를 하고 싶어졌다고

원래 꾸미고 집단장하는 걸 좋아했던 사람이란다.

반찬도 하기 시작했단다.

둘

고도비만인 그녀의 눈은 살벌했다.

말을 붙이기도 힘들고, 눈을 마주보고 앉기도 싫어했다.

원래는 유능한 동시통역가였다고 한다.

한 달 동안 먹어보라고 지어주었던 한약과 영양제

그리고 식이요법을 하고 왔을 때 그녀는

예쁜 원피스와 핸드백을 메고

발랄하게 들어와 인사를 한다.

이런 일이 한두 번인가?

가끔 생각한다.

환자들에게 마음의 길을 열어주고 돕기 위해

어렵다는 정신과를 선택한 의사들이

신경안정제나 우울증 치료제로 답답함을 느끼지는 않을지…

모두 귀한 마음으로 그 길을 택했을 텐데.

난치성질환을 앓는 많은 사람들은 마음이 편치 않다.

또 마음이 편하지 않은 사람들은 대부분 몸이 아프다.

마음을 비워라, 내려놓아라, 모든 걸 맡기라는 말을 많이 하지만

정작 몸과 마음이 편하지 않은 상태에서 그런 말들은 또 하나의

짐이 된다.

그렇게 할 수 없는 자책감에 더 시달리게 되는 것이

허약한 사람들이 겪는 악순환이다.

마음은 몸을 움직이고 몸은 마음을 붙든다.

어떤 사연으로 무너진 몸을 세우지 못하면

마음도 일어나지 못한다.

그러므로 안정제나 수면제는 주변 사람을 편안하게 할지는 모르나,

환자를 회복시키기에는 역부족이다.

그렇게 몸이 회복되고 나면

인간인지라 누구나 꿈꾸는 세상을 살아봐야겠다는 생각을 할 수

있게 된다.

그리고

"당신은 최선을 다해 잘 살아왔어요"라고

자존감이라는 엔진오일을 넣어주고, 눈을 보고 손을 잡아주면

눈빛이 살아나고, 희망이라는 끈이 남의 일이 아님을 알게 된다.

정약사 생각_ 몸이 먼저? 마음이 먼저?

비교적 정신신경계 질환을 앓고 있는 환자들을 도와준 경험이
많은 나로서는 임상적으로 몸을 살리는 것이 무엇보다 우선이라
는 것을 확고하게 깨닫게 되었다.

몸을 살린다는 것은 운동을 통해 신경전달물질의 생성을 높이
고, 좋은 음식을 통해 스트레스로 인한 독소와 환경독소를 해독
할 수 있는 영양성분을 공급하기에 가능한 것이 아닐까 유추해
본다. 타 질환과 마찬가지로 허증과 실증이 있지만 정신과 질환
을 앓는 환자들은 대부분 완전한 허증이거나 너무 과한 사기(邪
氣)로 인해 2차적으로 허증으로 빠진 환자들이므로 치료를 시작

하는 시점에서는 대부분 허증이다.

홀푸드테라피의 관점에서 다양한 각도로 체력과 면역력을 향상시켜 몸을 살림으로써, 일상생활에 지장을 주며 신진대사를 더디게 하는 수면제, 신경안정제, 각성제, 우울증치료제등의 사용을 줄여나갈 수 있다.

임상에서 자주 활용하는 한약과 Nutrients, Food 3요소에 대해 알아보고, 각 증상에 따른 홀푸드테라피 치험례를 살펴보자.

홀푸드테라피의 3요소

— 한약(韓藥)

현대의학에서는 정신신경계질환을 뇌의 문제에 집중하는 데 비해 동
양의학에서는 심장을 포함한 오장(五臟)의 다양한 변화가 정신을 주
관하는 유무형의 심(心)과 생명력의 주체인 신(神)에 영향을 주어 감정
이상으로 발현되며 반대로 감정의 변화에 따라 오장의 기능에도 영향
을 받는 것으로 해석한다.

　정신신경계 질환을 앓는 사람들의 특징을 허증과 실증으로 구분
하여 살펴보자.

　음증(陰證)의 허(虛)한 사람들은 보호받고 싶어 하고
　공상을 잘 하며 소극적이고 결단력이 없다. 또 잘 놀라고
　눈물이 많으며 우울증이나 건망증, 대인공포증이나 불면증,
　기면증을 모두 경험하기도 한다. 또 영양부족으로 인한 두통,
　전신신경통, 어깨통증, 요통, 치통, 월경통 등 다양한 형태의
　통증을 호소하며 신경성소화불량, 설사 등의 소화기질환을
　자주 앓는다.

양증(陽證)의 실(實)한 사람은 화를 잘 내고 과격한 면이 있어 주변 사람들을 힘들게 하고 자기중심적이며 적극적이고 욕심이 많다. 절제력이 부족하며 양이 넘쳐 낮에는 정신이 맑지가 못하고 저녁이 되면 상쾌해져 야행성이 많다. 원색의 옷을 좋아하고 눈에 띄는 것을 선호하고 글씨체가 바르지 못하고 글씨크기가 작으며 말을 더듬거나 조증(躁症)이나 조울증(躁鬱症), 혹은 폐쇄공포증, 도박, 인터넷중독증, 불면증이 많다.

또 담음(痰飮)이 많은 사람은 지나치게 말을 아낀다든가 행동이 느리고 사고를 많이 하며 소극적이고 어혈(瘀血)증인 사람은 화를 잘 내고 조급하며 변덕을 잘 부리고 폭력적이거나 비꼬아 말하는 등 남을 무시하는 경향이 있다.

_韓藥 臨床의 實際(2008年 한국약사고방연구회), p.84~85참조

허증은 소음병한증(少陰病寒證), 궐음병한증(厥陰病寒證), 담음(痰飮)에서 찾을 수 있고, 실증은 주로 양명병(陽明病), 소음병열증(少陰病熱證), 소양병(少陽病), 어혈(瘀血)에서 주로 찾을 수 있다.

빈용한방제제(부록 표1 참조)

실증 : 대청룡탕, 백호가인삼탕, 소시호탕, 대시호탕, 시호가용골모려탕
　　　사역산, 도핵승기탕, 갈근황금황련탕, 삼황사심탕, 황련아교탕

허증 : 반하후박탕, 감초사심탕, 당귀사역가오수유생강탕, 감맥대조탕

　　　가미귀비탕, 영계출감탕, 치자시탕, 팔미환

— Nutrients

멜빈 워바흐(Melvin Werbach) 박사는 영양소가 결핍되면 뇌기능이 변화하고 종국에는 우울증, 불안, 기타 정신질환이 생길 수 있다면서 다음과 같이 말한다.

> 영양이 인식, 감정, 행동에 강력한 영향을 미치는 것은
> 분명하다. 또 전형적인 영양 결핍 질환이 정신 기능에 미치는
> 영향은 영양과 정신의 접점이 빠르게 확장된다는 사실을
> 보여주는 극히 일부의 예에 지나지 않는다는 점도 분명하다.
> 심지어 영양결핍이 없는 사람에게도 엄격한 과학적 검증을
> 거쳐 이루어진 많은 연구에서 영양보충제의 인상적인 효과가
> 입증되었다. _『자연의학』(2009年, 마이클 T.머레이), p.883

우울증이나 자폐증, 알츠하이머, 치매 등 정신신경계질환에서는 세포내 항산화효소와 글루타치온의 농도가 저하되어 있고, 독소와 자유래디칼 생성은 증가되어 있어 세포의 산화스트레스가 많다는 것을

알 수 있다. 또 자폐아와 알츠하이머의 적혈구 세포막에서 불포화지방
산의 농도가 저하되어 있고 대뇌피질에는 지방갈색소가 침착되어 있
는데 이는 미토콘드리아의 산화와 밀접한 관계가 있으며 그로 인하여
조직의 퇴행성변화를 가져온다.

　　뿐만 아니라 장과 뇌의 염증 등으로 인해 과량으로 발생하는 산화
질소가 신경발달에 영향을 주며 혈액뇌장벽(BBB)을 무너뜨려 문제를
발생시킨다. 따라서 장투과성을 낮추기 위해 장기능개선제를 우선적
으로 선택하고, 항산화제로서 비타민C, E, A와 파이토뉴트리언트, 셀
레늄, 글루타치온, 엽산과 함께 필수지방산인 오메가3, 6을 적극적으
로 활용하는 것이 좋다.

빈용영양제

허증 : 아미노산, 실크펩타이드, Niacin, 글루타민, 비타민B군(비타민B12),
비타민C,E, 아연, Fe, 엽산, 효모, CoQ10, 유산균, Hematoporpyrin

실증 : 레시틴, 커큐민, 아르기닌, 오메가3, COA, MSM, Phosphatidyl-
choline, Phosphatidylserine, 은행잎엑스, 비타민C, E, 황금, 길초근,
시스테인

공통 : 유산균생성물질, 프로바이오틱스, L-테아닌, 비타민D, 비타민
B12, 셀레늄, 아연, 글루타치온, 프로바이오틱스, 마그네슘, 비타민B6,
감마오리자놀, 라벤다, 캐모마일, 시계꽃추출물, 운동, 수면

우울증이나 불안증, 불면증 등 정신신경계의 질환이 생기면 세로토닌 수치를 떨어뜨리고 아드레날린 분비를 촉진하는 알코올을 금하고, 과당, 카페인, 청량음료, 초콜릿, 코코아, 차 종류를 줄이는 것이 좋다.

또 혈당치가 떨어지면 아드레날린, 글루카곤, 코티졸 같은 당수치 조절 호르몬이 분비되므로 야간저혈당증 방지를 위해 통곡물과 시리얼, 오트밀, 신선한 야채와 과일을 섭취하여 이를 방지하고, 뇌속의 세로토닌 수치를 높여 질 좋은 수면을 유지하는 것이 도움이 된다.

식물에게 음악을 들려주면 음악의 파동이 식물세포를 자극하여 성장을 유도하듯이 우리 몸이 살아나려면 가장 중요한 부분인 장이 살아나야 하므로 장 속의 주인인 미생물이 좋은 파동을 얻어 건강하게 자리 잡을 수 있도록 도와야 한다. 이를 위해 나쁜 음식을 멀리하고 좋은 음식을 먹으면 미생물에게 좋은 파동을 주어 장과 뇌가 동시에 살아나게 된다.

위장이 약한 허증의 우울증과 불면증에는 세로토닌의 전구물질이 많이 함유되어 있고 에너지활성도가 높은 바나나와 과일을 끓인 과일탕과 바나나타락죽*을 활용하고, 실증의 우울증에는 부신기능저하로 오는 경우가 많아 보리새싹을 비롯한 각종 엽록소, 파래, 미역, 콜라겐

---

*   바나나타락죽은 우유에 쌀과 바나나를 넣고 끓여 만든 죽이다.

생성을 위해 북어와 바지락조개를 상복하면 좋다.

또 우울증, 불면증, 공황장애 등의 정신신경계 질환의 호전을 돕기 위해서는 먼저 햇볕을 많이 쬐고 운동을 하여 근육을 강화시키고, 비타민D를 많이 생산하여 신(腎) 기능을 강화시켜 계절적인 기분변화에 민감하지 않도록 한다. 이는 세로토닌과 멜라토닌의 합성에도 도움을 준다. 운동을 통해 근육을 형성하는 일은 체온을 올리고 혈액순환을 도우며 자신감을 회복하는 데 큰 역할을 한다.

홀푸드테라피(Whole Foodtherapy) 치험례

─ 사업실패 후의 공황장애(52세, 男)

건장한 체격의 중년남성이다. 사업을 크게 하다가 실패하고 믿었던 동료와 가족의 배신으로 충격을 받아 폐인이 되다시피 하며 몇 년을 지냈다고 한다.

약국을 찾았을 때에는 조금 기운을 차리고 새로운 일을 시작하려던 시기였지만, 지하철을 타면 수시로 어지러워 주저앉게 되고, 운전을 하다가도 가슴이 갑자기 조여와 언제 죽을지 모르겠다는 불안감이 심해 재기에 대한 마음은 간절하나 몸이 말을 듣지 않는 상태였다. 그 몸으로 하루에 수십 명의 사업파트너를 만나러 다니니, 아무리 신경을 써도 판단력이 흐려져 일이 잘 진행될 리가 없다. 말을 하기가 싫어 멍하니 앉아 있을 때도 많다고 한다.

소변이 시원하지 않으며 작은 동작에도 어지럽거나 불안하고 행동이 불편해 보인다.

▶ 이런 사람이 어디 한둘이던가. 그러나 어떻게 도울 수 있을까를 고민하면서도 문득 모든 것이 욕심에서 시작되었다는 생각을 지울 수가 없다. 나는 어디서 욕심을 부리고 있을까 돌아보게 된다. 이열(裏熱)

과 수독(水毒)이 있는 과묵한 성격의 중년남성이 스트레스를 받아 심열(心熱)이 오래 지속되어 소음병열증(少陰病熱證)이 된 상태다. 상부로 치솟은 열이 뇌세포의 건조와 기능저하로 이어져 대사조절기능이 무너진 상태라 판단하고 한방제제를 선택하였다.

체액을 보충하고 신경세포를 복구하기 위해 미네랄과 TNG, 체력회복을 위해 아미노산복합제를 단기간 활용하고, 소양병으로 가면서 혈관손상을 회복하기 위해 OPC 용량을 높여 간해독제와 병행하였다. 생식은 하루 한 끼 식사대용으로 먹도록 하여 비타민과 효소를 보강하였다.

한 달여 만에 급하게 호소하던 증세는 거의 회복되어 사람들을 만나러 다니는 데 문제가 없었지만, 사업을 시작하게 되면서 한약과립과 OPC, 간해독제, 오메가3를 장복하였다.

회사가 자리를 잡아 약국에 올 때마다 부하직원들을 어떻게 대하면 좋을지 의논도 하니, 약사보다는 요리사나 심리치료사가 주 업무인 듯한 느낌이 들 때가 많다.

● 사업실패 후의 공황장애 WFT / 뚱뚱실증

한약 : 월비가출탕, 소시호탕, 황련아교탕 外(어성초, 미나리, 연근, 녹두)

Nutrients : 미네랄액, TNG, 아미노산(옥타코사놀 화분)

  → OPC(포도씨 소나무껍질추출물), 간해독제(실리마린, 설포라판)

Food(Mind) : 유기농생식(민들레, 솔잎, 케일, 쥐눈이콩, 유기농현미 등)

아주 건강해 보이는 남성인데, 목 디스크, 고혈압, 통풍, 치질, 건망증, 이명, 공황장애 등 자신이 앓고 있는 병명들을 합하면 종합병원이라고 한다.

가슴이 답답하고 잠을 깊이 못 자는 편이며, 머리부터 다리까지 저리고 통증이 너무 심하다.

또 사소한 단어도 기억이 나지 않아 직장생활을 하는 데 어려움이 많다. 성격도 쾌활하고 현재는 별다른 어려움이 없이 잘 지내고 있는데 이렇게 많은 질병이 왔다는 것은 오랜 상처가 있을 것 같다는 생각에 대화가 거의 끝나갈 무렵 조심스럽게 물어보았다.

"어릴 땐 어떠셨어요?"

잠시 정적이 흐르더니 밝고 소탈하던 환자가 이내 닭똥 같은 눈물을 흘렸다. 현재도 성실히 사회생활을 하고 있으며 행복한 가정을 꾸리고 살고 있지만, 어릴 적 가정폭력의 기억이 지속적으로 자신을 괴롭혀왔으며 신체에 통증까지 유발하게 되었음을 긴 대화를 통해 알게 되었다.

▶ 한참 동안 어깨를 들썩이며 울었다. 울만한 데가 마땅치 않았을 거다. 많은 사람들의 우는 모습을 보면서 손도 잡아주고 휴지도 건네주며 등을 쓰다듬어주기도 했지만 이번엔 차분히 기다려주었다.

열결(熱結)이 어혈(瘀血)을 만들고, 어혈로 인해 전신에 영양공급이 방해를 받아 대사질환과 더불어 조직이 영양공급을 받지 못하여 전신신체통으로 이어졌다.

통증은 영양을 공급 받으려고 하는 우리 몸의 자구책이다.

먼저 열결(熱結)과 신허(腎虛), 어혈(瘀血)증세에 사용하는 한방제제와 함께 진액부족을 해결하기 위해 물김치, 고로쇠수액을 추천했다. 그리고 암모니아대사를 위해 아미노산액제, 항염증작용과 세포막재생을 위해 리퀴드오메가3를 먼저 적용하고, 결합조직의 약화로 통증을 유발하므로 실증의 콜라겐합성을 위해 비타민C, E, MSM, 유기농생식을 활용하였다.

심한 어지럼증, 신체통, 사지마비감 등 호소하던 대부분의 증세가 서서히 완화되어 통증으로 인한 정신적인 트라우마에서 벗어날 수 있었다.

오래된 마음의 상처는 몸을 무너뜨린다는 만고의 진리를 확인한 사례다.

○ **어린 시절 가정폭력으로 인한 공황장애 WFT / 빼빼실증**

한약 : 황련아교탕, 사역산, 팔미환 外(어성초, 돼지감자, 쥐눈이콩, 구기자)

Nutrients : 오메가3액제, COA 앰플, 비타민B$_{12}$(취침 전)

　→ 비타민C, E, MSM

Food(Mind) : 물김치(사과, 미나리), 미역국(북어머리, 건표고, 마늘), 삼채김치, 고로쇠수액, 노래 부르기 이런 저런 고단했던 시간들이 감사하다.

억울한 일도 겪어보고, 눈물을 머금고 힘든 시간을 참아도 보고

도저히 내 상식으로는 이해할 수 없는 일도 경험해보고

온몸이 종합병원인 것처럼 아파도 보고

미워하고, 사랑하고, 슬퍼하고, 기뻐하고

분노하고, 용서해왔던 일들이 없었다면

내 앞에 앉아 아픈 데를 이야기하다가

"그때부터였던 거 같아요" 하며

벌겋게 우는 사람들을 보고

맘에 없는 행동을 못하는 내가 어찌 같이 울어줄 수 있을까?

사람마다 오랜 아픔에는

역사적인 순간이 있다.

엄마가 집을 나갔을 때

울고 있는 아버지의 뒷모습을 보았을 때

사우디 공사장에서 열병에 걸렸을 때

사고로 자식을 잃고 혼자 살아남았을 때

한겨울 갓난아기를 업은 채로 시부모에게 맞고 쫓겨났을 때

남편을 알코올중독으로 요양원에 보냈을 때

피붙이 같던 친구에게 배신을 당했을 때

…

많은 사연을 보았다.

딸이 몸이 약해 학교 갈 시간에 깨우지도 않았던 엄마가

약대에 보낼 생각으로 세뇌를 했을 리는 없는데,

엄마는 누가 내 이마에 '약(藥)' 자가 붙어 있다고 했다고 늘 말했었다.

그래서 나는 고등학교를 졸업하면 약대에 가는 줄 알았다.

엄마의 세뇌건 하나님의 뜻이건 간에

이렇게 살도록 계획되어진 것 같다.

어려운 사람들과 아픈 사람들과 뜻을 펼치지 못한 사람들과

울어볼 생각도 하지 못했던 사람들을 만나 울고 웃으며

먹먹한 가슴으로 책상에 돌아와

직원 몰래 눈물을 찍어내는 일이 운명이라면 운명일까?

이 깊은 충만을 어찌 표현할 수 있을까.

소설책이 시시해 밀쳐버리고,

드라마는 이미 막장이 아닐 정도로 막장인

그 많은 사람들의 인생이야기와 함께할 수 있으니

다시 태어나도

몇 분간의 이야기로 환자를 돌려보내는 의사보다는

손을 잡고 눈을 보고 그 병이 어디서부터 어떻게 왔는지를

들어주고 들려주는 약사이고 싶다.

환자로 와주었던 모든 분들이 나에겐 천사였다.

— 피아노학원 원장의 조울증(37세, 女)

미혼의 피아노학원 원장인데, 학원을 왕성하게 경영해오다가 우울증으로 치료를 받는 중이었지만, 갈수록 의욕이 없어 학원을 접을까 생각 중이다.

상담 중에도 계속 밖에 나갔다 들어왔다 하며 한 순간도 의자에 지긋이 앉아 있지 못한다. 목소리가 들떠 있고, 본인 말로는 집에서 울었다 웃었다 한다고 한다. 눈이 매우 따갑고 추위를 많이 타며, 얼굴이 붉어질 때가 많고 얼음물을 자주 마시며 자주 구역질이 난다. 장이 오래전부터 약하여 소화불량과 변비, 설사가 심하며 배가 가끔 틀어쥐게 아프다.

한약은 역겹고 부작용이 많아 절대 못 먹겠다고 하여, 자율신경실조증과 부신저하로 인해 신경전달체계가 무너진 것으로 보고 소장의 기능부터 살리는 것을 목표로 영양요법과 음식치료를 병행했다.

▶ 내가 체력이 없고 컨디션이 좋지 않았다면 대응하기 버거운 환자였다. 그러나 경영이라는 무거운 짐과 상관없이 그녀가 피아노건반을 행복하게 누르는 장면을 상상하며 대화를 이어나갔다. 장이 '제2의 뇌'라는 말처럼 예민한 사람들의 장은 미생물의 부조화에 따라 세로토닌의 합성이 저하되어 사소한 자극에 민감해진다. 그러므로 가장 우선적으로 유산균생성물질을 물에 희석하여 공복에 하루 종일 소량씩 마시게 하고, 유기농죽과 과일탕으로 식사를 대신하여 독성물질의 유

444

입을 줄이고 영양물질을 흡수할 수 있도록 하였다.

오메가3액제와 글루타민함유앰플을 장점막, 세포막재생, 항염작용을 목표로 오전 오후로 나누어 복용하게 하고 취침 전에 허약체질자의 신경영양제로 VtB12와 테아닌 등을 사용했다. 오랫동안 겪어왔던 복통과 변비, 설사가 줄어들면서 체력이 빨리 회복되었고, 말하는 느낌과 대화하는 방식도 차분하게 달라지고 자신감을 갖게 되었다. 이후에도 홀푸드테라피를 꾸준히 한 결과, 우울증 약과 수면제 등을 복용하지 않고도 다시 학원을 운영할 수 있게 되었다.

◎ 피아노학원 원장의 조울증 WFT / 통통허증

한약 : 없음(감맥대조탕, 영계미감탕, 감초사심탕 方意)

Nutrients : 유산균생성물질, 오메가3액제 7ml/1일, 글루타민제앰플(오전),
　　　　　비타민B12, hematoporphyrine, 테아닌(취침 전), PC, PS

Food(Mind) : 복합과일탕(바나나, 사과, 양배추, 토마토, 당근), 샐러드(아보카도,
　　　　　케일, 치커리, 달걀노른자), 바나나조청주스(취침 전)

― 휴직 중인 직장인의 우울증(38세, 男)

깡마른 삼십대 남자가 다급한 목소리로 진통제를 많이 먹어봤는데 효과가 없으니 가장 강력한 진통제를 달라고 한다. 어디가 아프냐고 물

어보니 턱관절이 빠질 듯이 아프다는 것이다.

식사는 잘하는 편이고 몸이 아주 마른 편인, 본인 말로는 예민하다고 하나 말투가 부드럽고 예의가 아주 바르다. 조금만 신경을 쓰면 손가락 발가락이 비틀어질 때가 많고, 잘 때 식은땀이 많이 나며 전신 통증이 심해 약을 복용하면 더 아픈 느낌이고 잠이 잘 오지 않는다.

기분이 한번 가라앉으면 일주일 이상 밖에 나가지 않고, 정리정돈에 관해 강박증이 있다.

스트레스를 받으면 목이 조이는 느낌이 들어 공포감에 시달리므로 어지간한 일은 피하려고 한다.

▶ 자존심 하나로 버텨왔다는 걸 알 수 있는 눈빛이었다.

간기울결(肝氣鬱結)에 의한 진액부족, 기체(氣滯)와 담결(痰結)의 매핵기(梅核氣) 증상으로 판단하고 한방제제를 선택했다. 먼저 간혈(肝血)부족으로 인한 해독기능의 저하와 장독소를 개선하고 신경세포재생을 위해 아미노산과 조혈비타민, 프로바이오틱스를 적용한 후에 관절을 지지해주는 결합조직의 복구를 통해 통증을 완화할 목적으로 MSM과 실크펩타이드를 활용했다. 취침 전 바나나타락죽으로 근육이완과 신경안정에 상승효과를 이루어 빠른 시간 안에 회복되었다.

◎ 휴직 중인 직장인의 우울증의 WFT / 빼빼허증

한약 : 시호계지건강탕, 반하후박탕 外

Nutrients : C.O.A +TNG (신경세포재생, 에너지대사, 해독), 프로바이오틱스

Food(Mind) : 바나나타락죽-취침 전에 따뜻한 우유와 바나나를 갈아서 섭취, 식생활에 문제가 있을 경우(외식, 정크푸드 등) 유기농생식 추가

— 폐경 이후 오랜 스트레스로 인한 우울증(62세, 女)

내성적으로 보이는 조용한 중년여성이 머뭇거리며 약국에 서 있어서 필요한 게 있으시냐고 물으니 이야기 좀 할 수 있겠냐고 한다. 아무리 바빠도 시간을 내드려야 할 상황인 듯했다.

몸이 무거워 움직이기가 싫고, 사람 만나기도 겁이 나며, 작은 일에도 눈물이 나고, 세상을 살아갈 자신이 없다고 한다. 젊은 시절 오랫동안 몸고생 마음고생을 하면서 많이 지친 상태였다. 다리는 O자형으로 틀어져 걷기가 힘들고, 등이 자주 결리며, 온몸의 통증으로 이렇게 살아서 뭐하나 하는 생각이 들어 우울하다고 하지만, 아직도 눈빛은 살아 자신만의 생각을 쏟아내는 모습이다.

얼굴은 허여말간하고 푸석하며 사지를 만져보니 촉촉한 느낌이다.

신경을 쓰면 명치가 답답하고 매운 음식을 좋아하지만 설사를 하므로 조심한다.

밥을 잘 먹고 활동적이며 마른 체격이었던 중년부인이 언제부터인가 살이 찌기 시작하면서 조금만 먹어도 더부룩하고 갑갑해 식사량을 많이 줄인 상태다.

▶ 누가 봐도 우울증이지만 나는 그녀의 몸속이 훤히 들여다보였다. 여기저기 막혀 있는 혈관과 더러운 노폐물과 맘속의 응어리들이 켜켜이 쌓여 있는 몸이. 혈(血)을 보충하면서 습담(濕痰)을 없애고, 스트레스로 인한 간열(肝熱), 심열(心熱)을 해결할 수 있는 한방제제를 통해 몸이 가벼워지면서 마음도 함께 편안해지고 대변도 좋아졌다.

만성염증과 손상된 세포막을 보강하고 미세순환을 돕고 세포의 활성을 높이기 위해 오메가3, 6(CoQ10)제를 선택하였고, 에스트로겐 우세증을 해결하기 위해 간해독영양제와 식물성여성호르몬(+항산화제)을, 장내환경개선과 진액보충, 갱년기허열을 개선하기 위해 바나나콩국과 백김치를 상복하기를 권했다.

프로바이오틱스와 대사효소제를 장복하여 전신의 통증이 줄어들고 기분이 밝아져서 몸과 정신이 함께 살아나는 것을 느끼게 되었다고 한다. 중년의 무서운 습담(濕痰)이 해결되지 않았다면 영양소와 음식으로는 역부족이었을 것이다.

한약 : 방기황기탕, 당귀작약산, 시함탕(팥잉어탕, 미나리, 울금, 대추 활용)

Nutrients : 오메가3, 6(CoQ10), 간해독제(밀크씨슬, 엽산, VtB) →

식물성여성호르몬(+VtB, Fe), 대사효소제(브로멜라인, 프로테아제, 커큐민)

Food(Mind) : 바나나콩국(세로토닌, 레시틴), 백김치, 볼테라피, 몸살림운동

추천, 집 안의 물건 버리고 정리하기, 모임에 참석하기

— 사별 후의 우울증(65세, 女)

부부금슬이 좋았던 남편과 사별한 후에 2년을 매일 산소에 찾아가 울면서 지내다가 가슴이 두근거리고 갑자기 무서운 생각이 들면 잠이 오지 않고 어지러워서 일어나지를 못한다며 약국 의자에 앉아 하소연을 한다.

밥맛이 없어 거의 밥을 먹지 못하고 가슴을 두드려 멍이 든 흔적이 있다.

실증으로 보이는 면이 없지 않았으나 어릴 때부터 식사를 잘 못하고 늘 소극적이며 말소리가 기어들어갈 듯한 모습으로 보아 먼저 체력을 보충해주자는 생각으로 영양요법을 구성했는데 빠른 시간 내에 호전되어 실증에서 허증으로 진행된 케이스임을 알게 되었다.

▶ 2년을 매일 산소에 찾아가 울었다는 것은 아무나 할 수 없는 실증

의 행동패턴이다. 내 곁에 남편이 없는 시간을 상상해본다. 아마도 나는 평소보다 더 열심히 살지 않을까 생각하며 혼자 웃었다.

흉부의 허열(虛熱)과 중초의 양기부족으로 인한 허증의 담음(痰飮), 기상충(氣上衝), 장조(臟躁)현상을 해결하기 위해 한방제제를 선택하고, 원기회복과 소장의 정상화, 해독을 위해 글루타민, COA앰플, 신경세포재생을 위해 취침 전에 비타민B12, 바나나조청주스를 섭취하여 어지럼증이 빠른 시간 내에 개선되고 체력이 좋아졌다.

효소, 흑삼으로 마무리하여 가슴이 답답한 느낌도 사라지고 피로할 때 비타민만 먹었을 때와는 전혀 다른 느낌이라면서 공부도 하고 취미생활까지 시작하여 활기차게 생활하고 있다. 시간이 지나면 어느 정도 해결될 일이지만 작은 증상들로 고통 받을 때 어떻게 처리하고 넘어갔느냐에 따라 노후의 건강이 달라진다는 것을 이야기하고 싶다.

◎ **사별 후의 우울증 WFT / 빼빼허증**

한약 : 영계출감탕, 감맥대조탕, 치자시탕

Nutrients : 오전-글루타민, COA, 취침 전-TNG(VtB12, Hematopor-phyrine) → 효소제(브로멜라인, 설포라판 등) 흑삼 1일 1회

Food(Mind) : 바나나조청주스(취침전:Mg공급, 세로토닌분비활성)

60대 중반 낯익은 남자분이 파스를 집어 오셔서

"3000원입니다" 하니

"내가 댁하고 인연이 있지요" 하신다.

"네? 저를 아세요?"

"댁은 나를 몰라도 나는 댁을 잘 알지요.

울 집사람이 아주 좋아했었지.

우리 아들 약도 잘 지어줬고."

전혀 기억이 나지 않는데

나를 잘 아는 듯 말씀하신다.

"아 그러세요? 그러면 단골이시겠는데,

사모님 성함이 어떻게 되시죠?"

"강충지(가명), 이제 이 세상 사람이 아니에요.

마누라 생각나면 가끔 여기로 약 사러 와요."

스물아홉 큰 아이 임신해 약국을 시작해서

아이가 청년이 됐으니 몇 년 째인가

아이가 아이를 낳아서 올 때도 있고

노인들은 많이 돌아가시고

시집살이 하소연하던 젊은 주부들은

시어머니가 되어 손자 손을 잡고

나이 들어 힘들다며 울상이 되어 온다.

중학생이던 까까머리 남학생들은

노총각이 되어 초라하게 다니기도 하는데

제일 가슴 아픈 사연은 수심 가득한 모습으로

한 손에 빵을 들고 전하는 이런 사별소식이다.

아내와 남편들이여 부디

건강하게 오래 살아남아

빵으로 라면으로 시간을 죽이게도 말고

젊어서 알아버린 한(恨)을 나이 들어 되갚자고

속없는 몸부림을 치지 말자.

우리 모두

한때는 시고 떫고

미숙한 과실들이었으니.

6장

피부질환

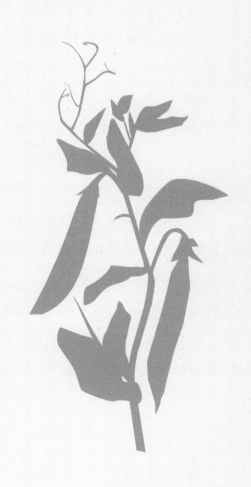

들어가기

어떤 주부가 피부연고를 사러 왔다. 아주 가볍게 트러블이 일어났는데 연고를 바르고 싶다고 한다.

"증세가 심하지 않아 안 발라도 될 것 같은데요?" 하고 보니, 정작 온몸이 말이 아니다.

"여기가 더 심한 것 같은데요" 하니 거기는 괜찮다고 한다.

피부가 벌겋게 달아올라 있고, 건드리면 톡 터질 듯 진물이 고여 있는데, 병원에 다녀도 낫지 않고, 이미 20년이 지난 병이니 거긴 그대로 놔두고 멀쩡했던 데가 가려우니 연고를 달라는 얘기였다.

누누이 이야기하지만, 몸은 유기체로 하나인데, '여기는 포기하고, 저기는 살려야 하고'가 될 일인가.

건선으로 진단받은 지 25년이 다 되어가고, 20년 이상 병원에서 약을 처방받아 먹고 있는 50대 직장여성이라고 했다.

대변 소변 수면상태 식습관 생리상태 주증세 병력 등 하나하나 물어보니, 자신은 하루도 쉬지 않고 열심히 살고 있고, 단지 요즘 조금 피곤할 뿐이라며 다부진 목소리로 대답했다.

갑상선수술, 제왕절개수술, 다리골절수술 등 수술을 여러 번 했으며 여러 가지 증상들이 복잡하게 섞여 있다. 결혼 전 몸무게와 지금의 몸무게, 식습관 등을 물어보니, 출산 직후부터 급격히 몸에 변화가 일어났다고 하는데, 보통 산후의 문제와는 다르다는 걸 느꼈다.

"산후조리는 잘 하셨나요?" 하고 넌지시 물어보았다. 씩씩하던 분이 잠시 조용하더니 울먹거린다.

"시아버지한테 맞고 살았어요. 다리도 그래서 부러진 거예요."

"…"

사연이 많지만 이쯤에서 그만하자.

재기발랄했던 한 여성이 산후조리도 제대로 못하여 기혈(氣血)이 부족한 채로 차마 말할 수 없는 고통과 충격적인 상황들에 시달리면서 흉부의 열(熱)과 어혈(瘀血)이 겹쳐 대사가 느려지고 세포가 상하게 된 것이다.

젊은 날은 타고난 정기(正氣)와 남아 있는 혈(血)과 진액(津液)으로 버티고 살았지만 시간이 갈수록 밑천이 드러나버리고, 열은 안으로 응축되어 순환이 되지 않게 되면서 사지말단으로 영양공급이 어려워졌을 것이다.

그러던 어느 날, 작은 알러지가 나서 피부병 약을 먹고 연고를 바르면서 버텨왔으니 피부에게만 살짝 인사치레를 했을 뿐, 몸속에서 일어난 일은 돌볼 겨를이 없었을 것이다.

우리가 소위 말하는 피부연고제나 피부병치료제들은 어느 정도 몸이 정상적일 때까지만 제 기능을 한다. 알레르기약을 계속 먹을수록 용량만 늘어나고 효과가 예전보다 못하다면 자신의 생활습관과 식습관, 그리고 지나온 시간들을 돌아볼 필요가 있다. 우리 몸은 세균과 바이러스보다 힘든 시간들을 견뎌내느라 면역세포가 균형을 잃고 약해져 무너지기 때문이다.

피부를 아무리 우수한 현미경으로 들여다본들, 그 진한 사연들이 보일까? 그런 사연을 들을 만한 시간은 또 있을까?

피부병 저 너머에, 고질병 속에, 불치라고 소문난 다양한 병명들 속에 숨어 있는 아픈 이야기와 어려웠던 사정들을 끄집어내는 것이 비과학적이라고 말하는 사람들도 있을 것이다.

여름에도 양말을 신고 자야 한다는 그 환자에게 홀푸드테라피를 시작했을 때, 그 어떤 약보다도 피부병이 거기서부터 시작됐음을 이해해주는 사람이 있다는 사실에 자신을 맡기고 싶어 했다.

피부질환은 피부병이 아니다. 모든 병적인 상태의 결과물이며, 모태로부터의 환경과 자기가 살아온 시간과 먹은 음식과 생각들의 집합체다.

공부하는 동료들끼리 만나면 피부병은 가족이 아니라면 피하고 싶다는 말을 많이 한다. 물론 피부연고나 스테로이드제 등 대증요법을 제외한 것을 말한다. 그만큼 피부병은 어렵고 변수가 많아 환자와 고통을 함께해야 하는 질환이기 때문이다. 더군다나 먹거리와 환경이 좋지 않은 요즘 시대는 더 심각하다.

피부병으로 오랫동안 고생하는 사람은 몸도 마음도 모두 피폐해져 사회생활을 거의 못하는 경우가 많다. 한 사람이 '세상'이라는 울타리에서 벗어나 우울하게 지내야 하는 이유도 참으로 가지각색이라는 생각을 하게 한다.

그러나 피부를 피부로만 보지 않고 우리 몸 전체를 보고 치료하면, 멀고 어려운 길이긴 하지만 안 될 일이 없다.

소소한 피부병은 말할 것도 없고, 도저히 해결되지 않던 피부병이 치료되어 다시 원래의 자리로 돌아가 일을 하고 공부를 할 수 있게 되었을 때마다 마음속으로 어려운 과제를 끝냈다며 스스로를 다독이곤 했다.

여러 가지 생각이 교차한다. 무표정하고 억눌려 있는 모습의 환자들과 만나, 포기하고 싶을 정도로 힘들고 부정적인 반응들과 싸우면서 이겨냈던 시간들과 웃음기 없던 환자의 얼굴이 환해졌을 때가 떠올라서다. 피부를 만지면서 슬그머니 웃던 사람들의 면면이 떠오른다.

누구에게나 평범한 그 피부를 소중하게 만지던 손이.

임상에서 자주 활용하는 한약과 Nutrients, Food(Mind) 3요소에 대해 알아보고, 각 증상에 따른 홀푸드테라피 치험례를 살펴보자.

― 한약(韓藥)

한방에서는 피부라는 용어대신 주리(腠理)라는 개념을
사용한다. '주리(腠理)'의 주(腠)는 '살결 주' 리(理)는 '다스릴
리'로서 피부는 몸의 상태를 나타낸다는 의미가 내포되어 있다.
그래서 피부상태는 체표에 연결되는 기육(肌肉)과 근육 또
그들과 연계된 장부까지도 고려해야 한다.

피모(皮毛)는 폐(肺)가, 기육(肌肉)은 비(脾)가, 혈맥(血脈)은
심(心)이, 근(筋)은 肝(간)이 주관한다는 한방적 기본이론에
따라 각 부위에 다양한 형태로 피부병이 발생한다. 또 이들
장기가 기능을 다하지 못하여 노폐물을 처리하지 못하고
양기가 훼손되면 신(腎)기능에도 영향을 주어 병이 깊어진다.
그러므로 피부병이 단지 표(表)에 나타난 태양병(太陽病)뿐만
아니라, 육경병 전반에 걸쳐 나타날 수 있는 질병으로
바라보아야 한다.

피부병은 주로 가려움증, 동통, 발진, 구진, 수포, 농포,
색소침착, 종창, 발열 등의 증상이 나타나는데, 환자의

한열허실(寒熱虛實)에 따라 분비물, 각질, 냄새까지도 다르게 나타나므로 세밀히 관찰하여 증치해야 한다.

실증은 가려운 부위가 확실하게 구분이 되어 있고, 탄력이 있으며 구진이 열을 동반하여 붉은 색을 띠고 있다. 반면에 허증은 가려운 부위가 전체적으로 퍼져 있으며 탄력이 없으며 구진이 작은 편이며 흰색을 띤다.

또 진액이 부족해 열증상을 나타내는 건성피부도 허증과 실증으로 나누어 볼 수 있는데. 실증은 각질이 두껍고 허증은 각질이 얇은 편이다.

진물이 많이 나는 습성피부도 실증은 분비물의 점성과 냄새가 강하며 허증은 분비물이 묽고 냄새가 없는 편이다.

_韓藥臨床의 實際, 以導傷寒論 講座, 한약제제 활용을 위하여 참조

피부병의 증세도 체질과 생활환경에 따라 나타나는 양상이 다르며 치료방법도 달라진다.

양인(陽人)의 경우에는 열(熱)과 습(濕)을 동반하여 통증과 가려움증이 동시에 나타나기도 하고, 속열이 심해지면 만성적인 진액부족으로 이어져 건조하면서 가려움이 심해질 수도 있다. 반대로 음인(陰人)들은 영양결핍으로 인한 피부의 허열(虛熱)과 건조증으로 가려움증이나 약간의 통증이 있을 수 있고, 만성적인 기(氣)의 순환장애로 피부에 습(濕)이 쌓이면 두드러기가 생기기도 한다.

병인(病因)에 따른 빈용한방제제

병정(病情)	병인(病因)	빈용한방제제
영양결핍성	허로병, 진액부족, 혈부족	자감초탕, 건중제, 팔미, 육미지황환
한냉성 피부	찬기운에 노출, 음기상충	당귀사역사오수유생강탕, 오수유탕
지루성 피부	이열(裏熱), 끈적한 땀 냄새	월비가출탕, 인진호탕
담마진	간기능저하, 과로로 두드러기	소시호탕, 대시호탕, 사역산, 십미패독산
어혈성	비생리적인 혈액이 순환 방해	온경탕(虛), 대황목단피탕, 계지복령환(實)
건성피부	이열(裏熱)로 피부의 건조	맥문동탕(虛), 백호가인삼탕, 죽엽석고탕(實)

— **Nutrients**

스트레스로 교감신경이 흥분되면 과립구가 증가하여 위·십이지장궤양, 급성신장염, 돌발성난청, 뾰루지, 심한 여드름 등 조직파괴에 의한 질병이 발생한다.

반면에 지나친 휴식이나 운동부족 혹은 과식으로 부교감신경이 우위를 차지하면 림프구가 증가하여 알레르기반응을 일으키므로 자율신경계가 균형을 이룰 때 건강한 상태를 유지할 수 있다.

특히 피부질환에 있어서 가장 불편한 증상인 소양증은 혈액이 부족하여 피부 쪽으로 혈액을 공급받으려고 긁어대는 경우와 반대로 대사되지 못한 중간독성물질이나 유해세균 등으로 인해 혈액 중의 독소가 많아졌을 때 생긴다. 그러므로 모두 허실의 구별이 필요하다.

한방에서는 피부를 주관하는 폐(肺)와 대장(大腸)을 표리관계로 보는데, 이는 인체면역계의 60~70%를 담당하고 있는 회장의 GALT와도 관련이 깊다. 회장에서는 대장에서 역류해 오는 세균으로부터 보호받기 위해 면역세포들이 존재하는데 이를 'Peyer's patch'라고 부르며 일종의 림프결절이다.

소장은 잘 소화된 단백질, 지방, 탄수화물을 통과시켜 영양소로 흡수하여 에너지를 생성하고, 소화되지 않은 세균이나 박테리아, 이물질 등 큰 분자의 물질의 유입을 막는 역할을 한다. 이때 작은 손가락 모양의 융모가 영양분을 흡수하는데 이 융모는 무수한 미소융모로 덮혀 있다.

그런데 소화성노폐물이나 스트레스로 인한 활성산소, 장내세균의 불균형, 과음, 저산증, 식품첨가제와 스테로이드, 소염진통제와 같은 의약품 등이 원인이 되어 소장점막의 미소융모(micrpvilli)가 손상되면 점막의 면역기능을 강화하는 IgA의 기능이 저하되고 벽돌처럼 가지런히 쌓여 있던 장벽의 세포 사이가 느슨해지면서 투과성이 증가해 거대한 이물질이 체내로 흡수된다.

흡수된 거대분자가 간독소로 작용하여 간을 손상시키고, 이 거대분자를 병원균으로 오인하여 항체가 생성되어 면역체계를 혼란시키므로 알레르기, 두드러기, 과민성대장증후군, 피로, 건선, 류마티스, 크론씨병, 여드름, 아토피 등의 각종 질병을 유발한다. 이러한 현상의 주원인이 되는 장점막의 균열현상을 '장누수증후군'이라고 하는데, 장벽을 통과한 독소가 혈관계를 따라 퍼짐에 따라 피부에 충분한 영양소가 공급되는 것을 막고, 면역기능장애를 일으켜 피부질환을 악화시킨다.

그러므로 피부질환을 치료할 때 피부와 관련된 폐(肺)를 위주로 주변 장부인 간(肝)과 심(心), 그리고 장누수증후군을 위주로 한 장기능의 정상화를 위해 아르기닌, 베타인, 콜린, 비타민 등의 간해독영양제와 항산화제, 프로폴리스, 흑삼, 오메가6, 아연, 철분, 프로바이오틱스, 유산균생성물질, 비타민A, B, C, E, 코엔자임Q10, 히알루론산, 글루타민 등을 한방제제의 방의에 따라 활용하면 좋은 효과를 거둘 수 있다. 또 스테로이드를 남용하게 되면 피부의 콜라겐층이 약해져 건조현상이 심해지므로 건선이나 아토피와 같은 피부병의 근본치유가 어렵게 된다. 이에 아연, 비타민C, 유황화합물을 활용해서 보강할 수 있다.

일반적으로 건강한 피부를 유지하기 위한 가장 보편적인 방법은 비타민C, E와 스피루리나, 피부를 활성산소로부터 보호할 수 있는 식물성항산화제로 천연과일야채즙이나 엽록소분말 등을 적극적으로 활용하는 것이다.

피부병 중에서 난치병에 속하는 아토피의 식이치료에 대해 알아보자.

대부분의 피부병은 나쁜 식습관에 의해 위장에서 발생한 음식찌꺼기가 혈액을 타고 들어와 항원이 되거나 혈액을 탁하게 만들고, 또 혈액이 부족한 경우 야식이나 폭식으로 위장을 지치게 하여 발생하는 경우가 많다. 그러므로 전자의 경우는 식생활교정으로, 후자의 경우는 대장과 신장의 부담을 줄여주기 위해 저녁부터 아침까지 위장을 비워주는 것이 좋다.

아토피질환은 각질이 약하고 저항력이 없어서 진물이 나거나 혹은 영양상태가 좋지 않아 껍질이 벗겨지는데, 이는 콜라겐의 부족상태를 의미하므로 북어껍질이나 바지락, 양파, 파래, 버섯, 양배추, 피망, 파프리카 등을 먹는 것이 좋다.

또 건강한 점막을 조성하기 위해 당근, 단호박, 표고버섯, 양배추, 토마토, 사과, 콩, 생감자 등을 활용하고, 보혈작용과 항산화제의 의미로 무청이나 보리새싹을 사용할 수 있다.

폐열을 낮추고 대장의 압력을 내리기 위해 식이섬유나 무청, 케일즙, 미역국을, 독성물질의 흡착과 장의 기능회복을 위해 흑과립을 활용하기도 한다.

심한 가려움증이나 두드러기에는 외용제로 미나리즙이나 흑삼원액, 쌀뜨물을 사용하면 스테로이드가 들어간 연고에 비해 부작용없이 가려움증을 완화할 수 있다.

아토피 환자의 대부분은 저산증으로 음식물을 분해하거나 살균하지 못해 장의 상태가 나빠진 경우가 많으므로 매실원액이나 식초, 백김치를 활용한다. 면역세포를 조율하는 helper T 세포를 활성화하고, 유해균의 증식을 적극적으로 억제하기 위해서 프로바이오틱스와 함께 쇠비름효소도 유용하다. 생활 속에서는 화학세제, 화장품, 가전제품에서 나오는 전자파 등 환경요소를 차단하고, 적절한 온도와 습도를 유지하고 천연섬유로 된 옷을 입는 것이 피부호흡에 좋다.

그 외 대부분의 피부질환은 대장을 비워주는 것이 피부의 열을 낮추는 데 도움을 주므로 저녁식사를 유기농생식으로 대체하거나 12시간 이상을 금식하는 것도 세포의 복구에 도움이 된다.

열이 많은 양인의 경우라면, 술이나 담배, 기름진 음식, 매운 음식을 피하고 물을 자주 마시고, 찬 물수건으로 피부를 식혀주는 것이 좋다. 식재료 중에서는 메밀, 박, 참외, 미나리, 오이, 보리밥, 열무김치, 치자, 민들레, 국화, 박하(부록편 표3-3 주변 식재료의 성미귀경 참조) 등 차고 시원한 성질의 식재료를 찾아 음식을 만들고, 알로에가 함유된 팩이나 겔타입의 수분로션을 바르고, 피부에 영양을 줄 수 있는 달맞이꽃 종자유나 보라지오일, 칼슘, 흑과립 등을 활용하면 청열해독과 보습을 동시에 할 수 있다.

상대적으로 식사량이 적고 열 생산이 많지 않은 음인의 경우라면 따뜻한 성질의 소화가 잘되는 음식과 바지락, 부추, 쇠고기, 구기자, 맥문동, 당귀, 목이버섯, 꼬막, 오디, 매실, 두릅 등 보혈보음(補血補陰)에 도움이 되는 식재료를 사용하고, 밍크오일이나 양유크림 등을 도포하며 활동량을 줄이고 휴식을 취하는 것이 좋다.

홀푸드테라피(Whole Foodtherapy) 치험례

― 아토피, 진물이 나고 피가 나도록 긁어요(18세, 男)

아토피를 앓고 있는 고등학교 남학생이 아는 분의 소개로 엄마와 함께 찾아왔다. 병원도 한의원도 약국도 많이 다녀봤기에 환자도 가족도 모두 반신반의하는 표정이었는데, 너무 답답해서 의논이라도 하고 싶어서 왔다고 한다.

학생의 피부상태가 너무 심각하고, 사춘기 남학생들의 섭생을 잘 알기에 아는 사이에 힘들어지고 싶지 않아 음식조절 잘 하고 잠을 일찍 자고 수분섭취 잘 하라고 설득해서 보냈다. 그만큼 난치병과의 싸움은 길고 힘든 싸움이다.

그러나 얼마 후에 가족회의를 했다며 약을 먹어보겠다고 하여 치료를 시작하게 되었다.

나무껍질처럼 말라 있는 피부와 피부 사이로 진물이 흘러 나와 옷에 달라붙어 있을 정도였으니 가려움증은 오죽 심했을까. 상태가 너무 심해 학교에서 친구들과 어울리기 힘들어 휴학 중이다. 배는 고픈데 밥이 넘어가지 않아 두 숟가락 정도를 오랫동안 씹어 먹는다. 밤에는 긁느라 너무 괴롭다. 뜨거운 음식을 먹기 싫어하고 손발이 차며 대변을 3일에 한 번 보는데 굵고 딱딱하다. 배에서 꼬로록거리는 물소리가 많이 나며 평소에는 땀이 없지만, 운동을 하면 많이 난다. 잠이 잘 들지 않아 밤늦게 자고 아침에도 늦게 일어난다.

▶ 요즘 흔한 남학생들의 생활패턴이다. 어디서부터 어떻게 시작해야 할지 오래 고민한 끝에 우선 밥을 먹어 영양이 피부에 공급이 될 수 있도록 해보자 하는 마음으로 처방을 구성하였다.

투약하는 동안 증치를 하면서 한약은 여러 가지 처방이 사용되었다. 진액부족증과 위열(胃熱)을 해결하였고, 장의 조열(燥熱)에 조위승기탕을 함께 사용하여 안정을 찾아갔다. 영양요법은 처음에는 유산균 생성물질과 효소를 사용하여 장점막을 살리고 소화흡수기능을 도왔으며, 차차 식사량이 늘고 조직이 만들어지기 시작하면서 세포의 재생을 위해 실크펩타이드, 염증반응억제와 세포막강화를 위해 오메가3, 이담작용과 독소배출 지방소화를 위해 DDE(가레오)를, 면역기능강화를 위해 아라비녹실란을 차례로 추가하였다. 수분공급과 미네랄조성을 위해 고로쇠수액이나 메이플 수액으로 모든 약의 상승작용을 기대했다.

표피층과 진피층이 살아나 혈액공급을 받을 수 있게 되면서 피부점막이 살아났으며 장상태가 개선되어 대변을 보는 데 많은 호전이 있었으니 기본적인 건강을 회복한 셈이다.

1년 정도 투약하고 거의 완치되었지만, 면역력을 올리는 데는 수년의 시간이 필요하다. 좋아졌다가 나빠졌다가를 반복하며 잠시 휴약

기간도 있었지만 꾸준히 복용해주어 감사하다. 잘 생긴 얼굴로 돌아와 씨익 웃던 수줍은 남학생의 모습을 보니 흐뭇했다. 앞으로 섭생하는 데 따라서 얼마든지 재발할 수 있으니 모든 면에서 조심하라고 일렀지만, 재발한다고 해도 처음으로 되돌아가지는 않을 것이다.

◎ 아토피, 진물이 나고 피가 나도록 긁어요 WFT / 빼빼실증

한약 : 맥문동탕, 길경석고탕, 사역산, 조위승기탕 外

Nutrients : 유산균생성물질, 실크펩타이드, 식물성 오메가3, 소화(대사)효소, DDE, 아라비녹실란(상품명;베타칸)

Food(Mind) : 청량음료, 인스턴트식품, 기름에 튀긴 음식 금지, 집밥 챙겨먹기, 12시 이전에 잘 것, 복합과일탕(바나나, 토마토, 사과, 양배추 등), 메이플 수액, 오행초효소, 백김치

*치료 전후의 사진을 첨부한다.

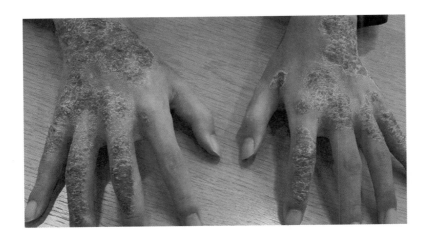

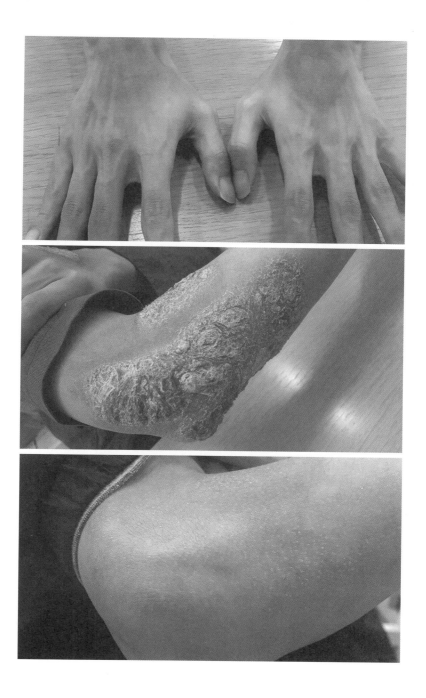

40대의 여성이 도○○크림을 사러 왔다가 약국에 진열된 기미주근깨에 바르는 기능성화장품을 보고 효과가 좋은지 물어본다. 얼굴을 보니 거무틱틱하고 윤기가 없으면서 눈도 피곤해 보여 크림이 효과가 있느냐 없느냐가 문제가 아닌 모습이었다.

"대변은 잘 나오세요?"

"아 어떻게 아세요? 변비는 워낙 오래된 병이라… 20년도 넘어서 그건 괜찮아요" 하는데 목소리에 짜증이 묻어난다.

그건 괜찮고 이건 고쳐야 하고… 대부분의 환자들은 그렇게 생각한다.

"그럼 크림은 사지 마시고, 5일분만 약을 드릴 테니 대변이 어떻게 달라지는지 한번 보세요. 변비약은 아니에요" 했더니, 지푸라기라도 잡아보고 싶은 눈치로 달라고 한다.

한방과립과 함께 이담과 간해독, 신진대사를 돕기 위해 이담제와 프로바이오틱스는 계산하지 않고 주었는데 5일을 먹고 환한 얼굴로 나타났다.

얼굴이 환해졌으니 내심 자신을 가지고 "변은 좀 어떠셨어요?" 했더니 처음으로 신기하게 변비약을 안 먹고 변을 잘 보았단다.

이제 뾰족했던 마음이 조금 편해진 듯싶어 제대로 살펴보려고 하니 담배냄새가 몸에 배 있다. 술이며 담배며 일회용음식이며 아무 생각 없이 먹고 마시면서 몸을 방치하고 살았다고 인정한다. 왜 그랬느냐고 여느 때처럼 설득하고 호통치고 고치라고 하고 싶었지만, 나이가 들고 보니 내 눈에 맞지 않는 모든 일들에는 다 이유가 있더라.

▶ 가끔 환자들을 보면서 생각한다. 책에서 배운 대로 열심히 사는 것과 전혀 다른 모습으로 사는 것의 차이가 무언가 하는… 세월호 아이들이 배에 갇혀 어른들의 말을 잘 지켜내는 것이 온전한 답이라고 믿고 있었던 것처럼 도처에서 바보 같은 기준에 사로잡혀 살고 있는 나 자신을 발견하곤 한다.

이열(裏熱)과 간기울결(肝氣鬱結)에 의한 진액부족으로 변비가 생기고 순환이 되지 않아 얼굴에는 때처럼 기미가 생긴 상태로 이에 해당하는 한방제제를 선택하였다.

이와 함께 이담제와 프로바이오틱스, 식초로 독소배출과 위장관의 살균작용을 돕고, 다음으로 항산화제와 오메가3, 시스테인·콜린제로 염증반응을 억제하고 간해독과 세포재생을 기대했다. 보혈(補血)과 간열해소를 위해 무청, 민들레 그리고 엽산과 마그네슘 보충을 위해 파래를 활용하였고, 2개월가량 투약 후 영양요법으로 전환하였다.

독소로 인해 몸에 배 있던 체취도 줄어들고 만성피로와 변비를 해결함과 동시에 여자들의 로망인 깨끗하고 맑은 피부를 갖게 되었다. 얼굴이 좋아지면 몸이 좋아졌다는 증거다. 몸이 좋아졌는데 얼굴이 나빠질 수는 없는 일이다. 그것이 증치(證治)다. 술과 담배를 끊을 수 있으면 금상첨화련만.

◎ **기미와 변비 WFT / 빼빼실증**

한약 : 길경석고탕, 맥문동탕, 사역산 外(죽순, 보리식혜, 메밀, 백김치 활용)

Nutrients : DDE + 프로바이오틱스(비피더스)

→ 비타민C, E, 오메가3, 6, 간해독제(시스테인 콜린)

Food(Mind) : 유기농생식(무청, 민들레, 파래 外), 산야초식초

--- **고3 남학생의 여드름(19세, 男)**

고3인데도 불구하고 여드름 때문에 스트레스를 받아 피부과 치료를
주기적으로 하며, 미용클리닉 등 안 해본 것이 없다고 한다. 늘 피로하
고 변비가 심하며 대변을 볼 때 피가 나온다. 말이 없고 듬직한 성격
에 부모에게는 둘도 없는 효자인데 공부를 해도 능력이 오르지 않아
옆에서 보기에 안쓰럽다. 얼굴이 칙칙하고 검붉은 피부색에 기름기가
많으며 머리도 비듬이 많고 끈끈하며 체취가 강하다. 찬물을 많이 마
시고 행동이 느리며 꼬치, 라면, 햄버거를 거의 매일 사 먹는다. 클리
닉을 꾸준히 다녀서인지 피부표면은 매끈한 편이지만 건드리기만 하
면 터질 것 같은 염증이 수두룩하다.

▶ 이열(裏熱)과 수독(水毒)이 함께 있으면서 표(表)가 닫혀 있어 피지
가 분비되지 못해 얼굴에 기름기가 많고 여드름이 심하며, 심각한 피
로와 항문출혈 변비가 있어 그에 해당하는 한방제제를 선택하였다.

이와 함께 간해독영양제와 이담제로 변비를 해결하고 피부에 필요한 지용성 영양성분의 대사를 도와 얼굴이 윤기가 돌고 말갛게 좋아졌다. 천연식물성 세안제로 피지와 염증을 제거하고 보습유지를 위해 천연오일과 알로에겔을 추천했다.

피부의 안과 밖에서 동시에 치료하여 빠른 시간 안에 피부가 건강해짐을 보고 만족스러운 표정이었다. 얼굴이 좋아지니 다시 예전으로 돌아가기 싫어 식생활 등 많은 것을 조심하고 있다는 소식을 전해 들으며, 새로 태어난 기분일 것이라고 상상해본다.

◐ 고3 남학생의 여드름 WFT / 뚱뚱실증

한약 : 월비가출탕, 대시호탕, 육미지황탕(녹두, 메밀, 팥, 수박껍질, 칡 활용)

Nutrients : 프로바이오틱스(비피더스), DDE, 간해독제(아르기닌, 레시틴)

Food(Mind) : 천연추출물세안제(황금, 백년초, 티트리 등), 천연오일, 알로에겔

— 중년부인의 다리에 생긴 궤양(65세, 女)

환자와 대화하는 것을 듣고 있던 어느 중년부인이 상담을 하고 싶어 한다. 체격도 얼굴색도 좋아 보여서 아픈 데는 별로 없는 것 같다.

그런데 잠을 깊이 들지 못해 늘 뒤척여 피곤하다. 반듯하게 누우면 더 잠이 안 오고 꿈에서도 계속 일을 하는 것 같다. 또 허리디스크가

심해 주사를 맞으면서 버티고 있다. 최근에는 등과 오른쪽 가슴에 대상포진이 심해 몇 달 고생했다며 불편한 증상을 계속 호소했다. 그러나 여기까지는 평범한 증상들이었다. 정작 본인이 포기하고 숨겨둔 고민은 따로 있었다. 그것은 바로 다리에 생긴 염증인데 항생제로 수개월을 계속 치료해도 낫지 않고 썩은 우물이 고인 것처럼 움푹 패여 있었다. 항생제로 낫지 않는다면 피부로 혈액이 잘 갈 수 있게 만들어 살려줘야 할 일이다.

▶ 처음 생겼던 작은 상처가 잘 낫지 않았다가 다리 부종이 심해지면서 혈행이 나빠져 상처부위가 재생되지 않은 것으로 보고 혈(血)보충과 어혈(瘀血)제거, 수습담(水濕痰), 기충(氣衝)으로 인한 하지부종을 해결하기 위해 한방제제를 활용하였다. 신경초의 회복을 위해 비타민 B12, 염증억제와 콜라겐생성, 혈행개선을 위해 MSM 프로바이오틱스를 초기에 활용하고, 통통한 허증의 습담체질과 중년부인의 혈관 탄력성회복을 목표로 OPC추출물과 오메가3를 위주로 영양요법을 꾸준히 병행하였다. 조금씩 궤양의 부위가 좁아지면서 2개월가량 지났을 때에는 살이 차오르기 시작하여 정상적인 피부로 마무리되었다. 사진을 찍어놓지 못한 것이 아쉽다.

◉ **중년부인의 다리에 생긴 궤양의 WFT / 통통허증**

한약 : 당귀작약산, 방기황기탕, 시호가용골모려탕 外

Nutrients : MSM 2g, 프로바이오틱스, VtB12 → 오메가3(+CoQ10), OPC

Food(Mind) : 매운 음식, 밀가루음식 주의, 살이 차오를 동안 심한 운동 금지, 죽순동아껍질탕(죽순과 동아껍질을 1:5로 달인 것)을 마신다.

— 어린이 아토피 성장부진(5세, 男)

단골의 아들이 땀을 너무 많이 흘린다며 보약을 먹어야 하는지 물어 본다. 아이스크림을 하루에 두 개씩 사주어야 하고 밥을 엄청 잘 먹 는데도 살이 찌지 않는다.

손발이 차고 손가락 마디가 가시처럼 뼈만 남아 있는 형상이다. 키 가 크지 않아 걱정이며 너무 활동량이 많아 한시도 가만있지 않아 늘 곁에 붙어 있어야 한다. 그러나 정작 심각한 문제는 접히는 부분마다 아토피가 심해 진물이 나고 밤에 긁느라 잠을 설치는 점이다. 여러 가 지로 안쓰러웠다.

▶ 이열(裏熱)이 심한 아이가 땀을 많이 흘려 혈과 진액이 빠져나가 피 부가 약해진 상태로 보고 한방과립제를 선택하였고, 폐(피부)와 장(점 막)을 정상화하기 위해 실크펩타이드와 프로바이오틱스를 병행하여 폐기를 살려 순환을 돕고 조직재생을 도왔다. 이열증(裏熱證)이 있으면 혈부족을 동반하므로 쇠고기육전으로 야채샐러드 만드는 법을 알려 주어 식단 속에서 비타민, 미네랄, 단백질을 공급하도록 했다.

열이 많은 아이들은 단맛을 좋아하고 정서적으로 들떠 있어 바나나조청주스를 시원하게 만들어 아침저녁으로 먹이고 과자종류를 제한했다. 2~3개월 복용하는 동안 피부도 좋아지고 차분하게 변했으며 키도 많이 자랐다고 엄마가 좋아하였다. 이후에는 키 크는 약으로 전환하였다.

○ **어린이의 아토피 성장부진 WFT / 빼빼실증**

한약 : 백호가인삼탕, 사역산, 소건중탕 外

Nutrients : 실크펩타이드, 프로바이오틱스

　　　→ 베리주스(+아연, 비타민C), 미네랄

Food(Mind) : 과자류, 청량음료 제한, 바나나조청주스, 쇠고기육전샐러드

　　　(치커리, 청경채), 미강효소

— **나무껍질 같은 피부, 1년째 구내염(50세, 女)**

20년 전, 같은 동네에 살았던 단골이 다시 이사를 왔다면서 놀러왔다. 처음 본 순간, 얼굴이 좋지 않아서 그동안 못 본 사이에 집안에 무슨 일이 있었나 생각했다. 모르는 체 장난처럼 놀렸더니 실제로 피부 때문에 걱정이 태산이라고 한다. 나무껍질처럼 피부가 말라 있고, 세로 줄이 얼굴에 그대로 드러나 있으며 주름이 너무 많다.

입안은 해진 지 1년이 됐는데도 낫질 않아 통증 때문에 말이 어눌

하다. 입이 마르고 온 입속이 다 터져 있다. 온몸의 진액이 말라 마른 고목과 같은 상황이 된 것이다.

▶ 이열(裏熱)로 인한 진액부족 상태에서 조직에 영양공급이 되지 않아 자윤(滋潤)이 필요한 상태다. 간열(肝熱)과 기충(氣衝)을 내리는 한방과립과 영양제 앰플만 5일분을 드렸는데, 3일째 와서는 얼굴을 좀 보라고 한다.

이틀째 스킨을 바르는데, 얼굴에서 때가 계속 나와서 밀어내고 세수하고 다시 스킨을 바르고 하며 두세 번 벗겨내고 났더니 얼굴이 달걀피부처럼 매끌매끌해졌다는 것이다.

죽어 있던 세포가 살아나니 곁에 달라붙어 있던 각질들이 떨어져 나갈 준비를 하고 있다가 스킨을 만나서 때처럼 나왔던 거 아니겠냐고 이야기해주었다. 이후에 한 달여 치료 후 입안이 완전히 나았고, 외출할 때마다 얼굴을 보여주고 싶다며 약국에 들렀다가 가곤 하였다. 귀부인을 보는 듯 딴사람이 되었다. 나는 이 예를 통해 한약으로 몸의 순환을 바로 잡아주고, 세포의 재생을 위한 영양소를 적절히 공급하는 융합의 효과가 얼마나 빠른가를 절감하게 되었다.

○ 나무껍질 같은 피부, 1년째 구내염 WFT / 빼빼실증

한약 : 영계미감탕, 시호가용골모려탕, 맥문동탕, 길경석고탕 外

Nutrients : 글루타민, COA (citrulline, ornithine, arginine) → 흑삼, 비타민B_{12}

Food(Mind) : 유기농죽(현미, 흑미, 쥐눈이콩, 신선초 外), 간장우엉차(미네랄)

마음이 온전해야 몸도 온전해진다

글은 오래전부터 써왔지만, 책을 쓸려고 마음을 먹은 건 2013년부터다.

약국에서 많은 사람들을 만나 투약하고 이야기를 나누면서 나도 함께 성장해왔던 이야기와 일반인들보다는 조금 더 아는 짧은 지식을 나누고 싶은 생각 때문이었다.

그러나 내 실력이 바닥이라는 것을 알게 되었을 뿐 아니라, 내가 하려고 하는 말들은 너무나 완벽한 문장으로 이미 만들어진 책들이 많아 주저앉곤 했다. 이 정도면 전문가를 위한 책이 아니니 괜찮지 않을까 결심을 하게 된 즈음에는 내 몸이 말이 아니었다. 내 몸도 말이 아닌데 누구에게 건강을 이야기한단 말인가 해서 또 주저앉았다. 주변을 챙기느라 관심을 갖지 못해, 여기저기 구멍이 나고 해진 내 몸을 제법 튼튼하게 갈무리하고 보니 자신감이 좀 생겼다.

그런데 또 다른 문제가 생겼다. 그동안 상담하면서 아픈 사람들의 마음을 살피고 챙기며 많은 사람들에게 위로를 전하고 질병을 고쳐주곤 했지만, 정작 내 마음은 그들보다 힘든 상태였다는 것이 마음에 걸렸다. 그러나 감사하게도 이 책을 낼 수 있도록 마음의 평화가 찾아

왔다. 손을 잡고 위로를 전하는 내 마음이 온전해져 환자들의 아픔을 제대로 어루만지고 힘을 더해줄 수 있게 되었다. 벅찬 감동으로 약을 짓고 눈을 마주보고 이야기를 나눌 수 있는 시간이 찾아와 천천히 책을 다듬어 세상에 내보내게 되었다. 공부는 이제부터 시작이다.

남의 것은 남의 것이라 하고, 오직 내 이야기를 담아내고자 노력했다. 이 책은 내가 쓴 책이 아니라, 나를 이 자리에 있게 한 모든 것들의 몫이며 살아온 것도 살아갈 날도 내 뜻이 아니므로 자유롭다.

많은 분들에게 조금이라도 도움이 되는 수고이기를 바란다. 아니 단 한 분이라도….

부록

빈용한방제제

출처;한약제제활용을 위하여(2019年 趙九姬), 이도상한론강좌(2008년 李承吉), 한약제제학(2015年 대한약사회)

표1-1 태양병의 빈용한방제제

桂枝湯 계지탕	太陽中風 脈陽浮而陰弱 嗇嗇惡寒 淅淅惡風 翕翕發熱 鼻鳴乾嘔者 桂枝湯主之 식욕이 왕성하지 않고 감기에 자주 걸리는 허증체질이다. 평소에는 땀이 없으나 감기에 걸리면 주리가 튼튼하지 못해 땀을 흘리며, 콧물. 코맹맹이 소리를 하며 바람이 싫다. 두통, 발열, 신체통은 마황탕에 비해 완만하다.
桂枝加龍 骨牡蠣湯 계지가용 골모려탕	夫失精家 少腹弦急 陰頭寒 目眩髮落 脈極虛芤遲 爲淸穀亡血失精. 계지탕증으로 신경성으로 오는 탈모나 손발에 땀이 많고, 꿈을 많이 꾼다. 아랫배가 땅기고 음경 끝이 냉하고, 기억력이 감퇴하며 몽교(夢交)나 유정(遺精)을 한다.
蔘蘇飮 삼소음	허증체질의 종합감기약, 익기해표(益氣解表), 이기화담(理氣化痰) 위장이 허약한 사람이 감기에 걸려 발열 두통이 있고, 습담으로 콧물, 가래기침을 한다. 오심, 구토 등 소화장애에도 활용한다.
香蘇散 향소산	풍한사(風寒邪)에 의한 감기증세와 신경이 예민하고 비위허약으로 수습과 기가 울체되어 오심, 구토, 복부팽만 등 소화장애가 자주 오는 경우에 사용한다.
麻黃湯 마황탕	太陽病 頭痛發熱 身疼腰痛 骨節疼痛 惡風 無汗而喘 麻黃湯主之. 감기에 잘 걸리지 않고 건강한 근육질의 체질로 평소에는 땀이 잘 나던 사람이 감기에 걸려 주리가 막혀 땀이 나지 않아 오한이 들고, 신체통, 골절동통 증상까지 겸하여 몹시 아프다. 목이 아프거나 목이 쉴 때도 있으며 기침 콧물을 동반하기도 한다.
葛根湯 갈근탕	太陽病 項背强几几 無汗惡風 葛根湯主之 마황탕증으로 초기 감기에서 어느 정도 진행한 상태로 땀이 나지 않고, 진액부족으로 뒷목이 뻣뻣하고 전신이 찌푸둥하며 코가 뻑뻑하다. 염증이 잘 생기므로 축농증이나 눈다래끼, 피부 깊은 곳의 염증에 자주 활용한다.
葛根湯加 川芎辛夷 갈근탕가 천궁신이	外感風寒鼻塞症 땀이 나지 않고, 머리가 무겁고 어깨 뒷목이 뻐근한 느낌, 근육결림 증세에 코가 막히고 누런 콧물이 난다. 만성비염, 축농증에 활용한다.

九味羌活湯 구미강활탕	解表除濕, 兼淸裏熱-濕熱, 身重, 骨節痛, 四肢痛, 發汗, 惡寒 음부족으로 갈증을 느끼고 골절이 아프며 평소에도 수습을 끌어들여 몸이 무거운 체질로 표에 수독이 있는 마황탕에 비해 표리에 모두 수습이 걸려 있어 몸이 무겁다. 기본적으로 신음허증(腎陰虛證)을 내포하고 있으며 습열(濕熱)이 있는 신경통에도 활용.
大靑龍湯 대청룡탕	太陽中風 脈浮緊 發熱惡寒 身疼痛 不汗出而煩躁者 大靑龍湯主之. 마황탕보다 더 실하고 체질이 좋은 사람으로 열이 나며 오한이 나고 신체통이 심하며 땀이 나지 않는다. 체열이 많고 갈증이 심해 찬 것을 찾고 번조(煩躁)하고 몸이 무겁다. 성격이 급하고 활달하며 과격하고 인내심이 부족하다. 줄담배를 피거나 달달한 음식을 즐기며 고열과 함께 가래기침.
銀翹散 은교산	但熱不惡寒而渴者 辛凉平劑 銀翹散主之 평상시 식욕이 왕성하고 체열이 있는 체질로 풍(風)이 서(暑), 조(燥), 화(火)와 더불어 풍열(風熱)이나 풍온(風溫)이 되어 감염될 때 진액이 손상되어 발열 두통 인후통 등 염증이 잘 생긴다. 감기 들자마자 편도염, 비염 등, 빼빼하고 강단 있는 체질의 고열감기.
小靑龍湯 소청룡탕	傷寒表不解 心下有水氣 乾嘔發熱而咳 或渴 或利 或噎 或小便不利 小腹滿 或喘者 마황탕증으로 맥부(脈浮)하며 가슴 쪽이 냉하여 찬바람을 쐬면 바로 콧물이나 재채기가 난다, 소화가 잘 되지 않고 더부룩하고 혓바닥에 거품같은 침이 고인다. 성인이나 어린아이의 기침가래, 콧물, 천식에 잘 쓰인다.
小靑龍加石膏湯 소청룡가석고탕	肺脹 咳而上氣 煩躁而喘 脈浮者 心下有水 小靑龍湯加石膏湯主之 소청룡탕에 비해 얼굴이 붉고 냉수를 좋아하며 물 같은 콧물재채기증상으로 콧물이 진하고 양이 적다. 표한(表寒)과 이열(裏熱)이 겸한 증상.
麻杏甘石湯 마행감석탕	發汗後 喘家 不可更行桂枝湯 汗出而喘 無大熱者 마황탕증으로 찬물을 많이 찾으며 땀이 끈끈하여 체취가 강하다. 땀을 흘리며 객담이 적어 된기침을 한다. 조담(燥痰)이므로 천증(喘症)으로 호흡이 가쁘다.
麻杏仁甘湯 마행의감탕	病者一身盡疼 發熱日晡所劇者 此名風濕 此病傷於汗出當風 或久傷取冷所致也 몸이 무겁고 환자의 전신이 구석구석 아프며, 저녁 무렵에는 더 괴로워지는 風濕이다. 마행감석탕증에서 찾으며, 힘든 일을 하고 땀이 난 뒤에 바람이나 찬기운을 쐬어 나타난다. 탈모나 피부갑착, 지루성두피나 건선, 습진, 사마귀, 무좀에 자주 사용한다.
麻黃細辛附子湯 마황부자세신탕	少陰始得之 反發熱 脈沈者 麻黃細辛附子湯主之 소음병의 초기에 발열하면서 맥이 침(沈)하며 콧물 재채기가 많고 콧물 가래가 물처럼 줄줄 흐른다. 피부 특히 두피가 따갑고 아프기도 하며 바람을 싫어한다.

표 1-2 소양병의 빈용한방제제

小柴胡湯 소시호탕	傷寒五六日 往來寒熱 胸脇苦滿 默默不欲飮食 心煩喜嘔 或胸中煩而不嘔 或渴 或腹中痛 或脇下痞硬 或心下悸 小便不利 或不渴 身有微熱 或咳者 감기에 걸린 지 며칠이 지나 열이 올랐다 내렸다 하며 입맛이 없어지고 마른 기침을 하며 목이 붓고 아프고 피로하다. 소화가 잘 되지 않고 더부룩하며 입이 텁텁하고 목이 마르고 어질어질하다. 가슴이 답답하여 괴롭고 구역질이 나기도 한다. 누렇고 냄새나는 대하, 유방울혈, 변비, 월경불순 등에 사용.
柴胡桂枝湯 시호계지탕	傷寒六七日 發熱微惡寒 支煩疼 微嘔 心下支結 外證未去者 柴胡桂枝湯主之. 감기 걸린 지 6~7일이 되어 발열하고 복통이 있고 흉협고만, 심하지결(心下支結)로 나타난다. 땀을 흘리며 감기 끝에 기침을 하고 배가 아프다. 피로하면 고환이 당기고 낭습이 심해진다. 감기 후유증이나 여자의 하복통이나 대하, 월경통에 자주 쓰인다.
柴胡桂枝 乾薑湯 시호계지 건강탕	傷寒五六日 已發汗而復下之 胸脇滿微結 小便不利 渴而不嘔 但頭汗出 往來寒熱 心煩者 시호증으로 마른 사람에게 흔하며 땀이 머리로 많이 난다. 쥐가 잘 나며 복동이 심하다. 신경질을 많이 내며 아이들의 경우에는 많이 나대며 팬티가 지저분하다. 피부갑착이 심하며 가슴속이 답답하고 갈증이 나며 잘 때 식은 땀이 난다.
柴胡加龍 骨牡蠣湯 시호가용 골모려탕	傷寒八九日 下之 胸滿煩驚 小便不利 讝語 一身盡重 不可轉側者 柴胡加龍骨牡蠣湯主之 시호증이 있고 소변이 불리하고 변비경향이 있으며 헛소리를 하고 잘 놀라며 온몸이 무거워 돌아눕기도 힘든 경우에 쓴다. 신경이 예민하며 꿈을 많이 꾸고 하체가 붓고 무겁다. 중년부인들의 갱년기장애, 디스크, 남녀생식기질환에 활용
大柴胡湯 대시호탕	先與小柴胡湯 嘔不止 心下急 鬱鬱微煩者 爲未解也 與大柴胡湯 下之則愈 시호증으로 비위가 실(實)하여 입이 텁텁하다고 하면서도 밥을 잘 먹고 흉협부위가 긴장되어 저항감이 있다. 복부의 긴장도가 크고 복만하며 변비경향이 있으며 과묵하다. 소시호탕을 써도 구토가 멈추지 않고 심하가 땅기며 가슴이 답답할 때 쓴다.
四逆散 사역산	少陰病 四逆 其人或咳 或悸 或小便不利 或腹中痛 或泄利下重者 四逆散主之 소음병에서 시호증 중에 얼굴이 누리끼리하며 예민하고 마른 체형에 많다. 손발이 차고 저리며 요통이 있거나 진액부족으로 경련이나 쥐가 잘 나며 기침거나 가슴이 두근거리고 소변이 불리하거나 복통이 있다. 배가 건조하고 땅기는 느낌이 있다. 二本捧
瀉心湯 사심탕	心氣不足 吐血 衄血 瀉心湯主之. (吐衄) 황련증으로 비만한 사람에게서 찾는다. 얼굴이 붉은 편이며 심열로 가슴이 답답하고 괴로우며 불안해 한다. 머리 쪽에 땀이 많고 양팔이 저리다. 心氣가 부족하여 피를 토하거나 코피가 날 때 , 상, 중초간의 승강이 안되어 역류현상이나 속쓰림, 복명(腹鳴)에 사용

葛根黃連 黃芩湯 갈근황금황련탕	太陽病 桂枝證 醫反下之 利遂不止 脈促者 表未解也 喘而汗出者 葛根黃連黃芩湯主之 황련증으로 얼굴과 손바닥이 붉은 편이다. 가슴이 답답하여 문을 열어놓기를 좋아하고, 어깨와 뒷목이 아프다. 대변을 보면 시원하지 않으며 신경만 쓰면 하루에도 여러 번 화장실을 가며 속쓰림, 소화불량, 헛배가 부르다.
半夏瀉心湯 반하사심탕	嘔而腸鳴 心下痞硬者 心下冷 胃內停水 下痢 但滿而不痛者 宜半夏瀉心湯. 황련증으로 중완부위가 단단하며 누르면 통증이 있고 배에서 꾸루룩 소리가 잘 난다. 심하(心下)가 냉하고 구취와 트림, 속쓰림, 대변을 보면 후중기가 있다. 매운 음식을 잘 못 먹고 신경쓰면 화장실에 가야 한다.
生薑瀉心湯 생강사심탕	傷寒汗出解之後 胃中不和 心下痞硬 乾噫食臭 脇下有水氣 腹中雷鳴 下利者 傷寒에 汗出시켜 풀린 후 胃中이 不和하고 心下가 痞硬하며 음식냄새가 심한 트림을 하고 脇下에 水氣가 있어 뱃속에서 우레같은 소리가 나면서 후중기 있는 설사를 한다.
小陷胸湯 소함흉탕	小結胸者 正在心下 按之則痛 脈浮滑者 小陷胸湯主之 흉부 안쪽에 깊은 곳에 열담(熱痰)이 자리잡아 心下를 누르면 아프며, 담을 뱉어내기도 힘들어 컹컹 소리가 나는 기침을 하며 가래가 누렇고 냄새가 난다. 등이 결리고 아프며 속쓰림이 심하고 음식을 잘 못 넘기고 구내염이 잦다.
시함탕 柴陷湯	小柴胡湯 +小陷胸湯 이 합해진 처방 오래된 기침감기에 면역력을 증강. 깊은 소리가 나는 기침, 천식으로 인한 흉통을 경감
黃芩湯 황금탕	太陽與少陽合病 自下利者 與黃芩湯 (太陽과 少陽의 合病) 두통 발열 오한 등 태양병의 표증의 증세를 띠면서 후중기가 있는 설사를 한다. 열성설사로 복통이 심하며 소화불량과 대변에 냄새가 많고 몽글몽글한 점액변을 본다.
梔子豉湯 치자시탕	發汗吐下後 虛煩不得眠 若劇者 必反覆顚倒 心中懊憹 梔子豉湯主之 혀끝의 유두가 딸기처럼 올라오는 치자설이 있고, 허번하여 잠을 이루지 못하고 가슴이 답답하여 괴롭고 한숨을 잘 쉬며 머리에만 땀이 나며 안구출혈이나 결막염 비출혈등의 증상에 사용한다. 주로 감기후유증이나 속쓰림 신경성질환 불면증에 쓴다.

표1-3 양명병의 빈용한방제제

白虎湯 백호탕	三陽合病 腹滿身重 難以轉側 口不仁 面垢 譫語遺尿 發汗則譫語 下之則額上生汗 手足逆冷 若自汗出者 白虎湯主之 (大熱, 大渴, 大汗出 脈洪大) 양명병이열(陽明病裏熱)이 신체전반에 영향을 주어 腹滿하고 身重하며 옆으로 돌아누울 수가 없고 말을 잘 할 수 없고 허가 건조하다. 얼굴이 지저분하고 헛소리를 하며 유뇨(遺尿)가 있고 입맛에 무관하게 음식을 탐하고 빨리 허기가 지며 단맛을 좋아하고 체취가 심하고 밀폐공간을 싫어하며 땀을 많이 흘린다.
白虎加桂枝湯 백호가계지탕	溫瘧者 其脈如平 身無寒但熱 骨節疼煩 時嘔 白虎加桂枝湯主之. (瘧) 석고증(石膏證)으로 발열만 있고 오한은 없다. 두통과 뼈마디마디가 아프고 때로 구역질이 난다. 피부가 건조하며 脈大, 머리에 땀이 많이 난다.
白虎加人蔘湯 백호가인삼탕	服桂枝湯 大汗出後 大煩渴不解 脈洪大者 白虎加人蔘湯主之. 석고증(石膏證)으로 땀을 많이 흘린 후에 몹시 갈증이 나고 등이 시리고 손발이 찬 편이고 성격이 아주 급하다. 피부가 음중처럼 하얗고 관절이 발달하였다. 소변 횟수가 많거나 지나치게 적고 잔뇨감이 있다.
竹葉石膏湯 죽엽석고탕	傷寒 解後 虛羸少氣 氣逆欲吐 竹葉石膏湯主之 석고증(石膏證)이 땀을 많이 흘려 허해져서 진액이 손상되어 허약하고 여위며 숨이 차고 심호흡이 되지 않으며 마른 기침을 하며 토하려고 한다. 장에도 진액이 말라 변비로 고생하는 경우가 많고 식욕도 없어진다. 구갈이 있으며 구설건조(口舌乾燥)한 경우
小承氣湯 소승기탕	陽明病 其人多汗 以津液外出 胃中燥 大便必鞕 鞕則譫語 小承氣湯主之 양명병에서 땀을 많이 흘려 진액이 밖으로 빠져 나가면 胃는 건조해지고 대변은 반드시 굳어지며, 대변이 굳어지면 헛소리를 한다. 대황증으로 腹滿하며 식탐이 많고 피부건조
調胃承氣湯 조위승기탕	太陽病 三日 發汗不解 蒸蒸發熱者 屬胃也 調胃承氣湯主之 태양병 3일에 발한시켜도 풀리지 않고 찌는 듯이 熱이 나는 것은 胃에 속한 다(胃氣不和). 변비나 설사를 하며 가슴이 괴롭고 헛소리를 할때가 있으며 비만하지 않다.
茵蔯蒿湯 인진호탕	陽明病 發熱汗出者 不能發黃也 但頭汗出 身無汗 劑頸而環 小便不利 渴引水漿者 身必發黃 양명병에서 발열하고 땀이 나지 않는 자는 發黃하지 않는다. 치자설이 있으며 목을 경계로 머리에만 땀이 나고 몸에는 땀이 나지 않으며 소변이 불리하고 갈증이 나서 물을 마시면 습열이 훈증하여 몸이 무겁고 發黃한다.

표1-4 태음병의 빈용한방제제

桂枝加芍藥湯 계지가작약탕	本太陽病 醫反下之 因爾腹滿時痛者 (屬太陰也) 桂枝加芍藥湯主之 본래 太陽病인데 태음병정을 띠며 허복만하며 지구력이 없고 눕기를 좋아한다. 조금만 먹어도 배가 부르며 배에 가스가 늘 찬 듯하며 배가 자주 아프다. 설사나 변비가 있고, 복직근이 긴장되어 있다.
小建中湯 소건중탕	虛勞裏急 悸 衄 腹中痛 夢失精 四肢痠疼 手足煩熱 咽乾口燥 小建中湯主之 虛勞病으로서 복직근이 긴장되어 배가 싸르르 아프며 땅기고 動悸가 있고 코피를 잘 흘리며 찬 것을 좋아하고 편식한다. 오래 걷는 것을 싫어하며 자세가 안 좋고 지구력이 부족하다. 수족에 번열이 있고 목구멍이나 입안이 마르고 피부가 건조해서 등을 긁어줘야 잠들며 변비나 설사를 한다.
黃芪建中湯 황기건중탕	虛勞裏急, 諸不足, 黃芪建中湯主之 虛勞病의 환자로서 소건중탕에 비해 복직근이 더 긴장되어 당기고 아프며 피부도 더 건조하고 갑착이 심하다. 땀을 많이 흘린다.
當歸建中湯 당귀건중탕	治婦人産後 虛羸不足 腹中刺痛不止 吸吸少氣 或少腹中急攣痛引腰背 不能食飮 소건중탕에 補血 潤燥하는 當歸를 추가한 처방이다. 부인이 출산 후 매우 허약해지고 야위며 복부에 바늘로 찌르는 듯한 지속성의 아픔이 있으며 호흡이 얕고 아랫배에서 허리와 등까지 당기면서 심하게 아프다. 주로 허증의 변비에 이용되며 산후 허로한 상태의 월경과다, 빈혈, 복통에 활용
理中丸 이중환	吐利 頭痛發熱 身疼痛 熱多 欲飮水者 五苓散主之 寒多 不用水者 理中丸主之 태음병으로 설사를 주로 하며 간혹 변비도 나타난다. 舌은 濕潤하고, 피부에 탄력이 없으며 따뜻한 음식을 좋아한다. 소식하며 배고픔을 잘 모르고 소극적인 성격이다. 위내정수가 있어 물을 잘 먹지 않고, 추운 기운도 싫어한다.

표1-5 소음병의 빈용한방제제

附子湯 부자탕	少陰病 得之一二日 口中和 其背惡寒者 附子湯主之 身體痛 手足寒 骨節痛 脈沈者 少陰病에 걸린 지 1~2일 만에 입맛을 잃어버리고 등이 시리며 몸이 아프고 손발이 차며 骨節이 아프면서 脈이 沈하다. 음부쪽에 바람기를 느끼며 소변이나 땀이 묽고 냄새가 없다. 신경통 부종동통 류머티즘 등에 사용한다.
眞武湯 진무탕	腹痛 小便不利 四肢沈重疼痛 自下利. 其人或欬 或小便利 或下利 或嘔者 眞武湯主之 부자증으로 맥이 약하고 손발이 차며 전신에 기운이 없다. 복부가 연약하며 振水音이 들리고 복통이 있고 설사를 하며 소변이 잘 나오지 않으면서 사지가 무겁다. 머리가 어지럽고 근육이 떨리며 몸이 흔들리는 증상이 있을 때도 쓴다.
四逆湯 사역탕	少陰病 脈沈者 急溫之 手足寒 脈弦遲者 宜四逆湯 부자증으로 전신이 춥고 소변이 맑고 양이 많다. 음증이며 진액부족으로 내(內)에 구급(拘急)함이 있어 사지가 마르고 아프다. 설사, 오한, 궐냉이 있으며 다리에 힘이 없다.
甘草湯 감초탕	少陰病 二三日 咽痛者 可與甘草湯 不差與桔梗湯 少陰病으로 2, 3일이 되어 목이 아픈 경우에는 甘草湯을 투여하고 차도가 없을 경우에는 桔梗湯을 투여한다. 인후가 건조하고 가래가 잘 끼며 소화가 잘 안되고 기력이 없다.
炙甘草湯 자감초탕	傷寒解而後 脈結代 心動悸 炙甘草湯主之 治肺痿涎唾多. 心中溫溫液液者 피로하기 쉽고 脈象이 結代하고 心動悸하고, 손바닥과 발바닥이 화끈거린다. 전신의 피부가 건조하며 마른 기침을 하며 입안이 마르는 감이 있으며 변비경향이 있다. 침이 많이 나오고 흉중(胸中)이 메슥거리고 토하고 싶어진다.
麥門冬湯 맥문동탕	大逆上氣 咽喉不利 止逆下氣者 麥門冬湯主之 음증이나 허열로 피부가 건조하며 찬 것을 찾으나 많이 마시지는 않으며 얼굴이 벌겋게 상기될 정도의 심한 마른 기침을 하며 목이 잠긴다. 식욕이 없으며 기관지점막에 진액을 공급하여 진해, 항균작용을 하며 마른 체형에 많다.
甘麥大棗湯 감맥대조탕	婦人臟躁 喜悲傷欲哭 象如神靈所作 數欠伸 甘麥大棗湯主之 부인이 臟燥症에 걸리면 걸핏하면 상심하여 슬퍼서 울고 싶어지며 울부짖기도 하며 마치 무엇에 들린 것 같고 자주 하품을 하거나 나른해서 기지개를 펴기도 한다. 히스테리나 신경쇠약, 우울증, 소아야제증, 불면증에 활용한다.

黃連阿膠湯 황련아교탕	少陰病 得之二三日以上 心中煩 不得臥 黃連阿膠湯主之 소음병열증으로 가슴이 답답하여 누워 있을 수 없으며 잠이 잘 오지 않고 꿈을 많이 꾼다. 요통, 각약감, 빈뇨감이나 잔뇨감이 있고 성기능에도 문제가 온다. 피부가 건조하며 손발이 저리거나 힘이 없으며 마른 형에 많다.
四逆散 사역산	少陰病 四逆 其人或咳 或悸 或小便不利 或腹中痛 或泄利下重者 四逆散主之 소음병에서 시호증 중에 얼굴이 누리끼리하며 예민하고 마른 체형에 많다. 손발이 차고 저리며 요통이 있거나 진액부족으로 경련이나 쥐가 잘 나며 기침하거나 가슴이 두근거리고 소변이 불리하거나 복통이 있다. 배가 건조하고 땡기는 느낌이 있다. 二本捧

표1-6 궐음병의 빈용한방제제

	當歸四逆加 吳茱萸生薑湯 당귀사역가 오수유생강탕	傷寒論曰 手足厥寒 脈細欲絶者 當歸四逆湯主之. 若其人內有久寒者 혈허하고 下眼瞼血虛가 심하다. 몸에 수독이 많아 마른 형이 아니며 얼굴이 거무스름하면서도 푸르죽죽한 편이다. 바람을 싫어하며 찬 기운을 못 견디며 속이 비면 메스껍거나 머리가 아프다. 아랫배가 냉하며 수족이 차고 맥이 가늘고 끊어질 듯하다.
허증	吳茱萸湯 오수유탕	食穀欲嘔者 屬陽明也 吐利 手足厥冷 乾嘔 吐涎沫 頭痛者 吳茱萸湯主之 식사를 할 때 구역질이 나는 것은 陽明에 속하는데 吳茱萸湯을 쓴다. 안색이 칙칙하고 음산하며 비위가 허해서 피로하거나 속이 비면 메스껍고 두통이 심하며 아랫배가 차고 추위를 탄다. 구역, 설사를 하며 밥을 잘 챙겨먹지 않는 여성이나 노약자의 두통에 활용한다.
실증	烏梅丸 오매환, 乾薑黃連黃芩人蔘湯 건강황금황련인삼탕	

489

표1-7 어혈의 빈용한방제제

當歸芍藥散 당귀작약산	金匱曰 婦人懷妊 腹中疝痛 婦人腹中諸疾痛 當歸芍藥散主之. 下眼瞼血虛, 小便自利 허증의 어혈과 혈부족으로 수독이 정체되어 몸이 무겁고 근육이 연약하며 잘 붓고 날궂이를 잘하며 얼굴이 푸석하고 흰 편이다. 헛배가 부르며 복통 이 있으며 어지럽고 모자를 쓴 것처럼 머리가 무거운 느낌이 있다. 목덜미 가 뻣뻣하고 근육이 이완되어 있다.
芎歸膠艾湯 궁귀교애탕	婦人有漏下者 有半産後 因續下血都不絶者 有姙娠下血者 假令姙娠腹中痛 온경탕에서 진전된 상태로 혈허하며 얼굴과 몸이 누리끼리한 사람의 심한 하혈에 사용한다. 잘 붓고 혈색이 빈혈색이며 소복이 아프며 몸이 무겁고 생리혈이 묽다.
溫經湯 온경탕	暮卽發熱, 少腹裏急, 腹滿, 手掌煩熱, 脣口乾燥. 瘀血在小腹不去 當以溫 經湯主之 아랫배가 차고 하안검혈허가 있으며 피부가 건조하고 입술이나 입이 건조 하다. 외기의 기온에 따라 겨울에는 손이 차고 여름에는 뜨겁다. 에너지가 부족하면 두통을 호소하며 陰氣가 상충하여 嘔氣가 있다.
桂枝茯苓丸 계지복령환	婦人宿有癥病, 經斷未及三月, 而得漏下不止, 胎動在臍上者, 爲癥痼害 배꼽주위에 瘀血塊가 있고 腹動이 있으며 어혈반점과 증상이 두루 나타난 다. 아랫배가 팽만하고 저항감이 있으며 어깨가 아프고 자궁에 출혈이 있 다.
桃核承氣湯 도핵승기탕	太陽病不解 熱結膀胱 其人如狂 血自下 其外不解者 尙未可攻 當先解外 但小腹急結者 실증의 어혈로 상역감, 두통, 현훈, 동계가 있으며 왼쪽 하복부를 스치기만 해도 환자가 통증을 느낀다(左下腹急結), 제반 어혈증상과 함께 월경이상, 출혈 등이 나타나며 정신이상증세를 동반하기도 한다. 월경불순, 고혈압, 뇌출혈, 타박증, 견통 좌골신경통 등
大黃牧丹皮湯 대황목단피탕	腸癰者 少腹腫痞 按之卽痛如淋 小便自調 時時發熱 自汗出 復惡寒. 其 脈遲緊者 膿未成 可下之 當有血. 脈洪數者 膿已成 不可下也 大黃牧丹 皮湯主之 양명병정(陽明病情)으로 식욕이 항진되어 있으며 어혈증상이 두루 나타난 다. 소복부가 붓고 단단한 응어리가 있으며 우측하복부를 손으로 깊이 누 르면 통증이 있다. 소변은 간혹 방울져서 나오거나 색이 진하며 대변이 검 게 나오고 월경량이 적고 색이 검다.

표1-8 담음의 빈용한방제제

防己黃芪湯 방기황기탕	風濕 脈浮 身重 汗出惡風者 防己黃芪湯主之 방기증(防己證)으로 풍습(風濕)을 앓는 사람이다. 식탐이 많으며 몸이 무겁고 신체가 묵직하며 통증이 있다. 주로 상체에 땀이 줄줄 흐르며 바람을 싫어하고 얼굴은 희고 푸석하며 비만한 경향
越婢加朮湯 월비가출탕	裏水者 一身面目黃腫 其脈沈 小便不利 假令小便自利 此亡津液故令渴也 마황탕증으로 밥을 잘 먹으면서도 수독(水毒)이 있는 사람이 주리(腠理)가 닫혀 있어 피부색이 거무죽죽하며 늘 피곤하고 몸이 무거우며 바람을 싫어한다. 온몸과 얼굴이 노랗게 부어 오르며 맥이 沈하다. 소변이 시원하지 않으며 소변색이 탁하고 냄새가 진하다. 신중한 편이다.
五苓散 오령산	太陽病 發汗後 大汗出 胃中乾 煩躁不得眠 欲得飲水者 若脈浮 小便不利 微熱 消渴者 태양병으로 발한하여 땀을 흘린 후에 위가 건조하면 진액이 부족하여 물을 마시므로 위내정수(胃內停水)가 되며 감기증세(미열)와 함께 방광의 기화능력부족으로 소변불리(小便分利), 복통 설사와 갈증으로 물을 마시면 바로 토하는 급성의 토사곽란 증세에 사용한다.
茵蔯五苓散 인진오령산	黃疸病 茵蔯五苓散主之 황달병으로 소변이 잘 나오지 않으며 소변색이 누렇고 갈증이 있고, 구토한다.
猪苓湯 저령탕	傷寒論曰 少陰病 下利六七日 咳而嘔渴 心煩不得眠者 猪苓湯主之 소음병에 하리를 6, 7일간하며 기침하고 구역질과 구갈이 있으며 心煩하여 잠들 수 없고 소변이 잘 나오지 않으며 소변색이 붉고 통증과 잔뇨감이 있다.
茯桂朮甘湯 영계출감탕	傷寒 若吐若下後 心下逆滿 氣上衝胸 起則頭眩 脈沈緊 發汗則動經 身爲振振搖者 계지탕에서 吐, 下法으로 양기가 부족해져 수습(水濕)이 정체된 상태다. 위내정수가 있으며 눈에 눈물이 고이고 부종이 있다. 살갗이 떨리고 어지러우며 심계항진이 있고 소변이 잘 나오지 않으며 대변은 묽게 나온다.
苓薑朮甘湯 영강출감탕	腎着之病 其人身體重 腰中冷如坐水中 形如水狀 反不渴 小便自利 飲食如故 病屬下焦 身勞汗出 依裏冷濕 久久得之 腰以下冷痛 腹重如帶五千錢 苓薑朮甘湯主之 복령증으로 전신부종이 있으며 허리 이하가 차갑고 무겁고 저리다. 소변이 시원하지 않으며 소변을 지릴 때도 있다. 대하가 묽게 나온다. 신경통, 대하, 습진, 야뇨증, 궤양 등.

苓桂味甘湯 영계미감탕	多唾口燥 手足厥逆 氣從少腹上衝胸咽 手足痺 其面翕熱如醉狀 因復下流 陰股 小便難 時復冒者 수족이 저리고 넓적다리 안쪽으로 물이 흘러내리는 듯하다고 호소하며 입안 이 건조하고 잔기침을 하며 신경쓰면 얼굴이 술에 취한 것처럼 붉어지고 잔 뇨감이 있으며 어지럽고 잠을 이루지 못한다.
八味丸 팔미환	虛勞腰痛 少腹拘急 小便不利者 八味丸主之 허로요통(虛勞腰痛)으로 같은 자세로 오래 앉아 있으면 허리가 아프다. 구갈이 있고, 아랫배가 몹시 땅기며 소변이 잘 나오지 않거나 물 마시는 대 로 소변을 본다. 발이 화끈거려 겨울에도 양말을 안 신거나 이불 밖으로 발을 내놓고 잔다. 다리가 약하거나 무릎이 아프고 힘이 없어 잘 넘어지며, 성욕감 퇴, 야뇨증, 피부가 건조
半夏厚朴湯 반하후박탕	婦人咽中如有炙臠 半夏厚朴湯主之 반하증으로 목에 무엇이 걸린 듯한 느낌(梅核氣)이 있으며 간질간질한 기침 과 음음하는 소리를 잘 낸다. 허증체질로 위장이 허약하고 우울증이 있으며 매사에 신중하고 섬세한 편이다. 가슴이 답답함을 호소하고 한숨을 쉬며 어 지럽다.

표2-1 육경병에 따른 영양요법의 유효성분과 기전

		허증(계지탕계열)		실증(마황탕계열)
태양병 太陽病	성분	글루타민 유산균 비타민B 에키네시아 철분	성분	항산화제 비타민C 아르기닌 OPC Mg
	기전	점막강화, 항산화작용 에너지대사 혈,진액보충	기전	항산화 이담 독소배출 배변기능원활 혈관강화 근육이완
소양병 少陽病	성분	철분 아미노산 효모 밀크씨슬 글루타치온 비타민B12	성분	메치오닌 콜린 테아닌 아르기닌 DDE OPC 레시틴 오메가3
	기전	항산화 해독 조혈 이담 세포막강화	기전	지방대사 이담 암모니아배설 혈관강화 세포막강화 혈행개선
양명병 陽明病	성분	대사효소제 아미노산 MSM Mg 비타민C 실크펩타이드 설포라판	성분	알로에 DDE 우루사 레시틴 콜린 유산균 센나 쇠비름
	기전	미네랄공급 콜라겐합성 에너지대사안정 부교감활성	기전	이담 윤장 청열 유해균증식억제 간해독 지방대사
태음병 太陰病	성분	카르니틴 코엔자임Q10 죽염 마늘효소 식초 유산균생성물질	성분	가레오 우루사 Ca/Mg 유산균 레시틴 브로멜라인 흑과립
	기전	점막강화 위장기능활성화 세포대사활성화 수분재흡수	기전	위장기능활성화 장연동운동촉진 소화성노폐물 및 독성물질 제거
소음병 少陰病	성분	비타민B군, B12, 효모 글루타민 식초 흑삼 실크펩타이드	성분	글루타민 철분 실크펩타이드 비타민B, C 아연 셀레늄 OPC
	기전	에너지대사활성화 장건강 기혈보충 혈액생성 혈액순환	기전	암모니아배설 부신기능강화 해독 정혈(精血)의 원료공급 혈액순환
궐음병 厥陰病	성분	비타민B 트립토판 글루타민 실크펩타이드 요드 흑삼 과일탕	성분	트립토판 타이로신 실크펩타이드 글루타민 비타민D 콜린 OPC
	기전	에너지대사활성화 혈액생성 호르몬생성 당공급	기전	혈액공급 혈관노폐물 제거 혈관강화 부신기능강화

표2-2 ABCD유형에 따른 영양요법의 유효성분과 기전

	빼빼한 허증 A	통통한 허증 B	뚱뚱한 실증 C	빼빼한 실증 D
영양치료 관점	영양흡수 에너지대사 세포활성화	혈관투과성개선 림프순환 대사노폐물처리	독소배출 이담 혈관손상회복 산화조직복구	세포재생 장누수 콜라겐생성 만성염증 해독
빈용 영양물질	Probiotics 효모 비타민B	OPC추출물 Fe MSM 효소	오메가3 아르기 닌 콜린 DDE	실크펩타이드 비타민C, E
	glutamine제 흑삼 인삼 VtB_{12} 실크펩타이드 초유 로얄제리 프로폴리스 버섯류다당체	레시틴 카르니틴 은행잎추출물 코엔자임Q10 오메가3 Ca/Mg 실리마린 실크펩타이드	레시틴, 베타인 비타민A, D, C 낫토키나제 Ca/Mg L-시스테인 삼칠근	유산균생성물질 Ca/Mg MSM COA+ 글루타민 오메가3, 6 테아닌 VtB_{12} VtB_5 태반 실리마린
유용한 식품	삼계탕 조청 현미 원비 박카스 모링가 바나나 무청 찹쌀 식초 마늘	삼채 모링가 베리복합물 마늘효소 숯 무청 케일 감자 양배추 호박	칡즙 알로에 민들레분말 산와거즙 몰약 울금 우엉 신선초 국화 어성초	보리새싹 여주환 민들레분말 식초 스피루리나 몰약 북어 검정콩 다슬기 마 구기자 죽엽
한방적 주증 韓方的 主證	비위허(脾胃虛) 인삼 복령	습담(濕痰) 방기 백출	어혈(瘀血)습열 황련 시호 대황	위열(胃熱) 석고 시호 치자

*영양요법도 허실(虛實)과 주증(主證), 객증(客證)을 구별하여 육경병(六經病)의 흐름과 환자의
영양패턴에 따라 군신좌사(君臣左使)의 순서로 활용하는 것이 좋다.

표2-3 비타민의 종류와 기능 및 활용

기능성분	기능 및 활용
레티놀 Vit.A	상피세포(잇몸점막, 장점막, 피막) 및 피부의 기능유지, 감염에 저항, 건강한 뼈와 치아구조유지, 태아의 성장발육과 어린이 성장, 두뇌발육, 면역에 도움, 망막의 기능보호, 정상시력유지, 장점막강화로 장누수증후군에 효과, 세포막안정화로 노화방지, 항산화작용, 고환·난소기능강화. 토마토, 당근, 애호박, 김, 미역, 동물간, 스피루리나, 우엉뿌리, 레몬그라스
티아민 Vit.B1	탄수화물대사, 에너지생성의 필수조효소, 당섭취량이 많은 현대인들에게 수요량증가, 알콜대사, 위산생성보조-저산증에 식욕과 소화촉진, 피로물질제거, 근육, 심장운동의 정상유지, 흉선강화, 신경세포막의 정상유지, 말초신경장애 개선(감각마비, 통증반사), 우울증개선(노인기에 영향), 시금치, 토마토, 가지, 양배추, 당근, 호박, 브로콜리, 소간, 케일 등.
리보플라빈 Vit.B2	지질대사개선(구각염 설염 지루성피부염), 세포내 에너지생성, 갑상선기능저하, 부신피로개선, 세포성장과 재생촉진(손톱, 발톱, 모발, 구강, 눈, 피부) 시력약화 눈피로에 도움, 편두통에 유효, 적혈구생성(철 결핍성 빈혈 치료보조), T림프구 생성(염증성질환), 경구피임약, 정신과약물 보조요법 양송이, 시금치, 브로콜리, 무청, 계란, 양배추, 익힌 콩, 소간, 고기.
나이아신 Vit.B3	말초혈관을 확장시켜 혈액순환촉진(손발냉증, 생리통감소), 체내에너지생성, 성호르몬합성, 담즙, 위액분비, 염산생성으로 소화기계 강화, 점막강화-피부, 위장궤양, 구내염, 피부염 보조, 신경계와 뇌기능을 건강하게 유지-기억력 향상, 편두통, 관절염 등의 통증예방, 고지혈증개선. 양송이, 간, 계란, 유제품, 견과류, 닭, 연어 .
판토텐산 Vit.B5	항스트레스 비타민-부신피질호르몬, 아드레날린 생성, 항체생성, 지방분해-콜레스테롤대사, 뇌신경전달물질, 아세틸콜린생산에 필수(부족시 불면증, 피로, 우울), CoQ10의 역할 보조, 콜라겐 생합성-상처회복, 감염예방, 피로회복 (부족시 발의 열감, 식욕부진 , 피부염, 탈모). 로얄젤리, 동물의 간, 아보카도, 모로헤이아, 새송이버섯, 고구마.

피리독신 Vit.B6	아미노산 필수지방산 대사 등 효소반응-에너지 생성, 부신기능, GABA 생성촉진.헤모글로빈합성 호모시스테인 정상유지(메치오닌, 베타인 vtB12), 핵산 RNA DNA합성, 체내수분저류에 효과, PMS증후군완화, 신경계 영양공급(근육마비, 손발저림), 세로토닌 도파민 유지-우울증, 불안증. 손목터널증후군, 섬유낭성 유방통, 빈혈, 말초신경병증, 손발저림, 노인, 알콜중독자에 효과.
비오틴 Vit.B7	탄수화물 단백질 지방 대사에 필요, 부족시 당이용율 저하, 당신생과정조절-당뇨환자에게 부족, 함황 비타민(해독작용), 지방산합성, 장기간 항생제복용자에 부족-유익균이 비오틴합성. 결핍시 탈모 고지혈증 고혈당증 간비대 우울증 피부감각이상. 땅콩, 아몬드, 소간, 요구르트, 고구마, 시금치, 토마토, 바나나.
이노시톨 Vit.B8	세포막의 구성발육 및 조직재생, 면역체계강화-성장기, 어린이, 유아기에 필수, 항지방간성 비타민. 모발, 피부조직의 세포막에 존재-건강한 모발, 피부 유지(습진, 탈모예방), 신진대사 원활, 세포막의 인지질 구성성분(뇌세포로 영양공급), 지방대사, 콜레스테롤저하, 체력증진, 에너지대사. 맥주효모, 과일, 레시틴, 콩류, 육류, 우유, 통곡식류.
엽산 Vit.B9	적혈구생성, 악성빈혈예방, 핵산합성, 단백합성에 도움, 에너지 대사에 조효소, 체력이 저하된 노약자에 활력, 호모시스테인 제거, 태아의 정상적 뇌발달, 어린이성장에 도움, Methylation의 필수인자, 건뇌식품(우울증, 치매등 신경정신과질환예방), 세포재생(구내염, 장염). 시금치, 아스파라거스, 무청, 브로콜리, 비트, 검정콩, 아마씨.
시아노코발아민 Vit.B12	골수에서 적혈구 생성, 단백질/핵산합성, 성장발육에 필수성분, 허약체질개선, 식욕, 체력증진, 신경조직의 lipoprotein인 수초합성(신경관 형성. 뇌기능활성화, 기억력 감퇴방지 , 말초신경염호전), 호모시스테인 축적방지-심장질환 유발위험감소, 항스트레스, 세포재생, 항암, 면역기능활성화. 새우, 소고기, 양고기, 대구, 굴, 조개, 요구르트, 우유, 계란(식물조직에는 없다).

아스코르빈산 Vit.C	콜라겐 합성의 필수요소-혈관, 피부, 힘줄, 뼈 등 결합조직의 성장 및 유지, 상처치유, 항염, 항산화작용(글루타치온 농도유지, 관상동맥질환, 백내장억제), 모세혈관강화(고혈압, 출혈), 부신피질보호(코티졸생산), 세로토닌, 아드레날린합성(우울증, 신경과민), 기관지보호, 발암물질해독, 엽산의 이용과 철분흡수, 항바이러스, 항암, 천식, 만성피로, 소화장애, 인터페론생산촉진. 보리새싹, 케일, 양파, 감자 파슬리 각종 과일 신선한 채소 무청
Vit.D	칼슘흡수촉진 및 운반(뼈 치아 성장, 골다공증위험감소), 성장촉진, 뼈에서 오스테오칼신 분비, 부갑상선호르몬과 함께 칼슘과 인의 평형조절, 스트레스때 要-코티솔과 비타민D경쟁, 면역능력, 햇볕을 받으면 피부에서 콜레스테롤이 비타민D로 합성, 담즙분비불량, 장질환 환자는 부족. 우유, 간, 계란 노른자, 연어, 대구, 정어리.
토코페롤 Vit.E	혈류촉진, 혈전방지, 콜레스테롤저하(성기능개선, 생식기능향상, 유산불임예방, 월경전증후군, 당뇨), 강력한 항산화제-세포막지질의 산화방지, 신경세포보호, 혈관탄력유지, 적혈구 형성, 점막세포의 손상방지-항바이러스, 피부암, 피부노화방지, 공해, 독소로부터 보호-백내장, 알츠하이머. 아몬드, 해바라기씨, 부추, 옥수수, 호두, 시금치, 브로콜리, 케일, 근대.
Vit.K	이상출혈 예방, 간에서 혈액응고를 촉진시키는 프로트롬빈 등 물질생성에 필요, 뼈의 형성과 회복에도 필수(K_2), 오스테오칼신(osteocalcin)의 합성, 인슐린분비, 염증유발감소, 동맥의 석회화를 예방하여 혈관계를 보호, 죽상동맥경화증 비정상적 출혈예방, 간기능촉진. 브로콜리, 아스파라거스, 양배추, 간, 귀리, 호밀, 콩, 녹차, 홍화씨기름.

표2-4 미네랄의 종류와 기능 및 활용

성분	기능 및 활용
마그네슘 Mg	300여 가지 효소반응에 필수적인 촉매역할, 에너지생산, 천연의 신경안정제(항스트레스 미네랄), 세포내액의 중요한 구성성분(K, Mg) 칼슘대사의 보조, 뼈의 탄성유지, 치아구성, 인슐린저항성개선신경전달과 근육이완, 항스트레스미네랄(천연신경안정제)지방·핵산합성, 중금속해독(Cd, P, Hg, Al), 부족시 빛에 예민, 기관지확장, 우울증, 섬유근육통, 월경전증후군, 스트레스성비만, 불면증, 변비활용. 파래, 미역, 김, 엽록소(녹색잎채소), 도정하지 않은 곡류(현미, 콩).
아연 Zn	전립선기능과 생식기관 성장에 필수—정자형성, 두뇌, 태아성장—세포생성, 핵산합성, 성장발육, 면역기능향상(T-cell기능, 흉선강화), 암환자에 필수, 생명유지에 필수적인 효소의 구성요소, 콜라겐, DNA합성, 골밀도 증가.상처치유, 피부저항력강화(습진, 건선, 여드름), 항바이러스효과, 항스트레스. 냄새, 미각회복, 편식교정, 갑상선기능조절, 인슐린의 구성성분(혈당조절), 중금속해독. 바지락, 굴, 난황, 파프리카, 쇠고기, 양송이, 시금치, 브로콜리, 참깨, 근대.
칼슘 Ca	골격과 치아의 구성성분(99%는 뼈와 치아, 1%는 혈액, 세포 속에 존재) 인슐린분비촉진. 심장근육수축(정상적인 심장박동유지), 신경세포의 정보전달(천연의 정신신경안정제), 수면조절, PH7.4유지, 교감신경항진증세 완화, 근육경련과 경직완화, 위산저하는 구연산칼슘, 위산과다는 산호칼슘이 유리, 골다공증, 치주염, PMS증후군, 월경통 . 불면증, 알러지, 설사, 동맥경화증 활용. 무청, 근대, 케일, 브로콜리, 양배추, 시금치, 마늘, 샐러리, 두부;이열증(裏熱證)체질에 부족.
철분 Fe	헤모글로빈과 미오글로빈생성, CYP450의 구성성분, 세포에 산소공급, 에너지생성의 필수요소, 생명유지에 필수적인 단백질 및 효소의 구성요소, DNA합성, 두뇌발육, 기억력, 학습능력 향상, 흡수력이 떨어지면 여분의 철분이 발암작용—암환자는 육식, 철분 제주의. 철분 부족시 부서지는 머리카락, 연하곤란, 소화장애, 현기증, 피로, 탈모, 숨이 차고 구강궤양. 근대, 시금치, 강황, 무청, 표고버섯, 두부, 올리브, 참깨, 육류, 계란.
셀레늄 Se	강력한 항산화제 글루타치온 과산화효소(Glutathione peroxidase)의 구성성분. 세포막보호(과산화지질생성억제), 중금속과 결합하여 독소를 중화, 탄력섬유유지, 피부노화억제, 갑상선 호르몬 대사, 면역증강, 백혈구 작용증가, 함암 항바이러스, 항균 간해독, 생식기능강화, 나쁜 콜레스테롤의 산화방지, 혈액순환, 통증감소, 당뇨병, 심혈관계 질환, 간염, 백내장 등 예방. 마늘, 양파, 브로콜리, 토마토, 감자, 호두, 참치, 계란.

유황 S	미네랄의 왕, 인체내 결합조직, 골격, 심장판막에 사용, 단백질조직을 강화, 담즙분비 자극, 중금속 중독예방(HgS, PbS형태로 배출), 해독방부, 부신회복, 신장회복, 혈액정화, 간, 신장, 뇌의 필수구성물질, 메치오닌, 시스테인, 타우린, 글루타치온, 티아민, 비오틴등의 구성성분. 십자화과 채소(브로콜리, 콜리플라워, 양배추, 케일 등), MSM(식이유황).
구리 Cu	뼈, 헤모글로빈, 적혈구의 생성을 돕고, Collagen, Elastin 생성에 도움. 물질대사·화학반응을 촉진, 항 산화효소(Cu-SOD) 구성성분, 건강한 신경, 관절. ATP 합성에 관여(에너지 대사), 심혈관계 형성과 유지, 머리카락 피부착색 미각. 동물 간 , 스피루리나, 굴, 표고버섯, 견과류, 시금치, 양배추
크롬 Cr	인슐린의 민감도를 높여 혈당이 세포내로 잘 들어가게 함. 내당인자(GTF) 합성, 심장질환예방, 단음식을 과잉섭취시 Cr배설, 지질대사의 필수요소(HDL 증가, 중성지방 LDL 감소). 결핍시 체중증가-생활습관병 관련, 고지혈증, 고혈압 동맥경화 당뇨병 불안 피로 등. 바지락, 대합, 호박씨, 맥주효모, 치즈, 통곡식류, 닭고기, 쇠뜨기.
인 P	핵산의 구성성분, 혈액응고, 골격 및 치아형성(골연화즈예방), 세포의 증식, 심장근육의 수축, Glucose의 흡수, 아미노산의 수송과 대사(아미노산의 흡수), 현대인들은 과다(육식, 탄산음료). phospholipid형태로 지방산 수송, 가공식품속의 과잉의 인(P)은 칼슘흡수를 방해. 맥주효모, 계란, 견과류, 육류, 통곡식류, 낙농제품, 아스파라거스 등.
칼륨 K	체내 산·알칼리 균형유지, 체액의 수분양 조절, 건강한 신경계와 규칙적인 심장리듬 조절, 인슐린분비촉진작용보조 세포의 안주인, Na과의 균형을 통해 세포내외 막 전위 유지(체내Na배설) 혈관벽 긴장완화, 혈관확작(정상혈압유지), 신경전달, 근육의 수축·이완 조절, 신장허약자 주의. 아보카도, 살구, 감자, 브로콜리, 토마토, 바나나, 고구마, 오렌지, 사과, 샐러리.
요오드 I	갑상선호르몬 Thyrocine(T4), Triiodothyronine(T3)의 구성성분, 갑상선종의 예방, 기초대사율·단백합성 조절, 에너지 대사-저체온증개선, 분비선(내분비, 외분비)정상화. 항산화작용. 살균작용 해독작용, 할로겐독소를 배출, 면역기능조절, 신경근 강화, 피부, 모발성장. 다시마, 김, 미역, 시금치, 샐러리, 어류, 굴, 계란.
망간 Mn	항산화 작용(superoxide dismutase, SOD 등 효소활성화), 세포보호효과, 혈당조절. 피부, 뼈, 연골의 구성성분, 면역계, 신경계 정상적으로 유지, 철결핍성 빈혈에 필수. 두뇌에 좋은 작용-기억력향상, 치매예방, 정신병, 노이로제 등. 아보카도, 견과류, 종자류, 해초, 통곡식류, 김, 블루베리.

표2-5 아미노산의 종류와 기능 및 활용

기능성분	기능 및 활용
글루타민 L-Glutamine	근육생성, 장점막재생, 장의 구조유지와 에너지원, 연동운동, 세포성장과 기능유지, 수술후 회복, 뇌신경조직에 독소로 작용하는 유리질소를 urea로 배설, 신장과 간의 정화, 면역증강, 에너지원(glucose)의 두뇌활성화—혈액뇌관문 통과, 뇌세포 사이의 정보전달, GABA증가, 정신기능, 수험생 영양제, 신경성 장질환, 바이러스성 질환, 만성피로증후군, 스트레스질환 위궤양에 활용.
아르기닌 Arginine	Urea사이클의 필수성분(Citrulline, Ornithine, Arginine), 암모니아 해독, 항산화, 간해독, NO공급원—세동맥확장, cGMP생성, 혈액순환, 혈관탄력성 증가, 성장호르몬 분비촉진—성장 및 지방 체내축적억제(비만), T-lymphocyte 활성, 산소이용률 증가, 정자생성과 운동력증가(남성불임), 근육조직강화(노인기), Insulin 분비자극, 지질 혈당조절, 항암. 우엉, 햄프시드, 밀배아.
타우린 Taurine	담즙산 생합성, 담즙분비촉진, 해독작용(간대사phase 2) 피로회복, 면역, 항산화, 수면사이클조절, 중추신경계의 흥분조절(신경안정) 눈의 기능유지, 이뇨제역할(세포내과잉의 Na배출), 당뇨억제. 간기능개선, 심장기능강화(수축력향상), 근골격계 회복, 혈압·혈당·콜레스테롤조절, 기억력감퇴예방.
메티오닌 Methionine	생명의 필수성분인 S(황)의 공급—모발, 손·발톱의 발육촉진, 근육부활, 지방대사(항지방인자), 콜레스테롤 침착억제, Glutathione의 전구체, 콜린 합성(세포막 기능 필수), methyl donor, Estrogen배설촉진, 뇌, 심장, 신장의 혈류증진, 정신신경질환예방—우울증, 간질환, 만성피로.
글루타치온 Glutathione	최고의 항산화제, 간의 2단계포합과정에서 해독, 만성피로개선, 간기능회복, 알러지개선, 3종의 아미노산이 결합된 트리펩티드(시스테인, 글루탐산, 글리신), 노화방지, 인슐린분비증가, 세포내에서 합성(+Se, B2, B6)하는 생리활성물질, 장점막정상화, 혈소판응집억제, DNA생합성.
GABA γ-aminobutyric acid	억제성 신경전달물질(신경세포가 과잉작용하는 것을 억제, 뇌기능향상) 간기능개선 혈압강하, 알콜대사촉진 성장호르몬분비촉진, 식품첨가물, 단백섭취부족시 결핍, 성호르몬분비조절, 주의력결핍장애, 알콜에 대한 갈망, 정신불안증, 신경성비만에 적용.
베타인 betaine	간장 내 지방축적 방지, 콜레스테롤 저하(항지방인자) 메칠기공여—간해독.신장보호, 이담작용, 천연의 산보충제(저산증의 소화불량개선)랑게르한스섬자극, 인슐린분비촉진, 호모시스테인저하.
아데노신 adenosin	단백질 합성 활성효소의 구성성분, 세포의 성장, 단백질 합성, 탄단지 합성, 감염시 회복, 골수에서 적혈구의 생성도움(빈혈), 성장기 어린이 및 회복기환자, 빈혈, 여드름, 입술물집, 구내염.

라이신 Lysine	어린이의 성장과 뼈의 발육, 콜라겐 형성과 조직수복, 근육의 단백질 축적, 면역(항체, 호르몬, 효소생성), 헤르페스 억제(+Zn, C), 칼슘 인의 흡수촉진(골격 발육 치아형성), 카르니틴 원료. 세포재생과 성장에 주요성분 -노인층, 허약체질자, 빈혈자.
시스테인 L-cysteine	콜라겐생성을 돕고, 피부의 탄력과 기질생성(손발톱, 피부, 머리카락의 성분), 방사선손상 보호, 간대사(phase 1, 2)의 필수인자, 기미억제(멜라닌합성에 관여하는 tyrosinase의 활성억제), 항산화작용-glutathione 전구체, 세포노화방지, 정상적인 Methylation:비타민B$_6$, B$_{12}$.
트립토판 Tryptophan	최고의 천연수면제-우울증완화, 수면유도, 불안해소, 나이아신의 생산에 필수 성장호르몬분비. 비타민B$_6$ Mg 나이아신과 함께 세로토닌의 전구물질-정신기능 뇌기능 안정. 기분안정, 긴장감과 두통완화-불안증 우울증 편두통 불면증 탐식증 어린이 과동증에 효과.
페닐알라닌 phenylalanine	행복아미노산, 기분을 향상, tyrosine으로 전환되어 신경전달물질(노르에피네프린 도파민)합성, 자세교정, 만성통증완화, , 식욕억제작용, 기억력 주의력 향상. 양극성 장애, 우울증, 현훈, 하부요통, 인대통증, 파킨슨질환 등에 활용.
티로신 Tyrosine	항우울제, 기분상승제-아드레날린, 노르에피네프린, 도파민의 전구체, 저혈압, 저체온, 하지불안개선, 신경계를 흥분-뇌 신경전달에 관여, 행복감을 느끼는 아미노산, 대사촉진, 체지방감소, 피로감과 고독감을 완화(+B6, Vt C), 집중력장애개선, 성장호르몬분비촉진, 갑상선, 부신정상화.
트레오닌 Threonine	심장이나 중추신경, 골격근에 주로 존재, 인체 단백질 균형, 콜라겐, 엘라스틴, 치아의 에나멜형성, 지방간예방 간기능개선, 항체생산을 도와 면역계를 강화, 우울증에 유효(채식자에 결핍).
오르니틴 Ornithine	과잉의 체지방대사를 촉진하는 성장호르몬의 방출촉진, 암모니아 해독, 간의 대사과정에 작용, 간세포 재생 촉진, 손상된 조직의 치유와 재생을 촉진, 체내에서 아르기닌에서 합성.
시트룰린 Citrulline	오르니틴에서 시트룰린을 생성. 에너지증진, 면역계 자극, 아르기닌을 형성하여 암모니아 해독, 간 해독능력 증강, 소아에 투여시 골밀도 증가, 피로회복에 유용.
포스파티딜콜린 P-choline	아세틸콜린의 원료물질인 콜린공급-교감신경안정화, 세포막 대사 정상화, 심페리듬안정화, 이담작용 괄약근의 긴장을 풀어 담즙배출 정상화, 간문맥계의 체액정체 해소;심열, 간열에 탁월.
Phosphoserine, P-threonine	뇌신경수초, 뇌간 성분-알츠하이머, 치매활용, 코티졸의 과다분비 조절, 신경전달물질의 합성, 우울증, 집중력 저하에 도움. 대뇌단백합성(brain protein synthesis)에 관여, immunoglobulin 생성촉진-면역기능강화.

표2-6 프로바이오틱스의 종류와 기능 및 활용

종류	기능 및 활용
Bifidobacterium bifidum	대장과 여성의 질 벽에 주로 서식, 소화촉진, 간기능 증강, VtB복합체, VtK합성, 항생제와 같은 물질을 형성하여 부패균 증식억제, 장연동운동 촉진, 배변원활, 자가면역질환과 알려지 감소, 대장종양 억제, 부인과질환 예방.
Bifidobacterium longum	내산성이 강하며 건강한 아기의 장에 주를 이루는 유익균, 유해미생물에 대한 항균제 형성 설사와 알레르기 예방, 변비치료, 혈중 콜레스테롤 농도를 저하, 면역시스템 활성화.
Bifidobacterium lactis	유아의 대장에 주로 서식, 위산과 담즙에 안정, 혈중 콜레스테롤 조절, 면역세포활성, 아토피질환, 항생제 관련 설사에 도움, 소화불량, 장염, 크론병 및 궤양성 대장염 등 염증성 장질환.
Bifidobacterium breve	아기의 장(腸)에서 유래, 대장균 증식억제하여 세균성 설사에 도움, Candida albicans억제, 아토피성 피부질환 치료, 배변활동 원활, 장점막 강화로 신생아의 괴사성 장염발생 저하
Lactobacillus acidophillus	acidophilus는 산에 강하다는 의미로 장까지 살아남는 능력이 우수, VtB, K합성, 장내독소감소, 발효유제품에서 발견되는 균으로 입과 장, 질벽에 존재, 혈중콜레스테롤 저하, 미네랄 흡수, 천연항생물질 (Lactocidin, Acidophilin 등)을 형성하여 유해균 억제, 감기예방 및 회복 Helicobacter pylori균의 활성억제, 항암, 설사와 변비개선, 영양분흡수.
Lactobacillus casei	우유와 치즈(Casei란 뜻은 치즈라는 의미)에서 분리, 막대기 모양의 동물유래균, 소화액에 의해 사멸되지 않고 소장까지 가서 소장내 세균총 정상화. 면역 반응 활성화, 항암, 설사와 변비에 효과 유당불내증 개선, 질내에 서식.
L.bulgaricus	유당 불내성개선, 장내 병원성 세균의 증식억제.
Lactobacillus reuteri	루테리신이라는 항생물질 생성-그람양성균, 그람음성균, 이스트, 곰팡이 등을 사멸, 면역시스템 강화 헬리코박터 파이로리균, 충치균인 S.mutans 억제.
Lactobacillus plantarum	김치가 발효되어 신맛 날 때 주로 생장하는 식물유래 유산균, 내산성, 내담즙성, 면역기능조절 과민성 대장증후군, 항균물질 내독소로 인한 염증억제, 락톨린(Lactolin)-포진, 바이러스 억제.

Lactobacillus salivarius	젖산 생성, 헬리코박터 파이로리균 억제, 장내 찌꺼기 분해, 구취제거, 위산과 담즙산에 안전. 질 내부에 pH를 최적의 산도 유지, Helicobacter pylori의 성장 억제, 장 내균총 정상화에 기여.
Lactobacillus helveticus	모짜렐라·체다치즈 등 다양한 치즈 제조에 사용되는 유산균, 병원균에 대한 항균효과, 지사, 유당불내증 완화, LDL 콜레스텔로 수치낮춤.면역 증강작용 혈압조절, 대장점막 염증유발억제.
Lactobacillus rhamnusus	위산과 담즙산에 강함, 유해균 증식억제 및 사멸, 변비설사에 유효, 면 역력증진, 내산성이 강해 소장과 여성의 질벽에 살고, 여성 건강에 도움, 아토피, 알레르기.
Streptococcus thermophilus	속효성, 열 안정성이 뛰어남, 유당분해 능력이 우수하여 아기들에게 도 움, 장내 유해균의 증식억제-세균성설사예방, 단백질분해, L.bulgaicus 와 시너지.
Enterococcus faecium	사람과 동물의 장내 상재균, 유해균 억제에 효과. 중금속의 흡착능력이 높아 체내애 흡수된 중금속 흡착, 체외로 배출.
유산균생성물질 Biogenics	콩을 배지로 유산균과 효모를 접종하여 공서배양으로 발효시켜 박테리 오신과 균체 성분을 회수하여 만든 영양물질 *박테리오신-식물성 유산 균이 만들어 내는 천연 항생물질. *균체성분-손상된 세포 복원과 면역 세포 활성화에 필수 성분. 장내 유익균 증가, 장내 세균 밸런스 개선, 혈액 및 혈관 정화, 해독.
프리바이오틱스 Prebiotics	장내 미생물의 먹이가 되어 성장활성을 돕는 난용성성분으로 이눌린, 올리고당, 식이섬유가 주로 해당, 칼슘 흡수도움, 장 연동운동을 증가, 인슐린저항성개선, LDL콜레스테롤저하, 혈당조절, 단쇄지방산증가, 식 욕억제(그렐린감소).

표2-7 기타 빈용건강식품의 종류와 기능 및 활용

기능성분	기능 및 활용
실크펩타이드 silkpeptide	콜라겐의 구성성분, 성장발육, 두뇌발달(세린, 알라닌, 글라이신, 타이로신 등 18종 복합아미노산). 간내의 당대사와 지질대사 균형 및 해독, 내당능장애 개선 폐기능강화, 혈관정화 , 위점막복구. 조직의 혈액과 산소공급(필수아미노산 다량함유), 부신호르몬 생산, 칼슘, 철분의 흡수촉진. 신경전달 수분대사 골격근 피부모발 문제해결, 저분자화에 의한 인체흡수율증가 인지력향상, 만성염증 억제, 근육의 지구력증가, 신경세포보호, 이열(裏熱)체질의 아미노산 공급.
OPC Oligomeric Proanthocyanidins	바이오플라보노이드 복합체-포도씨, 소나무껍질(피크노지놀), 베리, 녹차, 세포활성, 항산화, 항염. 모세혈관, 동맥, 정맥, 망막의 모세혈관강화(타박상, 푸른반점, 안구출혈에 활용) 신경세포 재생 및 활성-기억력 인지능력개선, 상초의 체액정체를 하강(정맥류, 하지부종, 갱년기 상열감해소), 결합조직강화 관절유연성, 혈관확장, NO합성촉진(심혈관건강),히스타민억제,혈당수치정상화(당뇨성망막증, 백내장녹내장), 림프순환장애개선(림프계염증연화, 부종, 통증개선).
MSM Methyl Sulfonyl Methane	뼈와 연골 결합조직의 구성성분, 결합조직에 s-s결합의 원료-탄력성과 유연성부여, 면역증진, 항염, 살균. 세포의 투과성을 높여 독소와 신진대사, 노폐물 배출, 통증전달신경 차단, 신경세포손상방지 체세포조직의 복구치료, 항산화효과(글루타치온, 시스테인의 구성성분), 폐기능향상- 폐포탄력성증가. 콜라겐 히알루론산 재료(+VtC) 피부 모발 손톱, 연골조직에 영양. #신진대사항진, 음(陰)부족, 기상충(氣上衝), 간양상항(肝陽上抗)시 주의.
맥주효모	식물성 아미노산, 비타민 B군, 핵산(DNA, RNA), 다당류(β-glucan 등)미네랄(Se, GTF-Cr 등) 항산화제, 효소, 섬유질 풍부-세포내 포도당 대사 정상화, Insulin의 구조유지보조. 영양공급 및 성장발육-아미노산, 비타민, 미네랄-유아, 성장기, 노인영양, 장내환경개선(식이섬유). 뇌기능 향상-단백질, 비타민B군, 판토텐산, 등 뇌신경전달물질 원료, 내당능개선, 지방간예방. 면역력증강(셀레늄, beta-glucan, 핵산), 해독, 효소의 기능유지-다량의 황(S).

레시틴 Lecithin	생체내 대표인지질성분(포스파티딜콜린), 지방의 소화와 대사에 유화제역할, 노화방지세포활성, 과잉의 지방, 혈중콜레스테롤 개선, 세포막의 정상화, 혈관벽에 탄력성부여, 대변독성의 보호. 뇌신경세포의 구성성분, 아세틸콜린합성(노인성치매)-기억력 두뇌회전 집중력 향상, 무기질대사(Ca.P)에 관여, 항교감작용, 점막보호, 혈압강하, 지용성비타민 흡수, 폐호흡유지. 간대사 활성, 이담-지방간, 간문맥계 체액 정체해소(심열, 간열에 효과), 피로회복.
오메가-3	필수지방산(DHA, EPA) 대뇌의 구성성분으로 뇌기능 향상, 뇌순환을 정상, DHA-대뇌피질과 신경, 눈 조직의 구성 성분, 세로토닌 수치조절-우울증치료, 기억학습능력 증가, 치매, Alzheimer 개선효과, 시력 향상, 면역 증강, BBB통과, 적혈구 유연성 개선, 말초순환 정상화, 성인병 예방(혈전증, 동맥 경화증). EPA-혈중 콜레스테롤 및 중성지질 저하작용, 말초 혈액 장애 개선 작용, 혈압강하 작용, 혈소판 응집억제 및 혈액 점도 저하, 우울증개선, BBB통과 못함.
감마리놀렌산 오메가6	적혈구 변형능 및 세포막의 유연성 개선-세포내 산소유입 증가, 프로스타글란딘생성, 항염. 강력한 말초혈관확장-중증의 폐색성 혈관질환 개선, 하지동맥경화, 신장혈관, 망막혈관 개선. 월경전증후군, 아토피, 관절염, 알콜중독, 망막질환, 하지불안증, 심근경색, 뇌졸중, 족부괴저에 사용.
밀크씨슬 Milk thistle	활성산소로부터 간세포와 조직을 보호재생, Glutathione 분비촉진, SOD활성 증가, 간대사(Phase 1)에 작용, 담즙분비촉진, 간해독으로 혈액정화, 호르몬대사 정상화, 대사증후군의 개선(혈압, 콜레스테롤, 혈당조절) 알콜성 간질환, 간섬유화, virus성 간염치료보조. 관절염, 신경통개선, 만성습진, 항염증, 이뇨, 동맥경화예방, 지방대사촉진, RNA생합성.
프로폴리스 propolis	천연의 항균, 항바이러스, 항진균, 염증반응억제, 면역체계 활성화, 항궤양, 혈액응고억제. 심장의 관상동맥 확장, 심근 박출력 증가, 체표의 모세혈관 확장, 상초로 혈액공급, 혈액순환. Helicobacter pylori의 증식억제-위암, 위염, 대장염, 질염 등 발생억제.
미강	현미를 도정하여 정백미를 만들 때에 얻어지는 외피와 배아의 혼합물, 항산화(페룰린산). 면역활성화-아라비녹실란(Arabinoxylan), 옥타코사놀(지방대사, 산소운반기능, 심폐지구력증진) 식이섬유(배변촉진,노폐물배출)감마오리자놀(가바유사작용, 자율신경실조증 개선, 뇌혈류개선).

노니	파극천(巴戟天)간과 신을 따뜻하게 하여 슬관절염, 요통, 근육위축, 발기부전, 빈뇨 등에 적용. 스코폴레틴, 제로닌, 베타시토스테롤 등 함유 세포재생 염증제거 항암 항고혈압항암, 항당뇨, 상처회복에 사용. #진액부족자, 열증체질, 열성질환자는 주의
마카	안데스산맥의 십자화과 식물로 페루의 산삼(무, 순무와 유사), 천연의 정력제, 천연의 프로게스테론 공급, 아미노산이 생식기관을 활성화, 부신기능강화, 성장호르몬 분비, 성호르몬 활성향상-정자활동성.정자수 증가효과, 자양강장, 전립선비대증에 효과, 갱년기 여성건강, 피로회복, 폐경기증상 조절, 냉증개선, 엔돌핀 세로토닌 생성.
울금	담즙분비정상화, 간기능 정상화, 강력한 항산화제(Bioflavonoid), 살균 및 항균, 콜레스테롤(중성지방)개선, 관상동맥 확장작용(고혈압 개선) 심열, 통증개선, 관절주위근육강화, 항노화, 문맥순환 정상화, 소화효소 분비촉진 및 건위작용, 파이로리균억균, cox-2발현억제, 氣소통.
삼칠근	두릅나무의 삼칠(panax notoginsengs)의 뿌리, 각종출혈에 지혈효과, 어혈제거, 항노화, 항염, 중추신경억제, 혈관확장작용(혈압강하, 콜레스테롤저하, 관상동맥, 뇌혈류량증가 기억력증진), 신기능향상, 항암, 면역증강, 간세포보호.정자운동력 증가, 위액분비와 위점막의 혈류개선.
알로에	청열작용, 항궤양 작용, 항진균, 항균작용(여드름), 세포재생, 피부미용(보습 미백), 혈관투과성 억제작용, 통증완화, 위와 장의 염증반응억제, 면역기능조절, 인슐린분비조절, 콜레스테롤, 중성지방 배출(심혈관질환예방, 혈액순환), 장운동, 소화기능활성(변비개선, 치질예방).
녹차추출물	혈관건강유지, 혈압강하, 항암효과, 해독작용, 혈당조절, 혈소판응집억제, Virus 감염예방, 소화기관 내 콜레스테롤 흡수와 합성 억제, GABA: 혈압강하, 심신안정, 월경전증후군, Theanine : BBB통과 신경완화 수면의 질 개선, 아미노산.
구연산	TCA사이클 주요인자-에너지대사활성화(ATP), 젖산축적예방-피로회복, 당지질 알콜 대사, 아세틸콜린 체내합성유도, 뇌하수체에 작용하여 성장호르몬 분비촉진, Ca흡수 활성화, Fe의 흡수보조-혈부족자, 위장기능 저해자의 저산증 교정, 살균·정균작용, 해독작용,
코엔자임 Q10	심장에 활력을 주고 심장을 보호, 스타틴 및 모나콜린K로 인한 코큐텐 고갈 보충, 전신세포의 미토콘드리아에서 ATP생성 촉진, 만성피로에 효과 부정맥, 심기능부전에 효과. 세포손상보호(지용성항산화제로서 미토콘드리아 내 활성산소제거), 혈관이완, 혈관내 Cho제거.

어성초	열을 내리고 독소를 배출, 강력한 소염, 항균, 해독, 지혈, 배농, 정장, 중금속해독, 독소제거, 혈액정화작용, 진통, 조직재생, 항산화작용, 강심이뇨작용, 피부질환에 활용, Quercitrin-혈관수축·모세혈관 강화작용 항알러지 세포재생효과, 장내세균총 정상화.
DDE Dihydroxy dibytylether	담즙생성, 분비 및 배출촉진-지방소화촉진, 상복부팽만감 저하, 대장운동력증가, 지용성영양소흡수(VtA, D) 노인기 영양, 노인성 변비, 유아황달, 이뇨작용, 간기능 정상화, 간내 축적된 콜레스테롤을 담즙으로 변환배출-UDCA보다 강력.
낫토키나제	혈압 정상화, 혈전의 자연용해에 도움, 혈액순환원활-심혈관계 질환개선, 하지순환개선. 협심증, 뇌졸중, 정맥류, 미세순환정상화로 관절의 혈류공급-근육경련 및 통증을 예방, 심혈관 및 뇌혈관 질환 환자 2,000~4,000 FU/day(예방2000FU), 대사·순환저하시에 활용.
스피루리나	따뜻한 호수에서 번식하는 알칼리성 청록조류(피코시아닌 함유), 중금속과 결합하여 배출, 빈혈예방, 항균, 항산화, 면역기능조절, 상처재생. 필수아미노산, VtB12, 클로르필, 미네랄, γ-Linolenic acid등 함유 완전단백질, 간보호, 눈건강, 혈압, 혈당, 콜레스테롤감소, 변비해소.
배타글루칸	효모, 버섯, 귀리 등에서 추출한 불용성식이섬유, 베타결합, 수지상세포를 훈련시켜 면역증강. TH1활성화, 세균이나 바이러스감염으로부터 보호, 상기도감염예방 및 면역기능강화, 간세포보호 항암(NK, 대식세포활성화) 면역세포의 패턴인식수용체(PRR), TLR4를 자극하여 면역유도.
카르니틴 L-carnitine	지방산을 미토콘드리아로 옮겨 에너지로의 변환을 유도하는 효소, 심장질환예방, 혈중 중성지방 감소효과, 체중 감소효과, 알코올성 지방간 개선, 혈당강하, 대뇌 혈류량 증가 및 뇌대사 활성화, 정자활성 증대. 골격질량유지, 근육강화.
커큐민	강력한 항산화, 항염증, 염증성 장질환, 당뇨병성 혈관질환, 안구염증에 활용, 콜레스테롤조절, 암진행시 필요한 효소작용억제, 통증개선(생리통, 산통, 어깨통증, 관절염 등), 강직완화, 혈액정화. 담즙 분비 촉진 및 담석 예방, 간세포보호 및 재생, 간경화 억제, 위액분비촉진. 살균.
브로멜라인	식물성단백분해효소(파인애플)로 혈액 내 대사노폐물 분해하여 혈액을 맑게, 공복섭취, 관절의 단백축적물 제거. 근육피로물질 분해, 혈전용해, 경화조직제거, 소화촉진, 기생충박멸. 염증반응억제로 만성통증에 소염진통제대용, 정맥염완화, 부종감소, 점액을 묽게하여 가래 배출.

조릿대 담죽엽 淡竹葉	가슴이 답답한 증상 및 구내염, 두통을 해결, 담을 삭이고 중풍으로 목이 쉬어 말을 못하는 등의 증상개선, 항염, 이뇨, 면역증강작용. 淸心火, 除煩熱, 利小便, 小便赤澁.
초유	성장, 면역강화성분(Lactoferrin, IGF, EGF, 등), 세포재생 및 복구촉진, 빈혈치료, 집중력강화. 위점막 및 대장 내벽보호(근육강화), 알레르기예방, 감염예방(위 Helicobacter, 질염, 구강염).
홍국	쌀을 red yeast rice로 발효, 콜레스테롤 생합성저해(식물스테롤, 이소플라본, 불포화지방산 등), Lovastatin(monacolinK)-HMG-CoA reductase저해제, 혈관내 플라그제거, 혈행개선.
감마오리자놀 γ-oryzanol	자율신경 실조증개선, 호르몬, 면역수분대사 조절, 뇌세포대사, 성기능향상, 성장촉진, 항고지혈. 말초순환 및 피부혈류개선(갱년기장애, 손발저림, 정신신경계), 간뇌시상하부의 노화진행 방지.
훼리친	인체내 저장철과 가장 유사한 구조(말비장과 간 골수에서 분리추출), 조혈작용에 의한 혈액공급, 핵산합성에 의한 세포에너지활성, 위장장애 없이 소장으로 흡수.
옥타코사놀	천연 소맥의 농축물, 근육의 글리코겐저장량 증가, 산소운반기능(체력, 지구력, 스태미너 향상). 운동시 근육경직개선, 심폐기능 강화, 혈전 용해, 폐간신의 기능 정상화로 인체호흡 순환 정상화.
에키네시아 Echinacea	수세기 전부터 북미 인디언이 사용해온 약용식물, 면역력 강화-T 및 B 림프구의 활성화, 대식세포 식균작용 증강, 항균 항바이러스-각종 감염증 및 호흡기 질환에 활용.
홍삼	면역력 강화, 체질개선, 허약자들의 원기회복, 대식세포 활성화, 항균, 항산화, 혈당강하, 지방대사, Ginsenoside, Eleutheroside, Polyphenol, 아미노산, 유기 지방산풍부, Hormone 분비 보조.
아티초크	항산화, 혈압강하, 콜레스테롤저하, 당대사촉진(이눌린), 소변량증가(부종개선), 동맥경화, 담즙분비배출, 노인기 지방대사증진(동맥경화), 간해독 및 재생, 혈중뇨산제거(간질환 통풍).
박하	Menthol(위장기능증진, 소화불량개선, 장내가스배출, 속쓰림방지), Limonene(머리를 맑게 하고 기분을 상쾌하게 해주며 긴장완화, 심리적 안정), 두통, 신경통 등에 활용.

과라나	'천연의 카페인', Guarana의 씨앗, 노화지표단백질 생성차단, 식욕억제, 뇌기능 활성화, 혈관내 노폐물, 콜레스테롤제거, HDL생성, 심장의 pumping능력향상 (Guaranin), 운동능력 향상.
글루코사민	새우, 게 등 갑각류의 껍질에서 추출한 키틴이라는 물질, 연골세포의 Proteoglycan 생성촉진, 연골파괴억제, 통증개선-free radical의 생성억제, 히알루론산의 생성, 세포간 결합, 피부보습.
키토산	유익균증식, 유해균퇴치, 식초와 함께 먹어야 흡수, 칼슘흡수촉진, 암전이예방, 체중감소방지, 항고혈압(Cl결합배설), 항당뇨, 항콜레스테롤, 세동맥확장(NO 생성), 근골격계질환(견통, 요통 外).
HCA Hydroxy citricacid	가르시니아 캄보지아 추출물, 탄수화물에서 지방으로의 합성 억제, 체지방 감소효과, LDL, 중성지방 감소효과, Serotonin 분비 촉진으로 식욕억제 효과, 혈청 Leptin 수치 조절.
테아닌	부신의 과도한 항진을 조절, 뇌수를 안정화, 안정된 뇌파인 알파파의 발생증가, 스트레스로 인한 긴장완화, 혈관평활근 이완, 피로완화, 뇌신경 세포보호.
화분 Pollen	세포재생, 조혈작용, 허약체질 개선, 전립선비대증개선, 정장작용-만성변비, 설사, 혈관강화-동맥경화, 콜레스테롤 저하, 뇌출혈 예방, 항산화, 노폐물배출.
푸룬	서양자두를 말린 것, 항산화성분(Bioflavonoid) 풍부. 식이섬유, 철분 풍부, 변비예방, 임산부변비 및 빈혈치료 보조제.
은행잎 Ginkgo	강력한 항산화제로 알츠하이머, 중풍, 백내장, 당뇨로 인한 망막질환, 혈관탄력 유지, 혈액순환, 뇌에 혈액공급하여 기억력증진, 우울증예방, 신경세포의 손상 으로부터 보호, 하지정맥류 개선.
헛개나무	간해독, 담즙분비 이상 개선, 장간순환 개선, 간해독 기능, 간청열기능. 알콜성 간염, 지방간, 간경화, 황달, 갈증해소.
바나바잎	코로솔산(Corosolic acid), 인슐린저항성 개선, 체중감소, 당뇨에 응용, 항고지혈, 항산화, GLUT4 활성화, 간의 포도당 신생합성억제, 식후혈당상승억제, 공복혈당감소.
차전자피	배변활동원활, 장내 유익균 증식보조, 식후 혈당 상승 억제, 인슐린분비 억제, 혈중 중성지방, 콜레스테롤 개선효과.

표3-1 컬러푸드의 종류와 기능

색(色)	성분 및 기능
청색(靑色) green food	카테킨류-녹차추출물-신경보호효과, 암세포증식억제, 염증억제. 루테인, 지아잔틴, 클로로필, 엽산-항산화, 시력보호, 혈관강화, 세포부활, 조혈작용. 木(목)에 해당, 간, 담도, 근육 눈의 기능 도움을 돕는다. 시금치, 미나리, 상추, 초록잎채소, 브로콜리, 올리브유, 고등어, 꽁치.
적색(赤色) red food	라이코펜-항산화 전립선암 위험률감소 면역증강, 엘린산-DNA손상 감소, 항암효과. 캡사이신-중추신경을 자극, 혈액순환, 신경통에 활용, 구연산, 주석산-소화흡수, 피로회복. 火(화)에 해당하며 심장의 기능을 돕고 혈액순환을 돕는다. 고추, 토마토, 딸기, 붉은 피망, 사과, 체리, 오미자, 석류, 팥, 쇠고기 등.
황색(黃色) yellow food	베타, 알파-카로틴, 헤스페리틴, 베타-크립토산틴, 비타민A. 비타민C, 아미노산. 항산화, 항염, 항고혈압, 항고지혈, 면역기능향상, 혈관강화, 노화방지, 폐보호 土(토)에 해당하며 위장과 비장의 기능을 돕는다. 당근, 고구마, 단호박, 바나나, 망고, 귤 유자, 오렌지, 카레, 닭고기 등.
백색(백색) white food	알리신(마늘)-항고지혈 항고혈압, 쿼세틴, 제니스틴-사과, 양파-항산화제, LDL저하, 골다공증. 안토크산틴 사포닌 설포라페인-항암 면역증강 항균 항바이러스 항고혈압. 金(금)에 해당하며 폐와 대장의 기능을 돕는다. 마늘, 두부, 양파, 도라지, 버섯, 무, 콩나물, 감자, 양배추, 우유, 계란 등.
흑색(흑색) black food	안토시아닌, 로돕신-항산화, 노화방지, 심혈관계질환예방, 시력보호, 베타카로틴-노화억제, 암예방. 멜라닌, 일렉신-오징어, 주꾸미먹물색소-항암, 항균, 종양억제. 이소플라본, 불포화지방산-항고혈압, 골다공증, 심혈관계질환예방. 水(수)에 해당하며 신장과 방광의 기능도움-뼈, 관절, 내분비계. 검은콩 검은쌀 흑마늘, 오골계, 오징어먹물, 목이버섯, 김, 미역, 다시마 등.
자색 purple food	안토시아니딘(Anthocyanidins)-인지능력향상, 우울증감소, 항산화, 동맥경화. 레스베라트롤(Resveratrol)-내당능, 내피기능개선, 항암, 항균, 항노화, 심장손상예방, 혈압조절. 피를 맑게 해 뇌졸중을 예방, 기타 소염, 살균효과. 가지, 자두, 포도, 적양배추, 적채, 블루베리, 보라감자, 보라고구마, 오디 등.

510

표3-2 파이토케미컬의 종류와 기능 및 급원식품

성분	기능	급원식품
카로티노이드 Carotenoids	lycopene;항산화, 눈건강, 식물성기름과 흡수율증가. lutein, zeasanthine;망막혈관보호, 점막튼튼(피부암에 유효), α, β-carotene;VtA의 전구물질, 장과간에서 레티놀로 전환피부점막을 건강하게, 지용성으로 흡수율이 높다.	토마토, 수박 속 붉은 색, 당근, 계란노른자, 노란 민들레꽃, 호박, 강낭콩, 십자화과 채소, 자몽
커큐민 curcumin	인체내 글루타치온 합성증가로 항산화 항염, 면역능강화 항종양, DNA손상억제, 지질의 과산화억제 관절염증억제, 염증성장염, 알츠하이머 , 항암(피부암, 위암, 구강암), 당뇨.	강황(tumeric), 겨자(mustard), 흑후추(피페린)과 흡수율 20배
레스베라트롤 Resveratrol	항암-발암물질해독, 장수유전자효소를 활성화(항노화), 항바이러스, 항염 항진균, 식물성항생제, 신경보호작용, 콜레스테롤저하, 알츠하이머개선, 관절류마티스 완화.	오디, 아로니아, 블루베리 등 적포도주, 포도껍질 땅콩껍질
인돌 Indoles	indole-3-carbinol, 트립토판-인돌유도체, 콜레스테롤 조절, 호르몬조절, 항암(유방암, 자궁경부암감소), 피부 모발개선.	브로콜리, 양배추, 케일, 콜리플라워, 무청, 겨자, 부추
카테킨 Catechins	항산화-비타민C, E의 활성산소제거작용보다 강력, 항균해독, 바이러스파괴, 전립선암성장저해, 혈관강화, 면역, 항고지혈.	녹차, 우롱차, 소나무껍질 포도종자, 적포도, 블루베리
이소플라보노이드 Isoflavonoids	genistein, , daidzein, glycitein 에스트로겐 유사작용. 항암, LDL콜레스테롤저하, 골다공증, 죽상동맥경화억제.	청국장 간장 등 두류, 알팔파, 병아리콩, 칡, 레드클로버
쿼세틴 Quercetin	지방의 산화억제, 항산화작용, 항암(전립선), 항알러지, 항당뇨, 항혈전, 항염작용-전립선염, 방광염 캠페롤과 상승.	양파껍질, 녹차, 사과껍질, 밀감, 메밀, 십자화과 채소, 크렌베리
헤스페리딘 hesperidin	모세혈관 투과성억제로 혈관강화, 비타민C의 흡수증가, 항산화, 중성지방저하, 뼈형성, 항알러지, 과량시, 위장 장해.	레몬껍질, 오렌지 껍질, 감귤껍질, 루틴과 상승 (메밀활용)

루틴 Rutin	모세혈관강화, 투과성조절, 출혈성 질병예방. 헤스페리딘의 효과 상승작용.	감귤껍질, 메밀, 파슬리, 회화열매
실리마린 Silymarin	활성성분은 silybin 간독성을 해독, 항암, 알코올 중화. 해독, 활성산소로부터 간세포와 조직을 보호.	돼지감자 (artichokes), 엉겅퀴(milk thisle)
설포라판 sulforaphane	발암물질을 세포 밖으로 내보내는 효소들을 활성화. 항균, 항암, 혈관의 염증보호효과, 동맥경화예방.	브로콜리새싹, 양배추, 무, 양파, 케일
아피제닌 apigenin	염증성 장질환에 유효, 뇨산형성억제로 통풍예방, 항산 화, 탄수화물대사 증진, 암세포의 자기파괴 유도 항암.	파슬리, 샐러리, 카모마일, 사과, 콩, 토마토, 브로콜리, 양파.
진저롤 gingerol	항구토작용. 멀미. 암환자의 구토증에 생강차, 생강밥. 활용. 식욕증진, 살균, 소화촉진.	생강
안토시아닌 anthocyanin	항산화, 항암, 면역능증강, 학습능력향상, 혈관의 염증 억제, 우울증감소, 뇌손상방지, 노화방지 신생혈관억제 항당뇨	아로니아 등 베리류, 가지, 포도, 자색고구마, 순무, 검정콩
쿠마린 Coumarine	항종양, 면역능증강, 항산화, 혈전억제. 부종완화, 세포의 산화방지(활성산소배출).	당근, 샐러리, 회 향, 비트, 자몽
터핀 Terpenes	에센스오일주요성분, 세포자진사멸(apoptosis)유도, 항암, 강장-암세포의 중간신호전달체계 차단.	깻잎, 쑥, 인진쑥, 인삼
리그난 Lignans	항산화작용, 항균;파이토알렉신(phytoalexine)생성, 항바이러스작용, 식물성 에스트로젠(phytoestrogens) 작용.	아마씨, 아마씨유, 전곡, 견과류

그 外 식물 속에는 셀레늄, 실리마린, 비타민C, 베타-시토스테롤, Fe, Ca등과 유익균의 먹이가 되는 프
락토올리고당이 식물 속에 모두 들어 있어 장건강과 함께 호르몬조절, 인슐린분비조절, 간기능개선, 간
해독, LDL콜레스테롤 저하, 항균, 항바이러스 등의 작용으로 다양한 질환에 활용한다.

표3-3 주변 식재료의 성미귀경

–식료본초학(2012年 김규열 外), 약선식재료(2012年 곽준수 外) 참조–
* 회색은 따뜻한 성질, 진녹색은 찬 성질, 연한 녹색은 평한 성질로 표시하였다.

표3-3-1 곡류, 서류, 두류 온(溫), 량(凉), 한(寒), 감(甘), 평(平)

일반명	한약명	성미	귀경	효능
고구마	번서 (蕃薯)	온(평)	비, 신	익기생진, 건비익기, 관장통변
작두콩	도두 (刀豆)	온, 감	비, 위, 신	온중하기, 지구역, 익신보원
수수	고량 (高粱)	온, 삽, 감	비, 위, 폐	익기온중, 건비지사, 안신, 소식
찹쌀	나미 (糯米)	온, 감	비, 위, 폐	보중익기, 건비지사, 난위, 지허한
구약	마우 (魔芋)	한, 고, 신	폐	화담소적, 해독산결, 행어지통
녹두	녹두 (綠豆)	한(량), 감	심, 위, 간	청열해독, 소서지갈, 이수소종
팥	적소두 (赤小豆)	미한(량), 감	심, 소장, 비	이수제습소종, 퇴황, 청열해독소옹
두부	두부 (豆腐)	량, 감, 무독	비, 위, 대장	생진윤조, 청열해독, 화중익기
보리	대맥 (大麥)	량, 감	비, 위, 신	건비화위소식, 지갈제번, 하 기관장
밀	소맥 (小麥)	량, 감	심, 비, 신	양심안신, 제번지갈, 지허한
좁쌀	황미 (黃米)	량, 감, 함	비, 위.신	건비화위, 자음익신, 제열해독
율무	의이인 (薏苡仁)	량, 담, 감	비.폐, 신	건비보폐, 삼습지사, 청열배농

메밀	교맥 (蕎麥)	량, 감, 小毒	비, 위, 대장	건비소적, 해독염창, 하기관장통변
귀리	연맥 (燕麦)	평(미한), 감	간, 비	보비익간, 활장최산, 염한지혈
쥐눈이콩	서목태 (鼠目太)	량, 감	신, 간	보익간신, 거풍해독, 신허요통활용
감자	마령서 (马铃薯)	평, 감	위, 대장	익기건비, 화위조중, 해독소종
마	산약 (山藥)	평, 감	폐, 비, 신	건비보폐익기, 고신익정축뇨
멥쌀	갱미 (粳米)	평, 감	비, 위, 폐	보기건비, 제번갈, 지사
옥수수	옥촉수 (玉蜀鬚)	평, 감	위, 대장, 신	조중개위, 이뇨소종, 항암, 강지강압
토란	우두 (芋頭)	평, 감, 신	비, 위	화담화위, 소종산결, 보허건비
검정콩	흑대두 (黑大豆)	평, 감	비, 신	이수해독, 거풍활혈, 건비익신
대두콩	담두시 (淡豆豉	평, 감	비, 대장	이수소종, 건비관중, 해독
완두콩	완두 (豌豆)	평, 감	비, 위	화중하기, 통유, 이수지설, 해독소옹
동부콩	강두 (豇豆)	평, 감	비, 신	보신삽정, 건비이습
땅콩	낙화생 (落花生)	평, 감	비, 폐	건비양위, 윤폐화담지해, 이뇨통변

표3-3-2 채소류 버섯류

채소류는 대체로 한량(寒凉)한 성질로 청열제번(淸熱除煩) 해독(解毒) 통변(通便)작용이 있으며 비타민과 미네랄 공급원으로서 우수해 현대인들의 약선으로 적합하다. 단 온성(溫性)의 성질을 가진 채소류는 음허자(陰虛者)와 열성병(熱性病)이 있는 경우에는 조심하는 것이 좋다.
또 음식의 성질은 적용하는 사람의 체질이 양증인가 음증인가에 따라 다소 다른 반응을 나타내므로 부분적으로 견해가 다를 수 있어 참고로 활용하기 바란다.

일반명	한약명	성미	귀경	효능
고추	번초 (番草)	열, 신	심, 비	온중산한, 개위제습, 하기소식
갓	개채 (芥菜)	온, 신	폐, 위	선폐활담, 온중행기, 소종산결
겨자	개자 (芥子)	온, 신	폐, 위	온중산한, 활담이규, 통락소종
방아잎	배초향 (排草香)	미온, 신	폐, 비, 위	방향화습, 화중지구, 거서해표
부추	구채 (韭菜)	온, 신	간, 위, 신	보신조양, 온중행기, 산어활혈, 해독
파	총 (蔥)	온, 신	폐, 위	해표산한, 통양활혈, 선폐건위, 해독, 살균
쑥	애엽 (艾葉)	온, 신, 고	비, 간, 신	온경지혈, 산한지통, 거습지양
호박	남과 (南瓜)	온, 감	비, 위	보중익기, 지해평천, 해독소종, 소염지통
마늘	대산 (大蒜)	온, 신	비, 위, 폐	온중행체, 선규통폐, 지해거담, 살충, 강압
양파	양총 (洋葱)	온, 신, 감	폐	이기화담, 건위소식, 강혈지, 발한이뇨
생강	생강 (生薑)	온, 신	비, 위, 폐	해표산한, 화담지해, 강역이구, 해독
쇠비름	마치현 (馬齒莧)	한, 산, 무독	대장, 간, 비	청열해독, 산혈소종, 이뇨통림, 습열설사

죽순	모순 (毛筍)	한, 감	위.폐, 심	청열소담, 이이변, 청위이장 소창, 투진
근대	우피채 (牛皮菜)	한, 감, 신, 고	폐, 신, 대장	청열해독, 행어지혈
연근	우 (藕)	한, 감	심, 간, 비위	양혈지혈(생우;청열생진, 숙우;건비개위)
아스파라거스	소백부 (小百部)	한, 감, 고	간, 폐	청열이습, 활혈산결, 청열생진, 이수통림
녹두나물	녹두아 (綠豆芽)	량, 감,	심, 위	청열소서, 해독이뇨
민들레	포공영 (浦公英)	한, 감, 고	간, 위	청열해독, 이수통림
고사리	궐 (蕨)	량, 감, 소독	간, 위, 대장	청열이습, 강기화담, 지혈
가지	가자 (茄子)	량, 감	비, 위, 대장	청열해독, 이뇨소종, 활혈지통, 건비화위
도라지	길경 (桔梗)	량, 신, 고	폐	거담지해, 배농, 소농, 선폐
무	나복 (萊菔)	량, 간, 신	폐, 위	소식화담, 하기관중, 생진지갈, 지혈, 이뇨
배추	백채 白菜	량, 감	폐, 위, 대장	청열제번, 생진지갈, 청폐소담, 통리이변
얼갈이배추	소백채 (小白寀)	량, 감	폐, 위, 대장	청열제번, 청폐소담, 생진지갈
샐러리	한근 (旱芹)	량, 신, 감, 고	간, 위	청열해독, 평간, 이수해독, 양혈지혈, 강압
냉이	제채 (薺菜)	량, 감	간, 비, 신, 방광	이수통림, 지혈, 평간명목
시금치	파채 (菠菜)	량, 감	간, 위, 대장	청열제번, 양혈윤조, 통리장위
동아	동과 (冬瓜)	량, 감, 담	폐, 대장, 방광	청열제번, 이수소종, 화담해독, 감비

미나리	수근 (水芹)	량, 신, 감	폐, 간	청열해독, 이수, 지혈
상추	와거 (萵苣)	량, 감, 고	위, 대장	이수, 청열해독, 통유
오이	황과 (黃瓜)	량, 감	폐, 비, 위	청열해서, 생진지갈, 이수해독
토마토	번가 (蕃茄)	량, 감, 산	간, 비, 위	생진지갈, 건위소식, 양혈평간, 혈압강하
청경채	숭채 (菘菜)	량, 감	폐, 위, 대장	청열서번, 생진지갈, 통리이변
아욱	동규엽 (冬葵葉)	량(평), 감	폐 대, 소장	이습, 활장, 통유
쑥갓	동호 (茼蒿)	량(평) 감신	간, 폐	화비위, 안심신, 소담음, 혈압강하
당근	호라복 (胡蘿蔔)	평, 감	폐, 비, 간	건비화중, 양혈명목, 화담지해, 해독항암
더덕	산해라 (山海螺)	평, 감, 신	폐, 간, 신	익기양음, 해독배농, 통유
양배추	감람 (甘藍)	평, 감	신, 위	건위통락, 산결지통, 보신장골, 청리습열
표고 버섯	향심 (香蕈)	평, 감	간, 위	익기개위, 부정, 투진, 화담, 강혈지, 항암
목이 버섯	목이 (木耳)	평, 감	폐, 간, 비, 대장	보기양혈, 윤폐지해, 항암, 강압, 지혈
양송이	마고 (麻姑)	평, 감	위, 폐, 간	건비개위, 평간제신(平肝提神)
흰목이	은이 (銀耳)	평, 감, 담	폐, 위, 신	자음윤폐, 익위생진, 보신건뇌, 연년익수
노루 궁뎅이	후두균 (猴頭菌)	평, 감	비, 위	건비양위, 안신, 항암

표3-3-3 과일류

일반명	한약명	성미	귀경	효능
복숭아	도자 (挑子)	온, 감, 산	폐, 대장	생진윤장, 활혈, 소적, 혈압강하
살구	행자 (杏子)	온, 감, 산	폐, 심	윤폐정천, 생진지갈, 지사
대추	대조 (大棗)	온, 감	심, 비, 위	보비위, 익기혈, 안심신, 조영위, 조화약성
밤	율 (栗)	온, 감, 미함	비, 신	익기건비, 활혈지혈, 보신강근
모과	모과 (木瓜)	온, 산	간, 비, 위	서근활락, 화습화위, 거풍습
산사	산사 (山楂)	미온, 산, 감	비, 위, 간	소식적, 산어혈, 행기소체, 활혈지통
앵두	앵도 (櫻桃)	온, 감, 산	비, 신	보비익신, 자윤피부, 거풍습.투진
살구	행자 (杏子)	온, 감, 산	폐, 심	윤폐정천, 생진지갈 , 지사
석류	석류 (石榴)	온, 감, 산	비, 폐, 대장	생진지갈, 지해, 살충
잣	해송자	온, 감	간, 폐, 대장	윤폐, 활장윤조, 양혈, 거풍
호두	호도인	온, 감, 삽	신, 폐, 간	온폐정천, 윤장통변, 보신익정
감	시자 (柿子)	한(량), 감, 삽	심, 폐, 대장	청열, 생진, 윤폐, 지해, 건비삽장, 소염
동아	동과 (冬瓜)	량, 담, 감	폐, 대장, 방광	청열제번, 이수소종, 화담, 해독, 감비
오디	상심자	한, 감, 산	간, 신	자음양혈, 보간익신, 생진윤장
여주	고과 (苦瓜)	한, 고	심, 비, 위	청서척열, 지갈해독, 혈당강하
뽕잎	상엽 (桑葉)	한, 고, 감	폐, 간	소풍청열, 청간명목, 청폐윤조

518

바나나	향초 (香蕉)	한, 감	폐, 위	청열, 윤폐활장, 해독
수박	서과 (西瓜)	한(량), 감	심, 위, 방광	청열해서, 제번지갈, 이소변, 강혈압
배	백리 (白梨)	한(량), 감	폐, 위	생진, 윤조, 청열, 화담
키위	미후도	한, 감, 산	위, 간, 신	청열지갈, 통림, 개위건비, 항암
참외	첨과 (甛瓜)	한, 감	심, 위	청서열, 해번갈, 통리이변
딸기	초매 (草莓)	한(량), 감	비, 위	청량지갈, 건위소식
유자	유자 (柚子)	량, 감, 산	폐, 위	강역화위, 이기관중, 소영, 성주, 해어독
사과	평과 (苹果)	량, 감	비, 위, 심	생진지갈, 보심익기, 윤폐, 개위
무화과	無花果	량, 감	폐, 위, 대 장	청열생진이인, 건비개위, 해독소종
망고	망과 (芒果)	량, 감, 산	폐, 위, 비	익위생진, 지구, 지해
귤	귤 (橘)	량(평), 감산	폐, 위	개위이기, 기갈윤폐, 조습화담
레몬	향도 (香挑)	량(평), 감, 산	폐, 위	생진지갈, 거서 안태, 강지, 소염
자두	이자 (李子)	평(량), 감, 산	간, 신	청열생진, 양간(養肝), 사간(瀉肝)
매실	매실 (梅實)	평, 감, 삽	폐, 대장, 위	생진지갈, 삽장지사, 이근맥
파파야	번목과	평, 감	위, 대장	소식하유, 제습통락, 윤장통변, 구충
포도	포도 (葡萄)	평, 감, 산	폐, 비, 신	익기보혈, 서근락, 리소변, 안태, 제번지갈
파인애 플	파라 (菠萝)	평, 감, 미산	위, 신	생진지갈해번, 익기건비, 소육(消肉)

519

표3-3-4 육류 어패류 내단류

일반명	한약명	성미	귀경	효능
양고기	양육 (羊肉)	열, 감	비, 위, 신	온중난신, 익기양혈
산양 고기	산양육	열, 감	비, 위, 신	보신, 보양, 보허손, 강근골
닭고기	계육 (鷄肉)	온, 감	비, 위	온중익기, 건비위, 강근골, 보정전수
개고기	구육 (狗肉)	온, 산, 함	비, 위, 신	온보비위, 난신장양, 익기보허
미꾸 라지	추어 (鰍魚)	온, 감	비, 간, 신	보익비신, 이수, 해독소염
사슴 고기	녹육 (鹿肉)	온, 감	비, 신	익기조양, 양혈, 거풍, 하유즙
꿩고기	치육 (雉肉)	온, 감, 산	비, 위, 간	보중익기, 생진지갈
양유	양유 (羊乳)	미온, 감	심, 폐	보허윤조, 화위, 해독
민물 새우	하 (蝦)	미온, 감	간, 위, 신	보신장양, 통유, 거풍담
참새우	대하 (大蝦)	온, 감, 함	간, 신	보신장양, 자음식풍, 익기개위
홍합	담채 (淡菜)	온, 감, 함	간, 신	보간신, 익정혈, 소영산결(消癭散結)
갈치	도어 (刀魚)	온, 감	간, 심, 위	자보강장, 해독지혈, 행기윤폐
고등어	태어 (鮐魚)	온, 감, 함	신,폐, 비	보익강장
조기	石首魚	온, 감	비, 위, 간, 신	익기양위, 보신, 명목
꼬막	감 (蚶)	온, 감	비, 위	보기양혈, 온중건위

복어	하돈 (河豚)	온, 감	간, 신	자보간신, 거습지통
해삼	해삼 (海蔘)	온, 함	폐, 신	보신익정, 양혈윤조, 지혈소염
전복	石決明肉	온(평), 함	간, 신	평간잠양, 익정명목, 통림, 지혈
대합	합리 (蛤蜊)	한, 감, 함	위	윤조지갈, 연견소종
참게	해 (蟹)	한, 함	간, 위	청열, 산어, 소종해독, 보골수, 속근접골
다시마	곤포 (昆布)	한, 함	간, 신, 비	연견화담, 이수소종
돼지 고기	저육 (豬肉)	미한, 감, 함	비, 위, 신	보신자음, 윤조, 익기양혈
우유	우유 (牛乳)	미한, 감	심, 폐, 위	보허손, 보기양혈, 익폐위, 양혈, 생진윤조
굴	牡蠣肉	량, 감, 함	심, 간, 신	양혈안신, 연견소종
김	자채 (紫菜)	량, 감	폐 비 방광	화담연견, 청열제번, 이수제습
가물치	예어 (鱧魚)	량, 감	비, 위, 폐, 신	보비익위, 이수소종
해파리	해철 (海蜇)	량, 함	간, 신, 폐	평간청열, 소적화담, 양음평간, 윤장
오리알	압란 (鴨卵)	량, 감	심, 폐, 대장	자음평간, 청폐지해
다슬기	나사 (螺螄)	량(평), 감	방광경	보간이수, 명목, 지임탁
명태	북어 (北漁)	평, 함	간, 신	보간신, 청간명목
달걀	계란 (鷄卵)	평, 감	심, 비, 폐	자음윤조, 양혈안태, 양심안신

낙지	장어 (章魚)	평, 감, 함	폐, 비, 위	양혈통유, 해독, 생기
병어	편어	평, 감, 담	위, 간	익기양혈, 서근이골, 충정
장어	만려어 (鰻鱺魚)	평, 감, 소독	간, 신, 비	건비보폐, 익신고충, 거풍제습, 해독살충
쇠고기	우육 (牛肉)	평, 감	비, 위	보비위, 익기혈, 강근골
오리 고기	백압육 (白鴨肉)	평, 감, 함	비, 폐, 신	자음보허, 이수소종, 해독
오징어	烏賊魚	평, 함	간, 신	양혈자음, 보익간신
오골계	烏骨鷄	평, 감	간, 신, 폐	보간익신, 보기양혈, 퇴허열
잉어	이어 (鯉魚)	평, 감	비, 신, 위, 담	건비화위, 이수소종, 하기통유, 안태, 지해평천

표3-3-5 조미류

일반명	한약명	성미	귀경	효능
후추	호초 (胡椒)	열.신	위, 간, 대장	온중산한, 하기지통, 개위소식, 해독지구
겨자	개자 (芥子)	열, 신, 소독	폐, 위	온중산한, 활담이규, 통락소종
산초	초피 (椒皮)	온, 신, 소독	비, 위, 신	온중산한, 제습지사, 살충지양, 해어성독
고수	호유 (胡荽)	온, 신	폐, 비, 간	발표투진, 소식개위, 지통해독
식초	초 (醋)	온, 산, 고	간, 위	활혈산어, 소식화적, 해독살충
흑설탕	赤砂糖	온, 감	비, 위, 간	(적사당)보중완간, 활혈산어, 건비온위
물엿	이당 (飴糖)	온, 감	비, 폐, 위	보허난중, 생진윤조, 완급지통
생강	생강 (生薑)	온, 신	폐, 위	해표산한, 강역지구
계피	계피 (桂皮)	온, 감, 신	비, 위, 간, 신	거한지통, 산어소종, 온비위
간장	장양 (醬釀)	한, 함	위, 비, 신	청열제번, 해독
소금	식염 (食鹽)	한, 함	위, 신, 대장	청화, 양혈, 해독, 연견
참기름	마유 (麻油)	량, 감	대장	윤장통변, 해독생기, 보익간신
검은깨	흑지마 (黑脂馬)	평, 감	간, 비, 신, 대장	양혈익정, 윤장통변
벌꿀	봉밀 (蜂蜜)	평, 감	폐, 비, 대장	보중익기, 완급지통, 윤폐지해

표3-3-6 차 건강즙 기능식품

일반명	한약명	성미	귀경	효능
인삼차	人蔘	미온, 미고, 감	비 폐 심	대보원기, 보익비폐, 생진지갈, 안신
생강차	生薑	온, 신	비, 위, 폐	산한해표, 화담지해, 강역지구, 해독
당귀차	當歸	온, 감, 신	심, 간, 비	보혈활혈, 조경지통, 윤장통변
모과차	木瓜	온, 산	간, 비, 위	서근활락, 화습화위, 거풍습
강황차	薑黃	온, 고, 신	간, 비	파혈행기, 통경지통
두충차	杜冲	온, 감, 신	간, 신	보간신, 강근골, 안태지혈, 강혈압
오미자	五味子	온, 감, 산	폐대장심신	염폐지한, 생진지갈, 삽장지사, 안신
쑥차	艾葉	온, 고, 신	비, 간, 신	온경지혈, 산한지통, 거습지양
총백차	蔥白	온 신	폐 위 대장	발한해표, 통양이규, 해독소종
귤피차	陳皮	온, 고, 신	비, 위, 폐	이기소종, 강역지구, 조습화담
자소엽차	紫蘇葉	온, 신	폐, 비	해표산한, 행기관중, 해어해독
노니	巴戟天	온, 감, 신	간, 신	보신조양, 거풍제습, 강근골
강황	薑黃	온, 고, 신	간, 비	파혈행기, 통경지통, 소옹종
하수오	河首烏	미온, 고, 감	간, 신	보혈생정, 통변해독, 자보간신
민들레차	蒲公英	한, 감, 고	간, 위	청열해독, 소종산결, 청간명목, 이뇨통림
박하차	薄荷	량, 신	폐, 간	소산풍열, 청두목, 이인후, 투진, 소간해울
상엽차	桑葉	한, 감, 고	폐, 간	소산풍열, 청폐윤조, 청간명목, 양혈지혈
죽엽차	竹葉	한 감 담	심 위 폐	청열제번, 양심이뇨, 소풍지경
국화차	菊花	미한, 감, 고	폐, 간	소산풍열, 평간명목, 청열해독
연근차	蓮根	한, 감	심, 간, 비, 위	청열생진, 양혈산어, 담열해수

맥문동차	麥門冬	미한, 감, 미고	폐, 위, 심	자음윤폐, 청심제번, 익위생진
우엉차	牛蒡根	한, 고	폐, 위	소산풍열, 선폐투진, 해독산종
칡	葛根	량, 감, 신	비, 위	발한, 해표, 퇴열, 투진, 생진지갈, 승양지사
녹차	茶葉	량, 감, 신, 고	심, 폐, 위, 신	청리두목, 제번지갈, 이뇨, 청열해독, 소식
메밀차	蕎麥	량, 감, 소독	비, 위, 대장	건비소적, 하기통변, 해독염창
우방자차	牛蒡子	한, 신, 고	폐, 위	소산풍열, 청폐이인, 해독소종
둥글레차	玉竹	량, 감	위, 폐, 신	생진지갈, 양음윤조
구기자차	拘杞子	량, 감	간, 비, 신	보허익정, 청열명목
박하차	薄荷	량, 신	폐, 간	소신풍열, 청리두목, 이인투진, 소간해울
결명자차	決明子	량, 감, 함, 고	간, 대장	청간명목, 윤장통변, 항혈압, 평간억양
유자차	柚子	량, 감, 산	폐, 위	강역화위, 이기관중, 살어해독, 화담강역
익모초	益母草	미한, 신, 고	심, 간, 방광	활혈조경, 이수소종, 청열해독
울금	鬱金	한, 신, 고	간, 담, 심, 폐	행기해울, 활혈거어, 청열양혈, 이담퇴황
쇠비름	馬齒絃	한, 산	대장, 간, 비	청열해독, 산혈소종, 치열리농혈
옥미수차	玉米鬚	평, 감, 담	방광, 간, 담	이뇨, 평간이담, 지혈, 혈압강하
도라지차	桔梗	평, 신, 고	폐, 간, 신	익기양음, 해독배농, 통유
매실	梅實	평, 감, 삽	간, 비, 폐대장	생진지갈, 지해화담, 지사, 安蛔(안회)
레몬차	香挑	평, 감, 산	폐, 위	생진지갈, 거서, 안태
당근차	胡蘿葍	평, 감	폐, 비, 간	양혈명목, 화담지해, 해독
연잎차	蓮葉	평, 고	간, 비, 위	청서이습, 승발청양

표3-4 세포를 살리는 천연추출물 및 식품의 기능과 활용

-NTF푸드파마 자료, 식료본초학(2012年 김규열外),
  푸드닥터(2016年 한형선), 약선식재료(2012年 곽준수) 참조

재료	기능 및 활용
식초	강력한 항산화제, 60여 종 이상의 유기산 포함(초산, 구연산, 아미노산, 호박산 등). 비타민 무기질 등 각종 영양소의 흡수촉진, 젖산생성방지, 부신피질호르몬생성. 저산증으로 인한 소화불량에 상용, 식욕증진, 에너지대사촉진, 뇌에 산소공급, 비만예방, 콜레스테롤 저하, 지방간예방. 혈액생성, 혈압강하, 지혈, 살균, 정장.
민들레	열을 내리고 해독하며 뭉친 기를 흩어지게 하여 멍울을 없애는 작용, 간해독기능. 간기울결로 인한 식독을 풀어 체기에 활용, 이담, 건위, 이뇨, 면역증강, 항염. 생명력이 강함, 체지방저하, 혈당조절, 담즙분비배출, 장내유익균 활성증가. 옹저, 유선염, 젖몸살, 편도선염, 인후염, 열성 방광염, 유방암, 생리통에 효과.
마늘	부신기능조절(부신항진, 부신고갈에 의한 에너지저하), 비타민과 무기질의 보급원. 노인기의 무력감과 피로회복 혈액순환에 도움, 알리티아민-피로회복, 혈액순환. 알리신(매운맛성분)-콜레스테롤과 중성지방을 낮추고 혈관을 확장, 항균작용. 삼황화 메틸아릴-혈압을 낮추고 혈소판응고를 저해하여 동맥경화를 예방.
우엉	이눌린(췌장을 보호) 사포닌(인삼보다 다량함유)18가지 아미노산, 미네랄. 성호르몬 분비 촉진, 세포재생(함황아미노산), 혈관확장, 강력한 항산화제. 세포의 돌연변이억제-암치료시 보조, 알긴산-대장암 폐암에 효과.
모로헤이야	고온건조한 기후에서 잘 자라는 채소로 마디를 끊으면 미끌미끌한 점액질이 있어 소장 대장의 점막을 보호(장누수증후군), 소장의 당흡수지연(당뇨병치료), 비위허냉자도 사용가능, 수용성이섬유로 위장관의 연동 운동을 향상(변비), K보고.
숯	천연 미네랄의 보고, 유해곰팡이, 발암물질흡착(설사, 메주, 우물, 장독에 활용), 방부작용, 음이온 방출, 자율신경 안정, 혈압, 맥박 정상화, 스트레스 완화, 활성산소 제거, 자연치유력 향상, 혈액정화, 세포활성화, 면역력 강화.
양파	폴리페놀의 일종인 양파껍질의 쿼세틴성분-항산화, 혈전용해, 혈압강하. 혈당강하작용, 기관지경련억제, 마늘, 양파, 부추-동맥경화에 식이치료. 혈관질환에 좋은 것으로 알려져 있지만 성질이 따뜻하므로 양증에는 장복금지.
케일	십자화과 채소로 유황과 미네랄함량이 많아 강력한 항암제로 작용. 세로토닌-우울증에 활용, 차가운 성질-상열감, 혈압조절, 동맥경화, 혈액순환촉진. 신장, 방광열, 폐암, 방광암, 전립선암, 심장병, 구내염, 빈혈 등의 식이치료.
신선초	게르마늄, 플라보노이드-세포에 산소공급, 산성노폐물 배출하여 혈액을 정화. 항암, 빈혈예방, 간기능향상, 정장, 건위, 일명 명일엽-생명력이 강함을 의미. 어혈을 없애고 인슐린분비를 촉진. 탈모, 백반증에 활용(페닐알라닌) 항암, 항염.

무청시래기	위로 뻗어오르는 생명력으로 기운보강, 화농성 염증에도 청열제와 겸용시 효과. 아토피의 열증과 허혈증 진액부족증을 동시에 보강, 조혈작용(비타민A, C, Fe). 대장독소 제거, 폐·대장열에 효과, 사물탕의 개념, 소식이기(消食理氣), 소종(消腫).
죽염	부신고갈에 Na공급, 부신회복 및 부신피로개선, 암이나 만성병환자에게 효과. 응축된 기의 결정체, 보기 보혈 강장제, 구강내 세균증식억제, 위액분비촉진. 염증제거 독소제거 원기회복-체력이 없거나 체온이 저하된 경우 적용.
여주	식물성 인슐린(polypeptideP), 베타세포(인슐린분비)활성화, 포도당이용율 증가, 알파-글루코시다제 저해(당흡수억제), 항균, 항진균, 항바이러스, 항산화, 항알러지. 간, 담도 및 분비선 강화-간보호작용, 중성지방축적방지.
산야초 효소	대사노폐물을 정화, 혈액을 맑게 하며 해독작용, 비타민, 유기미네랄 아미노산 등. 성장기어린이와 노인, 허약자의 천연영양소, 면역물질, 조혈, 장내유익균 증식. 에너지대사원활, 세포의 영양분흡수와 노폐물배설도움, 항암, 비만개선, 면역증강.
미나리	에너지대사를 높이고 부종과 소변불리 혈전에 사용, 비타민C-혈관보호. 청열 피부진정작용, 막힌 것을 뚫어 식물성 어혈제로 활용, 소금물에 데치면 캠페롤 16배. 캠페롤-면역력 강화 항산화. 홍화, 콩과 함께 뇌질환에 장복(간해독제와 병행).
미강	현미를 도정하여 정백미를 만들 때에 얻어지는 외피와 배아의 혼합물. 췌장과 간세포 보호, 면역활성화-아라비녹실란(Arabinoxylan), 항산화(페룰린산). 옥타코사놀(지방대사, 산소운반, 심폐지구력증진), 식이섬유(배변촉진, 노폐물배출).
복합과일탕	프락토올리고당, 미네랄, 천연복합당 공급 장점막 회복, 유해균억제 생체정보력, 대사 기능회복. 사과, 바나나, 양배추, 단호박, 토마토 등을 30분 끓여 식힌 후 갈아서 마신다. 식초, 조청, 집간장 등 추가하여 흡수율을 높인다. 미역국, 들깨로 상승작용.
북어	필수아미노산(아르기닌 메치오닌) 다량함유, 간기능개선, 해독작용, 노폐물배출. 고단백, 고칼슘, 콜라겐, 비타민D 다량함유, 유황관련성분. 병후 기력회복, 성호르몬분비, 세포성장, 체지방감소, 면역세포활성화.
야콘	올리고당의 보고-미네랄의 흡수를 도움, 피부미용. 만성변비를 치료하고 장을 튼튼하게 하며 체질개선, 다이어트보조. 콜레스테롤 감소, 혈압조절, 면역력 강화, 골다공즈예방, 항암, 항산화.
바나나	세로토닌의 전구물질인 트립토판이 다량 함유, 기분을 좋게 하고 수면의 질을 개선하 므로 노약자의 불면증과 불안증에 사용. 에너지활성도 우수. 미네랄공급, 배변활동원활 칼륨함량이 높아 혈압조절, 전해질균형, 심장기능강화.
토마토	라이코펜, 칼륨으로 모든 암에 기본으로 적용, 전립선암, 유방암, 신장질환 등 비뇨기 계에 효과. Na이 나가면서 비뇨기의 염증개선, 울체된 기운을 풀어주어 암덩어리분해 에 효과, 끓여먹으면 발산의 성격이 강해져 동맥경화, 각종암에 활용(+소금).

527

재첩	betaine(trimethyl glycine)은 강력한 항산화작용, methionine의 합성촉진. 타우린이 담즙산과 결합하여 해독, 비타민 무기질로 숙취해독, 간해독 피로회복 . 몸의 열을 내리고 기를 올려준다. 눈을 맑게 한다(明目).
바지락	타우린 다량함유, 마늘의 유황과 함께 글루타치온 효과. 글루타치온은 강력한 항산화력, 보간해독(補肝解毒), 수렴생기(收斂生肌). 시호제 중의 실증에 해독작용 보강, 시호제 허증과 치자제에 활용.
솔잎	필수아미노산이 다량 함유, 사시사철 푸르며 생명력이 강하다. 심장열을 내리고 혈관을 확장하여 두통, 동맥경화 치매등 순환기질환에 도움, 주로 머리쪽으로 작용. 말초혈관을 뚫어주는 효과.
함초	미네랄 풍부, 아미노산, 효소 다량 함유, 천연미네랄로 활용. 장의 연동운동 촉진, 노폐물의 흡착 및 제거, 변비예방, 숙변제거. 프로바이오틱스의 증식을 도움, 항암, 고혈압, 고지혈증 등 대사질환예방.
매실	유기산(구연산, 사과산, 호박산, 주석산 등) 다량 함유, 저산증 교정, 따뜻한 성질. 간해독 작용(젖산의 생성억제, 피로회복), 칼슘흡수촉진, TCA사이클 활성화. 살균작용, 장내 유해균 번식억제, 장내불순물 수렴하여 정장효과.
보리새싹	비타민C가 사과의 60배. 콜라겐합성에 도움, 조직세포성장, 항산화, 혈당조절. 림프계청소로 체내독소제거, 간세포재생, 장내균총환경 개선, 궤양, 손상피부재생. 중성지방 감소, 산성체질개선, 위열, 폐열, 대장열 해결, 종양제거, 대식세포활성.
홍화	유기아미노산, 식물성 아연 등 생리활성물질이 많고 따뜻한 약성으로 파혈통. 경작용이 강하므로 어혈제로 사용 , 월경불순, 타박상, 고혈압, 고지혈증 등 효과. 여성질환, 순환기질환에 모두 활용가능, 계지복령환, 당귀수산의 의미.
강황	커큐민 항염증, 항바이러스, 항박테리아, 항암, 항진균, 항당뇨, 항알레르기. 뇌의 독성단백질 분해, 알츠하이머 유발 플라그 억제, 심장병예방, 혈관신생저해. 담즙분비촉진, 위산분비억제 및 조절, 항산화 콜레스테롤 저하, 간의 독성물질제거.
와송	항암, 면역항체증가, 암세포증식억제, 청열, 벌레독제독, 피부미용, 아토피에 효과 대장근육의 수축활동을 도와 배변활동촉진, 간세포재생, 지혈(위궤양, 항문, 자궁)
사과	세포의 K/Na의 비율조절, 세포에너지대사 증강, 장, 뇌에 당의 공급. 펙틴이 장운동자극, 칼륨성분으로 혈압강하, 항산화 LDL콜레스테롤 저하.
양배추	Glutamine이 최다-소화관 궤양억제, 헬리코박터 증식억제 점막강화 항산화. 비타민U, indol-carbinol, surforaphane;강력한 항암제, 에스트로겐해독, 유방암억제.

파래	비타민C, U, Fe, K, Mg 등 미네랄 다량함유, 알칼리성식품, 반수용성–흡수가 잘됨. 인체에 유익한 색소함유, 피부염증, 빈혈, 대장의 연동운동, 신경안정에 유효.
파인애플	브로멜라인–단백질소화, 항염, 손목관절증후군, 부비동염, 인후염등 점액분비조절 에너지생산에 필요한 보효소, 항산화작용, 망간의 보고, 비타민.
삼채	뿌리부추, 히말라야 고산지대에 자생, 콜레스테롤 제거, 모세혈관 확장, 혈액순환. 식이유황, 내분비촉진 및 건위작용, 세포부활, 해독, 항염 살균작용, 활성산소배출.
청국장	장내, 부패활동 약화, 유산균보다 효력우수, 유기산 생성하여 장자극–변비 치료. 발암물질, 암모니아, 니토로아민, 인돌 등 유해물질 감소(항암보조).
왕고들빼기	일명 '산와거' 해열, 양혈(養血), 소종(消腫) 소화건위제로 사용(실증). 염증성 질환, 유선염, 편도선염, 균교대증후군, 장질환에 활용.
브로콜리	항암, 과잉 에스트로겐 배설, 헬리코박터 제거. 설포라판(브로콜리싹에 함유)–소화관 암과 궤양억제, 루틴–수정체노화억제.
마	프로게스테론의 전구물질(사포게닌, 디오스게닌)함유, 호르몬 불균형개선. 에스트로겐우세현상 완화, 아미노산, 칼륨풍부, 인슐린분비촉진–내당능장애 개선.
꿀	단백질35%, 미네랄, 비타민B군, C, D.E를 포함하는 고농축된 필수영양소. 천연방부제, 에너지와 치유촉진, 비위허약자와 노년기의 식욕부진, 체온상승.
낙지	장점막을 살리는 작용이 우수, 소장의 흡수, 면역기능의 핵심적인 역할. 타우린, 비타민D, 단백질, 인, 철, 비타민 함유 저칼로리식품–고지혈증, 빈혈에 도움.
동치미국물	효소, 유기산이 풍부–소화작용, 위산분비 자극. 프로바이오틱스(우리 몸에 유익한 미생물) 풍부, 저산증 환자에 도움.
무말랭이	사포닌, 유황성분 무를 말리면 상처치유물질인 리그난이 증가. 콜레스테롤, 비만개선, 태음인에 유효, 성장호르몬, 퇴행성관절염에 도움.

타락죽	밥, 우유, 물을 갈아서 끓인다. 원기회복, 보기보양식 콩, 단호박, 참깨, 검정깨 등 활용
바나나 타락죽	타락죽에 바나나를 더한 보양식, 장기능 회복, 원기회복. 세로토닌 분비활성화로 우울증, 불면증에 도움, 저녁식사대용.
점막주스	위와 장을 편안하게 하는 장점막재생주스, 노인과 허약자의 원기회복, 진액보충. 단호박, 당근, 양배추, 양파를 같은 비율로 썰어 냄비에 넣고 4배의 물로 40분 정도 끓인다.
장생김치	무, 무청, 당근, 양배추, 배추 콜라비, 사과, 미나리를 잘게 잘라 다진 마늘, 생강, 매실액, 올리고당, 현미풀을 넣고, 새우젓과 죽염으로 간을 해서 버무려주고 미나리, 배춧잎으로 재료를 덮어 식힌 육수(북어 파래 양파)를 재료가 충분히 잠길 정도로 부어 실온에서 1~2일 숙성.
돼지감자	국우(菊芋) 달고 약간 쓰며 다소 서늘하다. 청열량혈(淸熱凉血)로 장출혈, 타박,염증, 부종에 활용, 당뇨(이눌린이 항콜레스테롤, 장내균총개선, 인슐린 농도상승억제) 혈압강하, 식이섬유로 비만에 도움, 생으로 복용.
노근 (蘆根)	갈대뿌리로 맛이 달고 서늘하며 폐경과 위경에 작용. 열을 내리고 진액을 생성하며 독소를 제거하고 열병으로 인한 번갈이나 위열로 인한 구토, 폐위(肺痿)에 도움, coixol 성분이 항염, 항산화, 항알러지작용, 석고증에 자주 활용.

〈참고도서〉

한약제제 활용을 위하여, 조구희 著, 세창문화사, 2018年

以道傷寒論講座, 李承吉 著, 동신출판사, 2000年

疾患別 韓藥臨床의 實際 韓國藥師古方研究會, ㈜YSP, 2008年

傷寒論槪論, 朴憲在 著, 약업신문사, 1984年

劉渡舟 傷寒論講義, 류두저우 著, 물고기숲, 2014年

大塚敬節著作集, 李承吉 外, 한성사, 1985年

중경방 임상강좌, 최용선 著, 초락당, 2013年

현대과학한방, 조필형 著, 한풍제약, 2014年

한약치험예집, 조구희 著, 대한약사한약연구회, 1990年

장중경코드, 최병권 著, 의성당, 2007年

열독을 풀면 오래된 병도 낫는다, 최용선 著, 라의눈, 2018年

물만 끊어도 병이 낫는다, 최용선 著, 라의눈, 2016年

식료본초학, 김규열 著, 의성당, 2012年

내 체질 사용설명서, 이병삼 著, 청홍, 2013年

질환별 응용한약제제, 김남주 著, 참약사육성협동조합, 2017年

한방의 약리해설, 박영순 著, 아카데미서적, 2002年

약선본초학, 김길춘 著, 의성당, 2008年

금궤요략역해, 곽동렬 著, 성보사, 2002年

생명을 살리는 북한의 민간요법, 석영환 著, 평단문화사, 2003年

건강과 치료를 위한 약선영양, 박성혜 外 著, 정담, 2011年

건강약선조리, 박성혜 外 著, 지구문화사, 2011年

영양치료처방집, Phyllis A. Balch 著, 곽재욱 譯, 신일북스, 2011年

자연의학 백과사전, 마이클 T. 머레이 外 著, 정성한 譯, 전나무숲, 2009年

기능의학, 대한기능의학회 著, 범문에듀케이션, 2017年

생명과학대사전, 강영희 著, 아카데미서적, 2008年

임상의를 위한 상한론강좌, 강주봉 外 共著, 민족의학신문사, 2009年

본초문답과 순환구조론의 대화, 이학로 著, 주민출판사, 2000年,

내장비만, 이왕림 著, 포북, 2011年

저혈당인슐린과다증, 한나 著, 중앙생활사, 2007年

兩病學, 조원기 著, 이음앤커뮤니케이션, 2015年

빈혈의 이해, ED UTHMAN M.D 著/나정희 譯, 북스토리, 2003年

홀리스틱 홍채학, 채문철 著, 한국홍채교육원, 2008年

임상홍채학, 곽명수 著, 대한홍채학회, 2010年

위험한 의학 현명한 치료, 김진목 著, 전나무숲, 2007年

질병에 따라 달라지는 식이요법, 박영순 著, 정담, 2000年

질환별로 본 건강기능식품학 한국약학교육협의회 예방약학분과회 著, 신일북스, 2013年

식원성 증후군, 오사와 히로시 著/홍성민 譯, 국일미디어, 2005年

환자의 눈으로 쓴 약이야기1,2, 정종호 著, 종문화사, 2006年

내 몸이 최고의 의사다, 임동규 著, 에디터, 2012年

통합암치료 로드맵, 김진목 著, 서현사, 2014年

내츄럴코드, 장석종 著, 엔자임하우스, 2014年

세포를 살리는 천연산물, 김상원 著, 상상나무, 2010年

놓아버림, 데이비드 호킨스 著/박찬준 譯, 판미동, 2013年

환자와의 대화, 브라이언 버드著 이무석 譯, 도서출판 이유, 2007年

꼭꼭 씹어먹는 영양이야기 정종호 著, 종문화사, 2001年

우리집 주치의 자연의학, 이경원 著, 동아일보사, 2015年

음식이 몸이다, 이기영 著, 살림출판사, 2011年

한방음식요법, 전재우 著, 여강출판사, 1997年

약선식재료, 곽준수 外 著, 푸른행복, 2012年

小兒藥證直訣, 錢乙 著/김달호 譯, 의성당, 2002年

現代韓方講座, 박성수 外 著, 행림출판, 1996年

東西醫藥原論, 김창욱 강찬구 著, 정금, 1998年

사상의학통해1,2,3, 류순섭 著, 대학서림(보문서원), 2006年

분자교정요법, 박성호 著, 한국분자교정학회, 2011年

Vander's 인체생리학, Eric Widnaier 著 강신성 外 譯, 라이프사이언스, 2017年

맞춤영양과 건강요법1, 2, 3, 박영순 著

질환별로 본 건강기능식품학 한국약학교육협의회, 著, 신일(신일북스), 2013年

파이토뉴트리언트 영양학, 한국영양학회 著, 라이프사이언스, 2011年

휴먼영양학, 베리 시어즈 著 장준홍 譯, 네오존(Neozone), 2012年

만성피로 해결사 부신을 고치자, 김상만 著, 건강다이제스트사, 2008年

21세기영양학, 최혜미 外 著, 교문사, 2016年

뇌체질사용설명서, 에릭 R. 브레이버맨 著 윤승일 外 譯, 북라인, 2009年

3가지 체액이 내 몸을 살린다, 가타히라 에츠코 著 박정임 譯, 라의눈, 2015年

존 로빈스의 음식혁명, 존 로빈스 著 안의정 譯, 시공사, 2011年

클린, 알레 한드로 융거 著 조진경 譯, 쌤앤파커스, 2010년,

튼튼한 장 건강한 밥상, 대한장연구학회 著, 중앙일보헬스미디어, 2013年

존 카밧진의 처음 만나는 마음챙김 명상, 존 카밧진 著 안희영 譯, 불광출판사, 2012年

24시 약사, 수지 코헨 著 조원익 譯, 조윤커뮤니케이션, 2007年

밥따로 물따로 음양식사법, 이상문 著, 정신세계사, 2005年

혈관을 의심하라, 한동하 著, 위즈덤스타일, 2013年

비우고 낮추면 반드시 낫는다, 전홍준 著, 에디터, 2013年

비니요가 조옥경, Gary Kraftsow 著 조옥경 譯, 학지사, 2011年

알기쉬운 키네시오 테이핑요법, 고도일 著, 푸른솔, 1999年

마음챙김을 위한 요가, 프랭크 쥬드 보치오 著 조옥경 外 譯, 학지사, 2009年

마음챙김과 자기치유, 존 카밧진 著 장현갑 外 譯, 학지사, 2017年

빛힘숨, , 김흥호 著, 사색, 2011年

호오포노포노 실천법, 이하레아카라 휴렌 外 著 임영란 譯, 지식의숲, 2011年

바디 마인드 밸런싱, 오쇼 라즈니쉬 著, 젠토피아, 2017年

5분의 기적EFT, 최인원 著, 정신세계사, 2008年

마음이 그릇이다 천지가 밥이다, 임지호 著, 샘터, 2007年

형상진단, 유강 著 송병기 譯易, 의성당, 1997年

당신의 몸은 산성 때문에 찌고 있다, 로버트 O. 영 外 著 강유리 譯, 웅진윙스, 2007年

감기에서 백혈병까지의 비밀, 김성동 著, 건강신문사, 2008年

The standard Prescription, 전성수 著, 아카데미서적, 2000年

근육학총설, 정희원 著, 목과토출판사, 2005年

움직이는 요가근육학, 원디대 자세수정요가 프로그램 개발팀 著, 제주사람들, 2010年

하버드 핵심약리학, 김인겸 外 著, 이퍼블릭(EPUBLIC), 2008年

항암식품 88, 김달래 著, 경향신문사출판국, 2013年

한방음악치료학, 이승현 著, 군자출판사, 2008年

두통과 편두통의 통증유발점 치료법, DELAUNE VALERIE 著 이민규譯 영문출판사, 2010年

통증유발점 및 근막통치료, Dimitrios Kostopoulos 著 강세윤 譯 영문출판사, 2008年

최강의 식사, 데이브 아스프리 著 정세영 譯, 앵글북스, 2017年

푸드＋닥터, 한형선 著, 헬스레터, 2016年

비타민치료, 대한비타민 연구회 著, 한솔의학서적, 2012年

아로마테라피 핸드북, 오홍근 著, 양문, 2002年

체질따라 약이 되는 음식, 김달래 著, 중앙생활사, 2012年

효소치료, 신현재 著, 이채, 2013年

환자혁명, 조한경 著, 에디터, 2017年

여성호르몬의 진실, John R. Lee 著 안우성 譯, 실사구시, 2007年

양한방 협진을 통한 바른 의학, 이종진 著, 책과나무, 2013年

기적의 니시건강법, 와타나베 쇼 著 강호걸 譯, 태웅출판사, 2003年

면역혁명, 아보 도오루 著 이정환 譯, 부광출판사, 2013年

새로운 의학 새로운 삶, 전세일 外 著, 창비, 2000年

더커넥션, 에머런 메이어 著 김보은 譯, 브레인월드, 2017年

장상학, 박찬국 著, 성보사, 2008年

우리가 꼭 알아야 할 생식이야기, 김수경 著, 행복한마음, 2008年, 동의사상정해, 김창민 外 著, 아카데미서적, 2000年

한의학 탐사여행, 윤영주 著, u-북(U-BOOK), 2008年

의학사여행, 예병일 著, 효형출판, 2009年

뇌내혁명1.2.3, 하루야마 시게오 著 반광식 譯, 사람과책, 2002年

동양의학은 서양의학을 뒤엎을 것인가, 한국철학사상연구회 著, 문사철, 2008年

체질과 푸드테라피, 장석종 著, 신정, 2009年

최강의 레시피, 데이브 아스프리 著 양준상 譯, 앵글북스, 2018年

폐경기건강과 호르몬요법, 조안 E. 맨슨 外 著 박형무 外 譯, 조윤커뮤니케이션, 2008年

냉기제거건강법, 산도요시하루 著 고선윤 譯, 중앙생활사, 2008年

노화는 세포건조가 원인이다, 이시하라 유미 著 윤혜림 譯, 전나무숲, 2017年

약이 되는 체질밥상, 허봉수 著, 한문화, 2013年

건강식품이 내 몸을 망친다, 이기호 著, 쌤앤파커스, 2012年

마크로비오틱밥상, 이와사키 유카 著, 비타북스, 2010年

선재스님의 사찰음식, 선재 스님 著, 디자인하우스, 2011年

우리집 사찰음식, 정재덕 著, 레시피팩토리(단행), 2013年

탁월한 자연요리, 탁명스님 著, 삼성출판사, 2012年

방랑식객, SBS 스페셜 제작팀, 임지호 共著, 문학동네, 2011年

-기타 영양학회 자료집

만성질환의 대체요법과 질환별 표준처방-조민성 편저

옵티마 동의보감 장현숙 著, 옵티마케어

Nutraceutical Therapy, 팜스임상영양학회

세포면역 푸드테라피 NTF 자연치유연구소

푸드테라피협회(IFTA)자료 外

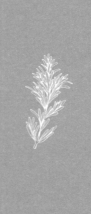